Franco De Masi

Die Arbeit mit schwierigen Patientinnen und Patienten

Franco De Masi schreibt in seinem Buch: »Ich hoffe, meine Worte sind für all diejenigen nützlich, die an der Entwicklung der Psychoanalyse und ihrer heilenden Kräfte interessiert sind, und besonders für jene Kollegen, die mit schwierigen Patienten arbeiten und danach streben, feinfühlige und geschärfte therapeutische Fähigkeiten zu erlangen.«

Franco De Masi, Dr. med., Psychiater und Lehranalytiker der Italienischen Psychoanalytischen Gesellschaft, früher Präsident des Mailänder Zentrums für Psychoanalyse und Vorstand des dortigen Ausbildungsinstituts, langjährige Tätigkeit in psychiatrischen Kliniken und seit 35 Jahren als niedergelassener Psychoanalytiker. Zahlreiche Veröffentlichungen im *International Journal of Psychoanalysis*, der *Rivista Italiana di Psicoanalisi* und anderen internationalen Fachzeitschriften. Sein Hauptinteresse gilt theoretischen und behandlungstechnischen Fragen bei schweren psychischen Erkrankungen und psychotischen Patienten. Mehrere Buchpublikationen in italienischer, spanischer, französischer und deutscher Sprache.

Franco De Masi

Die Arbeit mit schwierigen Patientinnen und Patienten

Die Behandlung von schweren Neurosen, Traumata und Perversionen, von Borderline- und psychotischen Zuständen

Aus dem Englischen übersetzt
von Eberhard Knoll

Brandes & Apsel

Deutsche Erstausgabe des englischen Titels »Working with Difficult Patients. From Neurosis to Psychosis.« © Karnac Book, London, 2015

1. Auflage 2022

DTP: Brandes & Apsel Verlag
Umschlagabbildung: Jan Vermeer: Die heilige Praxedis (1655), Nationalmuseum für westliche Kunst, Tokio
Druck: STEGA TISAK d.o.o., Printed in Croatia
Gedruckt auf einem nach den Richtlinien des Forest Stewardship Council (FSC) zertifizierten, säurefreien, alterungsbeständigen und chlorfrei gebleichten Papier.

Bibliografische Information der Deutschen Nationalbibliothek:
Die Deutsche Nationalbibliothek verzeichnet diese Publikation in der Deutschen Nationalbibliografie; detaillierte bibliografische Daten sind im Internet über www.ddb.de abrufbar.

ISBN 978-3-95558-309-5

Inhalt

Einführung

»Der Eremit kehrt dieser Welt den Rücken, er will nichts mit ihr zu schaffen haben. Aber man kann mehr tun, man kann sie umschaffen wollen, anstatt ihrer eine andere aufbauen, in der die unerträglichsten Züge ausgetilgt und durch andere im Sinne der eigenen Wünsche ersetzt sind.«
(Sigmund Freud, 1930, S. 439)

Eine der vielen Geschichten im *Mahabharata,* dem sagenumwobenen indischen Epos, handelt von Drona, der als Prinz in Ungnade fiel und Lehrer der königlichen Familie wurde. Eine seiner Aufgaben bestand darin, die drei Söhne des Königs im Bogenschießen zu unterrichten. Deshalb setzt er die naturgetreue Nachbildung eines Vogels halb verdeckt zwischen die Zweige eines Baumes im Park. Er gibt dem ältesten Prinzen Pfeil und Bogen und fragt ihn anschließend, was er sieht. Der Junge antwortet: »Ich sehe den Vogel auf dem Baum. Ich sehe die Zweige auf dem Baum. Ich sehe dich, mein Meister, und meine Brüder.« Drona erwidert: »Lege den Bogen weg und geh zur Seite.« Dann fragt er den zweiten Bruder und erhält dieselbe Antwort. Er ist sehr enttäuscht und fragt den dritten Bruder. Dieses Mal antwortet der Junge: »Ich sehe nur den Kopf des Vogels, nichts anderes.« Er legt seinen Pfeil ein, spannt den Bogen und der Pfeil fliegt direkt auf sein Ziel – den Kopf des Vogels.

Mit dieser Geschichte möchte ich eine zentrale Fragestellung dieses Buches einführen: An wen wenden wir uns bei unserer Arbeit mit unseren Analysanden?

In unseren Behandlungszimmern ähneln wir den Brüdern in dieser Geschichte: Wir sehen viele Dinge (den Baum, die Blätter, die Brüder, usw.), aber es ist notwendig, nur eines der vielen Elemente auszuwählen, die sich uns zeigen. Wir wählen das Element aus, das uns für die jeweilige Konstellation/Beziehung/Geschichte des Patienten besonders *spezifisch* erscheint.

Bei unserer Arbeit mit schwierigen Patienten sollten wir sie nicht nur als Einzelpersonen mit ihrer speziellen Geschichte und ihrem speziellen Leiden betrachten, sondern als Repräsentanten einer spezifischen psychopathologischen Konstellation, die jeglichen Therapieerfolg zunichtemacht, wenn sie nicht erkannt und behandelt wird.

Der Begriff »Psychopathologie« wird verwendet, um die Umstände des Leidens eines Patienten zu beschreiben. Er wird oft als diskriminierend oder objektivierend erlebt und deshalb selten in die psychoanalytische Kommunikation übernommen. Meines Erachtens ist die Psychopathologie aber der wesentliche Bestandteil, der den analytischen Prozess durchdringt und strukturiert, der die Übertragung bestimmt und den Zeitpunkt einer Sackgasse sowie einer Veränderung markiert. Anders ausgedrückt, es besteht eine ständige dialektische Spannung zwischen Psychopathologie und dem Instrumentarium, das uns zum Verständnis und zur Unterstützung von Veränderungsprozessen zur Verfügung steht.

Eines der wichtigsten Anliegen dieses Buches ist es, Psychopathologien – unabhängig von ihrer Beschaffenheit und der Ebene, auf der sie angesiedelt sind – als beunruhigende und bereichernde Elemente unserer täglichen therapeutischen Arbeit zu betrachten. Wenn wir uns immer wieder mit viel Zeit dem Studium der Psychopathologie widmen und den Elementen, die sie kennzeichnen, besondere Aufmerksamkeit schenken, kann es uns nur motivieren, ein Instrumentarium zu schaffen, das uns befähigt, die schwierigsten Fälle zu behandeln.

Genaugenommen muss ein Analytiker seine Wissensgebiete ständig erweitern – was ebenso sehr für den Einzelnen wie für die Gruppe der Analytiker als Ganzes gilt. Dieser Wissenszuwachs macht Psychoanalyse reizvoller und gewinnbringender als andere Fachgebiete, wie beispielsweise Psychiatrie, wo Forschung und klinische Tätigkeit sich wesentlich unterscheiden. Bei der analytischen Arbeit sind beide Bereiche gleichzeitig präsent. In der Art und Weise, wie sich der Patient während der Analyse verändert, erweitern sich ständig auch die klinische Sichtweise und das emotionale Wahrnehmungsvermögen des Analytikers.

Das Buch ist in zwei Teile gegliedert.

Im ersten Teil werden die Parameter erörtert, die den Rahmen unserer Arbeit mit schwierigen Patienten abstecken. Ich habe versucht, eine Reihe von Verbindungen zu skizzieren, die angesichts der Entstehung emotionalen Leidens zu einer intimen Beziehung zwischen Individuum und Umwelt führen. Hierbei hebe ich sowohl die eindeutige, pathogene Wirkung der Umweltreize hervor als auch die aktive Beteiligung desjenigen, der die negative Situation ertragen muss. Genau genommen wird Wachstum häufig ernsthaft durch die Art und Weise gefährdet, wie jemand versucht, seinem Leiden zu entkommen.

Die ersten Kapitel machen deutlich, wie wichtig Traumata bei der Entstehung von Pathologien sind. Ich möchte auf die spezifische Verbindung zwischen einigen Formen seelischen Leidens und den negativen Reaktionen hinweisen, die ein Patient von seinem ursprünglichen Umfeld erhalten hat. Aus diesem Grund untersuche ich insbesondere die Konzeption des *emotionalen Traumas.* Denn diese Form des Traumas, die in der Primärbeziehung ihren Ursprung hat, bringt ein Kind häufig dazu, sich in Beziehungen zurückzuziehen und pathologische Strukturen zu entwickeln, die es für den Rest des Lebens begleiten.

Ein weiteres wichtiges Thema ist meines Erachtens die Identifizierung *pathologischer Strukturen*. Folgt man den traditionellen analytischen Theorien, so verringern die Abwehrkräfte, die den Patienten vor seinen Ängsten schützen sollen, seine Vitalität. Bei der psychoanalytischen Behandlung komplexerer Störungen stellen wir aber fest, dass diese Konzeption nicht ausreicht, um das selbstzerstörerische Potenzial schwerer Pathologien zu verstehen.

Im zweiten Teil des Buches untersuche ich mehrere einzelne »schwierige« Pathologien (vor allem sexuelle Störungen, einschließlich Pädophilie, Borderlinezustände und wahnhafte Strukturen), wobei ich die Beziehung zwischen der früheren Kindheit des Patienten und möglichen traumatischen Situationen in den Blick nehme. Ich möchte meine Aufmerksamkeit auf die Elemente richten, die in unterschiedlichen psychopathologischen Zuständen wirksam sind, und herausfinden, wie diese Zustände letztendlich transformiert werden können.

Die verschiedenen Kapitel sind entsprechend der zunehmenden Schwierigkeiten angeordnet, die sich bei der Behandlung ergeben. Sie verhalten sich proportional zu der potenziellen Pathogenität der zugrundeliegenden psychopathologischen Strukturen. Deshalb bilden psychotische Zustände und Borderlinezustände die Eckpunkte, was die größer werdende Komplexität und Schwierigkeit in Bezug auf Veränderungen betrifft.

Mein Anliegen ist es, einen Überblick über die wichtigsten psychopathologischen Besonderheiten zu geben, wie sie mir in meiner klinischen Tätigkeit begegnet sind und immer noch begegnen. Das Kriterium für die Auswahl des in dem Buch dargelegten Materials ist die Unterschiedlichkeit der einzelnen Fallgeschichten, die ich vorstellen möchte. In mehreren Kapiteln des zweiten Teils versuche ich, die verschiedenartigen psychischen Prozesse zu verdeutlichen, die einigen häufig auftretenden psychopathologischen Symptomen zugrunde liegen. Der Analytiker kann eigentlich nur dann ein adäquates mentales Setting für den klinischen Zustand des Patienten entwickeln, wenn er eine klare Vorstellung von der Besonderheit des spezifischen psychopathologischen Prozesses hat und der entsprechenden Struktur, die den Patienten dominiert. So kann beispielsweise eine Herangehensweise in einem Fall völlig zufriedenstellend sein, während sie ineffektiv, ja sogar kontraproduktiv ist, wenn sich das Ausmaß der Psychopathologie verändert.

Ich hoffe, dass diese Gedanken für diejenigen von Nutzen sind, die an der Weiterentwicklung der Psychoanalyse und ihrer heilenden Kräfte interessiert sind. Dies gilt insbesondere für die Kolleginnen und Kollegen, die mit schwierigen Patienten arbeiten und noch verfeinerte, vollkommenere therapeutische Fertigkeiten erwerben wollen.

Die Leserin und der Leser dieses Buches wird feststellen: Ich halte die Beiträge, die sich aus der Kenntnis vergangener psychoanalytischer Theorien ergeben, für äußerst wichtig, glaube aber, dass wir weiterhin zufriedenstellende Antworten auf unsere Fragen bei der Arbeit mit schwierigen Patienten finden müssen.

Nachdem sich die Psychoanalyse in der Nachkriegszeit enorm weiterentwickelte, scheint ihre Entwicklung heute in gewisser Hinsicht festgefahren zu sein. Einer der möglichen Gründe hierfür ist: Analytiker haben sich in letzter Zeit hauptsächlich darauf konzentriert, unterschiedliche Modelle zu vergleichen und einzuordnen, die sich aus geografischen oder kulturellen Gründen während der vergangenen Jahrzehnte in verschiedene Richtungen entwickelt haben. Diese Bemühungen könnten ihre Aufmerksamkeit und Energie sehr wohl von der eigentlichen klinischen Forschung abgezogen haben.

An dieser Stelle möchte ich gerne die radikale Position in Erinnerung rufen, die der Kollege Mark Solms im Jahr 2006 vorgestellt hat. Er setzte sich tatkräftig dafür ein, Psychoanalyse und Neurowissenschaften miteinander zu verbinden. Solms behauptet, dass die Psychoanalyse den Blick aufs Ganze aus den Augen verloren hat und nur mit sich selbst beschäftigt war, anstatt sich auf die menschliche Psyche im Allgemeinen zu konzentrieren. Dadurch hat sie ihren eigentlichen Gegenstand aufgegeben und ist – eher wie ein narzisstischer Patient – eine Beziehung eingegangen, die auf das eigene Selbst gerichtet ist. Allerdings gelten seine Überzeugungen möglicherweise nicht uneingeschränkt, da sie die jüngsten Beiträge nicht berücksichtigen, die versuchten, intensiver die Art und Weise zu erforschen, wie die Psyche des Analysanden mit der des Analytikers kommuniziert. Hierzu gehören die unbewussten Prozesse des Analytikers, die ihn bei der Formulierung von Deutungen unterstützen, und die Beiträge, die beide Beteiligten zur Gestaltung des analytischen Prozesses leisten. Aber damit nicht genug: In den vergangenen zwei Jahrzehnten wurde die Mutter-Kind-Beziehung, die die Persönlichkeit des Neugeborenen nach wie vor prägt bzw. beeinträchtigt, systematisch und gründlich untersucht (insbesondere von Vertretern der Bindungstheorie und der Säuglingsforschung). Besondere Aufmerksamkeit und Wertschätzung erhielten außerdem die Reaktionen der Bezugspersonen im Hinblick auf die Entstehung der emotionalen Bedeutsamkeit des Einzelnen.

Es trifft aber ebenfalls zu, dass die gegenwärtige Psychoanalyse ihre Anknüpfungspunkte an die klinische Praxis etwas aus den Augen verloren hat. Denken wir nur an die immer häufigeren Beiträge, in denen das klinische Material verhältnismäßig stark reduziert wurde. Hinzu kommt: Wird eine Fallgeschichte exemplarisch genannt, ist die Diskussion häufig auf eine isolierte Sequenz begrenzt, ohne dass auf irgendwelche zusätzlichen Informationen über die Geschichte des Patienten oder das Ausmaß seiner Störung eingegangen wird.

Solms sieht in einer engen Verbindung zwischen Psychoanalyse und Neurowissenschaften eine mögliche Zukunftsperspektive, aber meines Erachtens scheint dieser Gedanke – auch wenn er faszinierend ist – in der Praxis schwierig umsetzbar, da beide Disziplinen hinsichtlich ihrer Eigenart und Epistemologie nicht zueinander passen. Sie können sich natürlich parallel weiterentwickeln und gegensätzliche Positionen entwerfen; wenn aber die Psychoanalyse sich selbst treu bleiben will, kann sie die ihr eigene Besonderheit und Untersuchungsmethode nicht aufgeben.

Die unbewussten Funktionen der Psyche sind Gegenstand der Epistemologie und von daher eigentlich nicht im Bereich der Psychoanalyse anzusiedeln. Trotzdem gehören sie eigentlich in ihr bevorzugtes, spezifisches Fachgebiet, da sie dessen Instrumentarium und Studienobjekt entsprechen und sich mit ihm identifizieren. Obwohl die Funktion, die das Verstehen von Gedanken und Emotionen ermöglicht, unbewusst ist, versucht die Psychoanalyse, die inneren, traumatischen und iatrogenen Gründe emotionaler Störungen zu begreifen.

Meiner Meinung nach könnte eine intensivere Erforschung im Bereich komplexerer Psychopathologien eine mögliche Entwicklungsrichtung für unser Fach bedeuten, da wir durch deren Erforschung die Chance bekommen, außergewöhnliche Dimensionen der Psyche sowie die engen Verbindungen zwischen emotionaler Entwicklung und Umwelt zu untersuchen. Anders ausgedrückt, der Leser dieses Buches wird feststellen, dass ich *der inneren Welt des Patienten und seiner seelischen Struktur* große Bedeutung beimesse. Ich glaube tatsächlich, dass in der analytischen Begegnung die emotionale Nähe zum Patienten notwendig ist und die Voraussetzung für eine erfolgreiche Therapie darstellt, aber die therapeutische Aufgabe dadurch nicht erschöpft ist.

Verschiedene Kapitel handeln speziell von den psychischen Strukturen, die auf die innere Welt des Patienten einwirken: psychopathologische Konstruktionen, das normale und das pathologische Über-Ich, seelischer Rückzug und psychotischer Persönlichkeitsanteil – um nur einige der wichtigen Themen zu nennen.

Angesichts schwieriger Patienten dürfen wir nicht vergessen, dass die analytische Technik konzipiert wurde, um durchschnittlich neurotische Patienten zu behandeln. Aus diesem Grund neigen wir dazu, dieselbe Methode auf alle Patienten anzuwenden, und wir versuchen, aus wenigen Elementen, die wir für die wichtigsten halten, das Maximale herauszuholen.

Angesichts der gewaltigen Unterschiede, die wir in unseren Fallgeschichten beobachten, müssen wir allerdings zugeben, dass wir die analytische Technik eher als eine Technik verstehen sollten, die auf den Einzelfall zugeschnitten werden muss.

Viele Autoren (Thomä & Kächele, 1985) haben bereits Vorschläge gemacht, wie auf jeden einzelnen Patienten eine individuell abgestimmte Technik angewandt werden kann. 2006 hat Jiménez allerdings darauf hingewiesen, dass sie aufgrund einer weit verbreiteten Vorstellung von Homogenität nicht sehr erfolgreich waren.

Da sich die menschliche Seele als Ganzes entwickelt, ist nach dieser Vorstellung die Psyche als ein einheitliches Gebilde zu verstehen, das aus einem umfassenden Organisationsprinzip hervorgegangen ist, welches für alle Bestandteile gilt.

Blechmar (2004) schlägt vor, eine modulare Konzeption von Psychoanalyse zu übernehmen. Er empfiehlt eine Technik mit flexiblen therapeutischen Interventionen, welche die Persönlichkeitsstruktur des Patienten (den Subtyp des psychopathologischen Gesamtbildes) und den Lebensabschnitt, in dem er sich gerade befindet, berücksichtigt. In Wirklichkeit müssen wir zugeben: Es gibt tatsächlich Patienten, die nicht so sehr mit der Psychoanalyse hadern als vielmehr mit bestimmten Analytikern, welche in der Analyse auf eine bestimmte Art zuhören, die den konkreten psychopathologischen Zustand des Patienten nicht berücksichtigt. Ich beziehe mich hier auf Patienten, die über kein unbewusstes System verfügen, das zur Symbolisierung und Repräsentation ihrer emotionalen Zustände in der Lage ist; dies ist auch der Grund, warum sie keine Assoziationen zu ihren Träumen haben und ihre Traumsequenzen konkret und bedeutungslos bleiben.

Ein weiterer wichtiger Punkt, der im Allgemeinen nie erwähnt wird, betrifft die Grenzen bzw. den Umfang einer Behandlung.

Nach dem gegenwärtigen Wissensstand lässt sich Folgendes sagen: Es ist einfacher, den großen Bereich der Neurosen anzugehen, mit deren grundlegenden Mechanismen und Entwicklungsverläufen wir vertraut sind, als andere Formen seelischen Leidens. Der neurotische Patient setzt sein dynamisches Unbewusstes ein und lässt sich folglich auf eine analytische Vorgehensweise ein, deren wesentliches Element die Deutung der Träume, Abwehrmechanismen und Spaltungen bleibt.

Eine weitere Erforschung der Strukturen, welche die normale Tätigkeit des Unbewussten einschränken, würde uns meines Erachtens den ungelösten Rätseln komplexerer Pathologien näherbringen. Wir könnten die Funktionsweise der Psyche mit neuen Augen betrachten sowie Verbindungen, Prozesse und psychische Realitäten erkennen, die von der traditionellen Metapsychologie nicht eingeordnet werden.

Mit dem vorliegenden Buch sollen die Forschungsarbeiten und die Anwendung der analytischen Therapie auf diejenigen Patienten ausgedehnt werden, die wir – unter Betonung unserer Grenzen – nur als *schwierige Patienten* bezeichnen können.

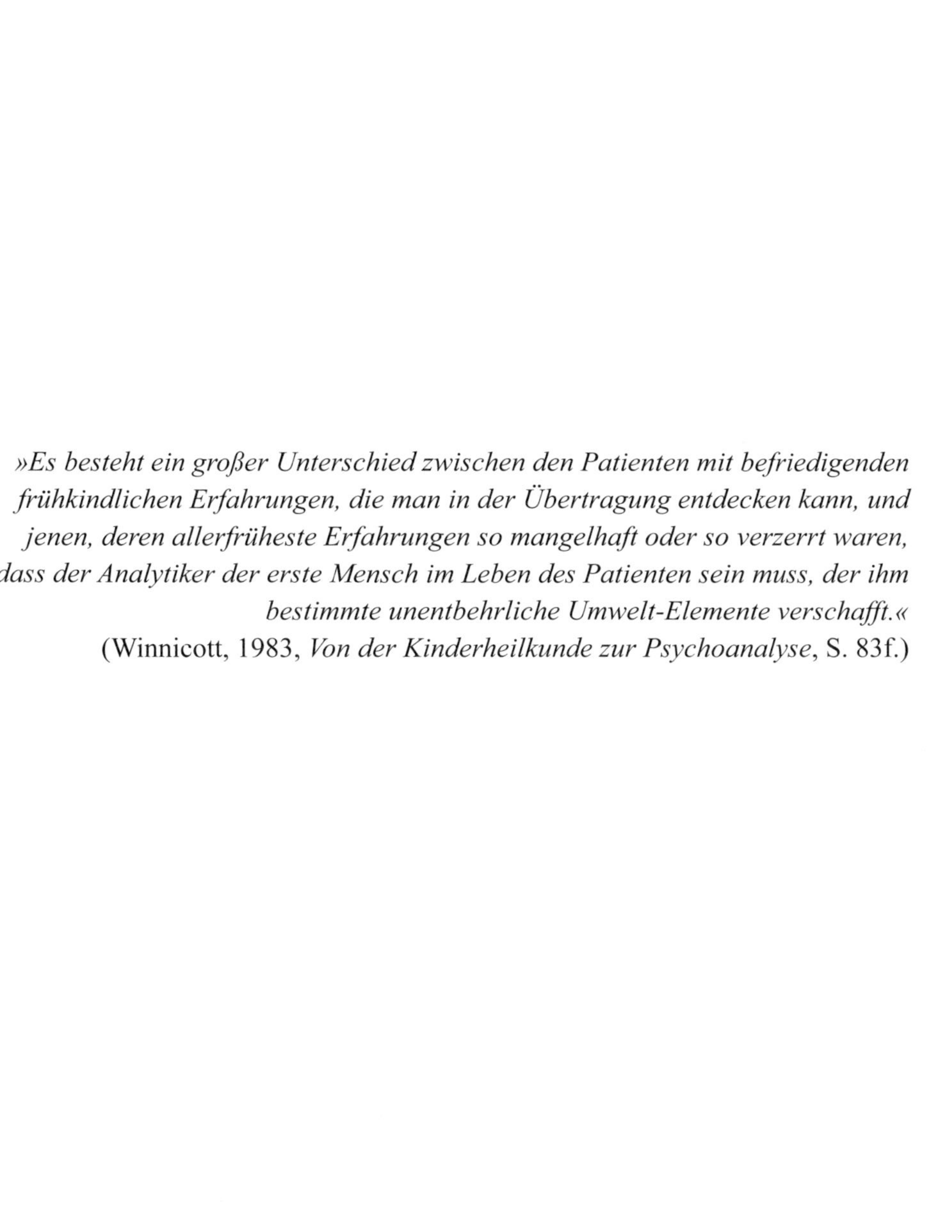

»Es besteht ein großer Unterschied zwischen den Patienten mit befriedigenden frühkindlichen Erfahrungen, die man in der Übertragung entdecken kann, und jenen, deren allerfrüheste Erfahrungen so mangelhaft oder so verzerrt waren, dass der Analytiker der erste Mensch im Leben des Patienten sein muss, der ihm bestimmte unentbehrliche Umwelt-Elemente verschafft.«

(Winnicott, 1983, *Von der Kinderheilkunde zur Psychoanalyse*, S. 83f.)

Teil 1

Kapitel 1
Was verstehen wir unter schwierigen Patienten?

»Jedes Bedürfnis nach menschlichem Kontakt versuchte ich behutsam zu verbergen, indem ich den Eindruck von Unabhängigkeit kultivierte. Ich gründete mein wirkliches Leben auf Tricks und machte aus meinem wirklichen Leben eine Scheinwelt. Ich ertappte mich dabei, wie ich mich nach innen und außen vom Leben ausschloss und zwangsläufig darüber verwirrt war, wie und warum Menschen anscheinend so natürlich Beziehungen zueinander herstellten.«
(Paul Williams, 2010, S. 37; Übersetzung E. K.)

Während infantile Traumata wesentliche Ursachen für späteres Leiden im Erwachsenenalter sind, sind pathologische Entwicklungen individuell sehr verschieden. Das Vorhandensein psychopathologischer Konstruktionen, eine Abneigung gegenüber analytischer Abhängigkeit und Verzerrungen des Über-Ichs können zu den Faktoren gerechnet werden, die dazu beitragen, dass einige Therapien besonders mühsam sind. Außerdem beginnen Patienten, die ernsthaft krank sind, keine Analyse oder irgendeine andere Form der Therapie auf eigene Faust, vielleicht weil sie sich des Ausmaßes ihres eigenen Leidens nicht bewusst sind oder weil sie sich nicht klarmachen, dass eine Behandlung eine Veränderung zum Besseren bewirken könnte. Wer sich deshalb dafür entscheidet, eine Analyse zu beginnen, hat bereits einen Teil der Reise hinter sich.

Was bedeutet – sobald die analytische Arbeit begonnen hat – das Adjektiv *schwierig,* wenn es vor dem Substantiv *Patient* steht und damit den analytischen Prozess auf den ersten Blick negativ bestimmt? Als »schwierig« könnten wir sämtliche Patienten bezeichnen, die während der Behandlung gegenüber Veränderungen Widerwillen zeigen, oder auch diejenigen, deren Situation sich verschlechtert. Traditionellerweise glaubte man, dass Widerstand gegenüber einer Verbesserung des Zustandes, eine sogenannte analytische *Sackgasse*, auf die eigenen Schwierigkeiten des Patienten zurückzuführen sei. Freud (1937c) selbst glaubte, der Patient boykottiere aus Angst vor dem Verlust des sekundären Krankheitsgewinns jegliche Chance auf Genesung.

Dieser Gedanke wurde in den vergangenen Jahrzehnten bis zu einem gewissen Grad aufgegeben: Obwohl einer Sackgasse im therapeutischen Vorankommen möglicherweise ein besonders kompliziertes Problem des Analysanden zugrunde liegt, werden – aufgrund einer partiellen Unfähigkeit des Analytikers, geeignete Antworten auf die Entwicklungsimpulse des Patienten zu finden – iatrogene Faktoren dafür verantwortlich gemacht. Der analytische Prozess beginnt wieder von Neuem und entwickelt sich weiter, wenn sich der Analytiker erfolgreich auf die Kommunikationen des Patienten einstellt – für eine misslingende Kommunikation wird häufig die mangelnde Fähigkeit des Therapeuten, zuzuhören, verantwortlich gemacht.

In diesem Kapitel werde ich noch einen weiteren negativen Faktor erörtern, der sich aus der besonderen Struktur der Psychopathologie eines Patienten ergibt und in vielen Fällen in Kombination mit Verständnisschwierigkeiten des Therapeuten auftritt.

Klinischer Ausprägungsgrad

Wir können nicht automatisch diejenigen Patienten als »schwierig« bezeichnen, die mit ausgeprägten psychopathologischen Symptomen zu Vorgesprächen kommen, da sich nur auf dieser Grundlage der Ausgang einer Analyse nicht voraussagen lässt. Anders ausgedrückt: Die Schwere der klinischen Symptomatik schließt den Patienten nicht *a priori* von einer Analyse aus; sie lässt auch nicht zwangsläufig Voraussagen über den Verlauf einer Analyse zu, ob er schwieriger sein wird als andere oder ob er schlecht enden wird.

* * *

Ich werde dies am Beispiel einer jungen drogenabhängigen Frau verdeutlichen, die zu mir in Analyse kam. Ich erinnere mich, dass ich sehr beunruhigt war, als ich ihr zum ersten Mal begegnete. Zu ihrem ersten Termin kam sie spät, sie sah ungepflegt aus und trug schwarze Kleidung. Ihr Gesicht war ausdruckslos, ihre Stimme monoton und sie machte überhaupt keinen Versuch sich zu beteiligen. Mit ihrem schlampigen Äußeren und ihrer Art zu reden glich sie den Langzeitpatienten, die man zu jener Zeit häufig in psychiatrischen Krankenhäusern antraf.

Sie erzählte mir, sie hätte über einen längeren Zeitraum hinweg Drogen genommen und sei wegen Drogenhandels zusammen mit ihrem Freund im Gefängnis gewesen. Eine Gerichtsverhandlung stand noch aus. In sehr jungem Alter wurde sie drogenabhängig. Nachdem sie bei den Abschlussprüfungen des Gymnasiums durchgefallen war, beschloss sie – was damals sehr häufig vorkam – nach Indien zu gehen, wo sie freien Zugang zu Drogen hatte.

Ich muss sagen, dass das erste Jahr der Analyse mit fünf Sitzungen pro Woche für mich äußerst schwierig war. Ich hatte ständig Angst, meine junge Analysandin würde ihre Therapie jeden Moment abbrechen. In der Vergangenheit hatte sie sich mit dem ausdrücklichen Ziel, sich das Leben zu nehmen, hohe Dosen Heroin gespritzt. Auch ihre derzeitigen Aussagen, sie wolle ihr Leben beenden, klangen sehr überzeugend. Vergeblich versuchte sie hin und wieder aufzuhören, aber ihr Freundeskreis bestand aus jungen Abhängigen ihres Alters und auch ihr Freund nahm weiterhin Drogen.

Zu ihren Analysestunden kam sie gewöhnlich sehr spät, manchmal erst in den letzten fünf Minuten. Während der Sitzungen versuchte sie verzweifelt, ihre Gedanken zu sammeln und die Ereignisse des vorausgegangenen Tages in eine gewisse Ordnung zu bringen. Ihr Tag endete beinahe immer damit, dass sie sich Drogen spritzte (normalerweise Heroin) und danach gelegentlich Sex mit wechselnden Partnern hatte.

Ein Jahr lang gelang es mir, die Angst auszuhalten, die die Patientin in jeder Sitzung über mich ausschüttete. Ich wusste nicht, ob und wann sie in der Lage sein würde, ihren Drogenkonsum einzustellen, ich wusste nur, dass ich ständig meine Angst bewältigen und meine analytische Arbeit fortsetzen musste, ohne mit meinen Anliegen in ihren Bereich einzudringen.

Sooft es möglich war, beschrieb ich den starken Einfluss, den die Drogen auf ihr seelisches Leben hatten, und ihre Idealisierung des Todes. Es gab viele Situationen, in denen ich gerne ihre Familie angerufen und ihnen gesagt hätte, sie sollten etwas unternehmen, vielleicht sie ins Krankenhaus einliefern, aber ich tat es nicht.

Nach einem Jahr Analyse – nach der Rückkehr aus den Sommerferien – überraschte sie mich, als sie zur Sitzung kam und sagte, sie hätte aufgehört Drogen zu nehmen. Sie hatte ihren Freund verlassen und ihren Drogenkonsum erfolgreich beendet. Sie fügte hinzu: Sie hätte die Entscheidung während der Ferien treffen müssen, als ich nicht in ihrer Nähe war, weil sie nur dann sicher sein konnte, dass es ihre Entscheidung war und dass sie es nicht getan hatte, nur um mir eine Freude zu machen.

Von diesem Moment an blühte die junge Frau auf und gedieh. Sie hatte nur zwei Rückfälle, die von sehr kurzer Dauer waren. Beiden Rückfällen ging die Absage einer Sitzung voraus – beim ersten Mal sagte ich ab, beim zweiten Mal sie. Nach sorgfältiger Überlegung hatte sie entschieden, zwei Sitzungen ausfallen zu lassen und eine Freundin zu besuchen, die in einiger Entfernung wohnte. Sie sagte, sie hätte beides Mal auf Drogen zurückgreifen müssen, um die äußerst schmerzhafte Sehnsucht nach meiner Person loszuwerden, die sie in meiner Abwesenheit empfand.

* * *

Hätte ich zu Beginn dieser Analyse Aussagen über deren Ende machen müssen, hätte ich – bedenkt man, wie ernst die Situation am Anfang war – niemals von einem positiven Ausgang gesprochen.

Im Rückblick darauf, wie sich die Geschichte der Patientin im Laufe der analytischen Behandlung entwickelte, konnte ich eine Reihe von Elementen im Nachhinein genau benennen, die ein Licht auf die Lücke zwischen dem anfänglichen psychopathologischen Bild und dem positiven Ende der Analyse warfen.

Meine junge Patientin kam aus einer Familie wohlhabender Intellektueller. Als Kind hielt man sie für etwas zurückgeblieben, da sie sich in der Schule nicht durch überragende Leistungen hervortat, weshalb die Eltern ihre Erwartungen ausschließlich auf den jüngeren Bruder richteten. Als dieser für eine gewisse Zeit eine ängstliche Phase durchlebte, wurde er zum Kindertherapeuten geschickt, aber niemand hatte bemerkt, dass meine Patientin ein kleines, depressives Mädchen war, das sich in eine Fantasiewelt zurückzog, weshalb sie Schwierigkeiten in der Schule hatte.

Es bestand ein direkter Zusammenhang zwischen dem Leiden meiner Patientin und der Leugnung des Selbst sowie einem sehr frühen Beziehungstrauma. Gleichzeitig war ihr Rückgriff auf Drogen eine Abwehr gegen die Angst, die durch ihre Gefühle, nicht zu existieren, ausgelöst wurde. Als sie in die Pubertät kam, wurden diese Gefühle unerträglich.

Eine emotional sensible Form des Zuhörens meinerseits ermöglichte es ihr, aus ihrer Depression aufzutauchen und ihre vitalen Anteile zum Leben zu erwecken. Von vornherein spürte ich, welch elementare Bedeutung die Beziehung zu mir für sie hatte und wie eine starke Übertragungsbindung zu einem guten Ende der Therapie beitrug.

Als Baby muss meine junge Analysandin bis zu einem gewissen Grad mütterliche Liebe genossen haben, da diese Art der Aufnahmebereitschaft für Affekte in der Übertragung unmittelbar wiedererwachte. Obwohl sie drogenabhängig war, war ihre innere Grundhaltung gegenüber der Welt – in der Analyse gegenüber mir – weder destruktiv noch zynisch. Vielmehr war sie zutiefst von ihren Liebesobjekten enttäuscht und dies hatte sie weit von ihren affektiven Beziehungen weggetrieben. Einer ihrer ersten Träume machte deutlich: Sie war sich bewusst, dass die Idealisierung der Drogen sie in einem Zustand gefangen hielt, der sie dem Tod nahe brachte.

> Im Traum war sie in einem Konzentrationslager der Nazis inhaftiert. Sie war gerade dabei, zu einem Gebäude zu gehen, das sich in der Mitte des Lagers befand. Dort lebte in einem geschützten Raum ein erstaunlich buntes und äußerst attraktives Insekt. Es war sehr verführerisch und sie fiel ihm zum Opfer. Der Traum machte deutlich, wie ihr gesunder Anteil sich der Gefahr bewusst war, die von

der Anziehungskraft der Drogen ausging (dem wunderschönen Insekt), und sie um Hilfe bat, um sich aus seinen Klauen zu befreien.

Behält man die Art und Weise, wie ich therapeutisch reagiert habe, im Gedächtnis, so war der vorliegende Fall nicht schwierig. Die Therapie dauerte nicht lange und endete für beide Seiten zufriedenstellend. Ich glaube, dass die Patientin trotz ihrer beunruhigenden Symptome von der analytischen Behandlung profitieren konnte, da ihr Leiden in einem frühkindlichen emotionalen Trauma seinen Ursprung hatte.

Obwohl die Eltern ihrer Tochter gegenüber überwiegend positiv eingestellt waren, gelang es ihnen nicht, ihr seelisch einen emotionalen Raum zu geben und sie, als sie älter wurde, hinreichend zu unterstützen. Dies trug dazu bei, dass bei ihr ein Gefühl der Sinnlosigkeit entstand und die ständige Angst vor einem Gefühl der Leere vorhanden war. Ihr gesunder Persönlichkeitsanteil war trotz ihres Leidens unverletzt und die pathologischen Strukturen, die sich zur Abwehr ihrer emotionalen Abhängigkeit gebildet hatten, waren nicht sehr tief in ihrem Innersten verwurzelt. Anders ausgedrückt: Die anfängliche, schwerwiegende Symptomatik bedeutete nicht, dass sie eine schwierige Patientin wurde.

Pathogene Effekte

Einige Patienten, die wie in dem oben genannten Fall emotional weniger empfindsame Eltern haben, weisen ohne Zweifel vielschichtige Probleme auf, sie sind aber hinsichtlich einer analytischen Behandlung nicht besonders schwierig. Denn auf der Grundlage einer Beziehung zu einem neuen Objekt lassen sich Elemente für eine emotionale Entwicklung reaktivieren, die bisher unterdrückt wurden.

Es besteht auch folgende Möglichkeit: Andere Patienten haben nicht nur Mangel an adäquatem emotionalem Austausch erlebt, sondern sie haben auch die psychischen Zustände und Ängste ihrer Eltern verinnerlicht. Besonders emotionale Traumata, die selbst bei den unterschiedlichsten Mutter-Kind-Beziehungen selten vorkommen, können zu beträchtlichen pathologischen Verzerrungen führen.

Bei gleicher Intensität der traumatischen Erfahrung können die Auswirkungen unterschiedlich sein: Vieles hängt von der Fähigkeit jedes Einzelnen ab, entsprechend zu reagieren, und von dem Vorhandensein einer Ersatzperson (Modell, 1999).

In komplizierteren Situationen mangelt es dem Kind nicht nur an einem empfindsamen Objekt, sondern es leidet auch darunter, dass dasselbe Objekt unerwünscht in die Psyche des Kindes projiziert wurde. Gelegentlich verletzen Eltern die seelischen

Grenzen ihrer Kinder und dringen mit ihren Ängsten oder wahnhaften Strukturen in sie ein oder sie machen sie zu einer Art Aufnahmebehälter für ihre Erwachsenensexualität. In diesen Fällen wird eine Verbindung zwischen der destabilisierenden äußeren Situation und der kindlichen Psyche hergestellt, welche diese Situation ertragen muss; vor allem frühe emotionale Traumata können psychopathologische Strukturen hervorrufen, die besonders häufig über einen längeren Zeitraum bestehen bleiben, da sie im Vergleich zu leidvollen Abhängigkeitserfahrungen als Unterstützung erlebt werden.

Wenn Patienten die Erfahrung eines emotionalen Containers fehlt und sie außerdem ihre eigenen Gefühle nicht auf andere projizieren können, führt dies dazu, dass sie unter psychopathologischem Schmerz, Verwirrung und chronischer Angst leiden. Sie identifizieren sich häufig mit dem Aggressor und ihr Gefühl für das eigene Selbst ist ständig von Auflösung bedroht. Aufgrund der Frustration durch die Eltern, die vor allem auf mangelnde Empathie zurückzuführen ist, sind sie voller Ärger. Dieser richtet sich gegen den lebendigen Teil ihres Selbst und wird als Quelle von Schmerz erlebt. So entsteht eine konfuse Mischung aus Erwartungen und Enttäuschungen, die zu einem Gefühl von Leere und Passivität führt.

In solchen Fällen wird die Krise noch verstärkt, wenn der Patient sich allmählich lebendiger fühlt und nach einem Objekt sucht, das seine Bedürfnisse befriedigen kann. Wenn er aber nie die Erfahrung eines solchen Objektes macht, ist er erneut voller Angst und Verwirrung.

* * *

Die siebenunddreißigjährige Theresa[1] ist seit 15 Jahren verheiratet und hat eine zehnjährige Tochter. Eine Depression, die mehrere Jahre andauerte und von Alkoholmissbrauch begleitet wurde – sie war deswegen von einem Psychiater behandelt worden, der ihr eine Reihe von Antidepressiva verschrieben hatte –, veranlasste sie, eine Analyse zu machen. Als Zeichen der Unzulänglichkeit ihrer Mutter sah sie die Tatsache, dass diese, als die Patientin noch sehr klein war, das Risiko einging, dass ihre Tochter sterben könnte. Denn als die Mutter ihre Tochter stillte, bemerkte sie nicht, dass ihre Milch nicht nahrhaft genug war. Stattdessen genoss die Patientin umgekehrt eine privilegierte, idealisierende Beziehung zu ihrem Vater. Diese Verbindung brach in der Pubertät jedoch abrupt ab.

Ihre ersten Jahre an der weiterführenden Schule waren geprägt von einem zunehmenden Gefühl der Unzulänglichkeit, der Begrenzung durch ihre Eltern und der

1 Ich habe diesen Fall mit Dr. Paola Capozzi besprochen.

Wut auf sie sowie einem Gefühl der Getrenntheit von ihren Schulkameraden. Auf diese Weise wurde sie heroinsüchtig, was einige Jahre dauerte, bis sie nach einer Rehabilitationszeit erfolgreich entgiftet hatte.

Während der Anfangszeit ihrer Analyse trank Theresa weiterhin Alkohol und hielt an einer einzigartigen Neigung zu lustvollen Fantasien fest, die sie von der realen Welt absonderten.

Als es auf das dritte Jahr ihrer Analyse zuging und sie begonnen hatte, sich besser zu fühlen, wurde sie noch ängstlicher. Sie fühlte sich völlig ungeschützt und hilflos; nachts konnte sie kaum schlafen und wachte immer voller Angst auf. Sie hatte tatsächlich Angst, sie könne ohne Alkohol ihre Psyche nicht länger kontrollieren. Die einzige Erleichterung verschaffte ihr die Fantasie von einer Gebärmutter, in der sie Zuflucht fand. Sie fühlte sich wie ein wirbelloses Tier, rückgratlos und jeglicher »Mutation« ausgesetzt.

Während dieser schwierigen Phase der Besserung distanzierte sich Theresa von der analytischen Beziehung und versäumte sogar einige Sitzungen. Ein Traum, den sie einige Wochen später hatte, trug dazu bei, die Situation zu klären:

> »Mein Mann und ich waren zusammen mit unserer Tochter in unserem Haus im Gebirge, wo wir einen Hund und eine kleine Katze haben. Als das Wochenende vorüber war, mussten wir das Haus abschließen und Futter für die beiden Tiere dalassen, die wir nicht mitnehmen konnten. Wir bereiten Schüsseln mit Futter vor, stellen aber fest, dass wir sie nicht dort lassen können. Deshalb beschließen mein Mann und ich dazubleiben. Ich werde von einer ungeheuren Angst vor der Dunkelheit und vor dem Alleinsein überwältigt. Ich spüre, dass mein Mann unter derselben Angst leidet…«

Sie spricht von der Angst, die sie nachts so sehr quält, dass sie erleichtert ist, wenn sie morgens aufwacht und den Schmerz abschüttelt. Der Traum erinnert sie lebhaft an die Ängste ihrer Kindheit, als sie ein kleines Mädchen war, das im Dunkeln im Bett lag: Sie würde wach liegen und sich fragen, ob ihre Mutter zurückkehre: Sie würde sich davor fürchten, dass niemand jemals zurückkomme, und sie hätte das Gefühl, sie würde sterben oder flach zusammengepresst oder in zwei Hälften gespalten.

Die Tiere im Traum und die Angst scheinen damit zusammenzuhängen, dass sie sich lebendig fühlt: Wenn sie sich lebendig fühlt, ist sie verängstigt, weil sofort die Gefahr auftaucht, ganz alleine gelassen zu werden. Es scheint leichter für sie zu sein, nicht zu existieren, in der allgemeinen Gleichgültigkeit zu verschwinden und keinen Kontakt zu ihren innersten Bedürfnissen und Wünschen zu haben. Die jungen Tiere stehen zweifelsfrei für ihre vitalen Wünsche, und ihre Angst rührt von dem Gefühl her, dass sie nicht in der Lage ist, alleine erfolgreich zu sein, ohne zu wissen, wer auf ihre Bedürfnisse eingehen kann.

* * *

Ein Objekt, auf das sie sich vertrauensvoll verlassen kann, existiert in der Psyche dieser Patientin noch nicht; folglich löst jede Verbesserung, anstatt Wohlbefinden zu signalisieren, Angst und unerträgliche Schmerzen aus.

Diese Situation erinnert daran, was Rosenfeld (1978) im Fall des Babys beobachtet, das körperliche Entbehrung in Verbindung mit einem ausgeprägten Mangel an mütterlicher Empathie empfindet. In diesem Fall führt eine verwirrende Mischung aus Libido und destruktiven Erfahrungen zu Gefühlen der Leere, Schwäche und Passivität, die zu einem Wunsch werden, zu sterben oder im Nichts zu verschwinden.

Die von Theresa gewählte Lösung bestand darin, ihre lebendigen Anteile zu zerstören. In ihrer frühen Kindheit wählte sie wahrscheinlich dieselbe Lösung, als sie sich in Abhängigkeit von einer Mutter befand, die sie als nicht empathisch und abweisend erlebte.

Paradoxerweise löste ihr Fortschritt in der analytischen Behandlung Ängste aus und barg das Risiko eines plötzlichen Rückschritts in sich.

Rückzug

Eine der häufigsten Folgen gescheiterter früher emotionaler Interaktion besteht darin, dass sich das Kind aus menschlichen Beziehungen zurückzieht, um Zuflucht in seiner eigenen getrennten Welt zu suchen.

Diese Abkehr von der Realität kann entweder durch das vollständige Eintauchen in sinnliche und masturbatorische Selbststimulation oder durch die Schaffung einer als real empfundenen imaginären Welt erfolgen. Auf diese Weise gewöhnt sich das Kind daran, in einer geheimen *anderen Welt* zu leben, die ihm Freude bereitet. Steiner (1993) war der Erste, der die pathologische Struktur des *psychischen Rückzugs* konzeptualisierte.

Ich bin davon überzeugt, dass sich diese pathologische Struktur beinahe immer bei Patienten mit einer komplexeren Borderlinestörung oder Psychose finden lässt. Es ist tatsächlich eine massive Verzerrung des psychischen Funktionierens, die die emotionale Entwicklung, das Wachstum und die Beziehungen einschränkt. In einigen Fällen muss sich das Kind davor schützen, dass ein Erwachsener in seinen Bereich eindringt (z. B. eine Mutter, die ihre Ängste auf das Kind projiziert), indem es in seiner Psyche einen Platz schafft, zu dem niemand Zugang hat; auf diese Weise wäre der Rückzugsort der einzige Raum, in dem es sich frei fühlt und vor dem Eindringen eines Erwachsenen sicher ist. Die Kombination aus psychischer Entbehrung und elterlichem Eindringen ermutigt das Kind, in seinem Rückzugsort zu bleiben, wodurch die Erfahrung emotionaler Realität erschwert wird. Diese Erfahrung kann nur auf der Grundlage des offenen Austausches mit Erwachsenen gemacht werden, die für das Kind wichtig sind.

Wie ich später erläutern werde, ist das Gefühl der Freude, das man beim Rückzug empfindet, für einige Patienten der eigentliche Faktor, der sie gegen Veränderungen ankämpfen lässt.

Die anhaltende Kraft und Stärke dieser pathologischen Struktur rühren daher, dass sie sich so früh in der Psyche etabliert hat und der Patient keine andere Möglichkeit des Funktionierens hat.

Im Lauf der Analyse kann der Analysand sich der verführerischen Wirkung der pathologischen Struktur bewusst werden, aber diese Erkenntnis kann erst dann zu einer Öffnung gegenüber Welt der Beziehungen führen, wenn er andere, verschiedenartige innere Objekte geschaffen hat, die ihn tragen.

Wie wir bei Theresa sehen konnten, scheint in einigen Fällen Rückzug der einzig gangbare Ausweg zu sein; sie hatte Angst, dass eine zu schnelle Öffnung gegenüber der Realität ihre Fantasiewelt vernichten würde, die einzige Welt, in der sie leben kann.

Symbolisierung

Die Fähigkeit, die eigenen emotionalen Zustände zu symbolisieren und ihnen Bedeutung zuzuschreiben, ist bei schwierigen Patienten mehr oder weniger stark beeinträchtigt. Sehr wahrscheinlich war die Erfahrung einer normalen Mutter-Kind-Interaktion, die für die Strukturierung des Selbst und das Verständnis der eigenen emotionalen Zustände unabdingbar ist, bei diesen Patienten nicht zufriedenstellend. Diese grundlegende emotionale Basis bildet sich vor der Sprachentwicklung (Beebe et al., 1997).

Patienten können kein Unbewusstes entwickeln, das sich einer symbolischen Sprache bedient und in der Lage ist, Verbindungen herzustellen, wenn diese frühen emotionalen Erfahrungen defizitär sind.

Tatsächlich funktioniert ein System, welches das Bewusstsein verdrängt und es dadurch vor dem Risiko schützt, von einem chaotischen Reizüberfluss überflutet zu werden, bei diesen Patienten nicht.

Abhängigkeit

Patienten, die als Kinder keine positiven Abhängigkeitserfahrungen gemacht haben, misstrauen oft allen Arten von Bindungen. Um die notwendigen Voraussetzungen für eine Behandlung zu schaffen, muss mit ihnen ein langwieriger und umsichtiger Behandlungsansatz verfolgt werden. Wir müssen beispielsweise akzeptieren, dass die Analyse mit einer reduzierten Anzahl von Sitzungen beginnen wird, um später einen geeigneteren Rhythmus einführen zu können.

Einige dieser Patienten zeigen jedoch trotz aller anfänglichen Erklärungen und Verhaltensweisen eine tiefe Verbundenheit mit der Person des Analytikers, sobald die Behandlung begonnen hat. Einer der Gründe für diese innige Bindung an den Analytiker liegt darin, dass sie ständig von verwirrenden Ängsten und lähmenden Zweifeln gequält werden, die dazu führen, dass sie ihn als eine Person wahrnehmen, die ihnen eine Richtung geben kann – eine Fähigkeit, über die sie nicht verfügen und die sie dringend brauchen.

Oft rührt ihre Verwirrung daher, dass sie nicht unterscheiden können zwischen gesunden und pathologischen Objekten, zwischen Aggression und Destruktion sowie zwischen Introjektion und der Angst, das Objekt zu entleeren und zu zerstören.

Konfuse Angst

In ihrem Wesen variiert die konfuse Angst bei schwierigen Patienten. In den meisten Fällen handelt es sich um die Unfähigkeit, zwischen gesunden und kranken Persönlichkeitsanteilen zu unterscheiden. Der Patient wird in der Regel von einer pathogenen Struktur beherrscht oder verführt, die als Wächter und Quelle von Energie und Leben erscheint, und in diesen Fällen wird er Erregung mit echter Vitalität verwechseln. Möglicherweise ist auf lange Zeit folgende Arbeit erforderlich: Der Patient muss dabei unterstützt werden, in seiner inneren Welt wieder zwischen aufregenden Objekten, die weiteres Wachstum behindern, und guten Objekten, die auch frustrierend sein können, zu unterscheiden. Eine weitere Form der Konfusion entsteht aus der Unfähigkeit, zwischen dem, was äußerlich ist, und dem, was zum Selbst gehört, zu differenzieren. Der Patient schreibt normalen, lebenswichtigen Bedürfnissen, wie beispielsweise Neugier, Begehren, Aggression oder leidenschaftlicher Abhängigkeit, oft Schuld oder negative Bedeutungen zu.

* * *

Als er auf dem Weg der Besserung war, konnte ein Borderline-Patient den Unterschied zwischen der Internalisierung des Objekts und seiner Zerstörung nicht begreifen. Er hatte begonnen, zwischen ihm und mir eine Verbindung zu spüren, die nach den Sitzungen anhielt. Zwischen einer Sitzung und der nächsten dachte er ständig an mich und hatte das Gefühl, dass ich mich in ihm befinden würde. Gleichzeitig fühlte er sich schuldig und warf sich selbst vor, er wolle mich buchstäblich besitzen: Eine Stimme hatte ihn davon überzeugt, dass er mich wie ein Kannibale verschlungen habe. Er war immer noch nicht in der Lage, an mich zu denken und mich als jemand wahrzunehmen, der außerhalb seiner selbst existiert und gleichzeitig in seinem Inneren präsent ist. Ein weiteres Beispiel für die Verwirrung zwischen gesunden und pathologischen Objekten verdeutlicht ein sexualisierter Pädophiler, der mich davon zu überzeugen versuchte, dass alle Kinder masturbieren und alle Heranwachsenden Sex miteinander haben (tatsächlich sprach er über seine frühe Kindheit, als er sich mit seinen sexuellen Fantasien zurückzog; ich bespreche diesen Patienten ausführlich in Kapitel 10). Da er von mir keine befriedigende Antwort erhalten hatte – ich hatte ihm sogar eine triviale Antwort gegeben –, begann er, mich in der nächsten Sitzung anzugreifen, weil ich in seinen Augen maßgeblich zu einem sexualisierten Anteil seiner Person geworden war.

Pathologisches Über-Ich

Während es immer wichtig ist, die Struktur des Über-Ichs zu erforschen, so ist dies bei schwierigen Patienten besonders angebracht, da sie oft über ein gut verankertes, pathologisches Über-Ich verfügen, das seine stabilisierende Funktion verloren hat und Anschuldigungen oder Schuldgefühle hervorruft, welche die Patienten verfolgen. Green (2011) ist der Ansicht, dass einige Patienten als »schwierig« angesehen werden können, weil sie unter der übermäßigen Belastung eines sehr strengen, lähmenden Über-Ichs leiden, das eine regressive Form des Masochismus darstellt. Diese Patienten werden von Schuldgefühlen gequält, die nicht unbedingt auf ihre Aggressivität abzielen, sondern häufiger ihren Wünschen oder affektiven Bedürfnissen die Schuld geben. Sie scheinen ein Objekt verinnerlicht zu haben, das ihren Bedürfnissen die Schuld gibt und höchstwahrscheinlich dieselbe vorwurfsvolle Reaktion erneut hervorruft, mit der ursprünglich ihre Mütter ihren Bemühungen um emotionale Nähe begegnet sein könnten.

Emotionale Abhängigkeit gilt als Zeichen von Schwäche oder Versagen. Daher greift das Über-Ich alles an, was gut und nützlich für die Entwicklung ist. Folglich hat das Über-Ich, das sich in der inneren Welt dieser Patienten eingerichtet hat, sowohl strenge als auch grausame Seiten und scheint tödliches und lebensverneinendes Verhalten zu initiieren. In anderen Fällen erscheint das Über-Ich als destabilisierender und verwirrender Faktor, der den Patienten in einen Zustand geistiger Arroganz und Überheblichkeit treibt, bevor er ihn in einen Zustand der Schuld stürzt, der nicht wiedergutzumachen ist. Bei schwierigen Patienten besteht deshalb unsere primäre Aufgabe darin, die Struktur des Über-Ichs zu deuten, um es zu isolieren und zu containen, da sonst alle nachfolgenden analytischen Verständigungsmöglichkeiten beeinträchtigt werden.

Einige traumatisierte Patienten, deren Mütter ihre Bemühungen um Nähe wahrscheinlich ablehnten und sie diesbezüglich mit Schuldgefühlen belasteten, sind in besonderer Weise zwischen dem Wunsch nach Beziehung und Zudringlichkeit hin und her gerissen.

* * *

Dies lässt sich am Beispiel einer Patientin veranschaulichen, deren Analytikerin, die kürzlich ihre Praxis näher an ihren Wohnort verlegt hatte, ihre Patientin darüber informiert hatte, dass sie in den folgenden drei Monaten die Anzahl der wöchentlichen Sitzungen von vier auf drei reduzieren müsse. Da die Patientin nichts sagte, versuchte die Analytikerin, ihre Gefühle in Bezug auf die geplante Veränderung zu erforschen. Die Patientin sagte, sie sei über die Entscheidung der Analytikerin nicht verärgert; sie fühle sich sogar erleichtert. Sie anerkannte die Tatsache, dass die Analytikerin ihren eigenen, privaten Raum zu schützen wusste – im Gegensatz zu ihrer Mutter, die den ganzen Tag unermüdlich arbeitete, auch wenn es nicht nötig war, sich aber ständig darüber beschwerte. Die Tatsache, dass die Analytikerin ihre Praxis näher an ihr Zuhause verlegte, hätte bei der Patientin auch den Wunsch nach mehr Intimität wecken können, was ein Beweis für ihre Zudringlichkeit gewesen wäre, die die Analytikerin sicherlich gestört hätte.

* * *

Es ist in diesem Fall gut, dass die Intimität und der Wunsch nach einer Beziehung negativ gesehen werden. In anderen Fällen wird das Destruktive idealisiert und als ein Ziel betrachtet, das verfolgt werden muss. Diese Art von Verwirrung liegt bei Magersucht vor – einer Krankheit, bei der der Patient nicht anerkennen will, dass sein magersüchtiges Verhalten zum Tod führen kann. Da es etwas Außergewöhnliches ist, sich selbst das Essen zu verweigern, ist sich der Magersüchtige der Tatsache nicht bewusst, dass die Anziehungskraft dieses psychischen Zustandes der Anziehungskraft gleichkommt, die der Tod ausübt. Gelegentlich zeigt sich diese

Anziehungskraft, beispielsweise in Träumen, in denen eine wunderbare Landschaft mit einem besonders schönen oder farbenfrohen Friedhof vorkommt.

> Eine meiner Patientinnen, die in ihrer Kindheit traumatische Erfahrungen gemacht hatte, träumte während einer besonders traurigen und schwierigen Zeit in ihrem Leben und ihrer Analyse davon, über ein kleines Dorf zu fliegen, das in einer atemberaubenden mediterranen Landschaft liegt und hoch über dem blauen Meer thront, und anschließend ins Wasser tauchen zu wollen. Zwischen dem Dorf an der Küste und der griechischen Insel bestand ein Zusammenhang, denn dort war der Vater der Patientin zusammen mit anderen italienischen Offizieren während des Krieges von deutschen Soldaten erschossen und ins Meer geworfen worden.

Bei diesen psychischen Zuständen und Träumen finden wir keine Anzeichen von Angst, sodass sich – in Verbindung mit der Idealisierung des Todes – keine Selbstzerstörungskräfte durchsetzen können.

In diesen Fällen, die auch ständigen Schwankungen zwischen Rückzug und Beziehungssuche, zwischen Erregungszuständen und Depressionen unterworfen sind, ist es sehr wichtig, dass die Deutung des Analytikers immer äußerst präzise ist. Sie muss außerdem der Besonderheit des psychischen Funktionierens entsprechen, die sie thematisiert.

Gelegentlich führen der verwirrende Zustand des Patienten und seine zugrundeliegenden Verfolgungsängste zu Missverständnissen in der Kommunikation zwischen Analytiker und Patient, die dann auf die bestimmte Vorstellung des Patienten von der Welt Einfluss haben. Um diese Missverständnisse zu vermeiden, ist es wichtig, dass die Antworten des Analytikers nicht nur die Kommunikation des Patienten widerspiegeln, sondern auch seinen Standpunkt berücksichtigen; das Risiko besteht darin, dass selbst scheinbar offensichtliche Reaktionen des Analytikers vom Patienten missverstanden werden und somit weitere konfuse Ängste auslösen. Dadurch fühlt sich der Patient oft angegriffen und reagiert wiederum, indem er den Analytiker angreift.

Anstatt in diesen Fällen mögliche persönliche Konflikte oder Übertragungskonflikte zu deuten, ist es effektiver, dem Patienten die Funktionsweise seiner Seele zu beschreiben; sie erschließt sich aus seinen Träumen und seiner Art zu kommunizieren, sodass er allmählich beginnt, sich selbst zu verstehen. Der Analytiker muss auch die Welt kennen, in der diese Patienten leben und in die sie sich selbst eingeschlossen haben. Sie besteht aus Vorstellungen, Überzeugungen und Täuschungen, die nicht als solche wahrgenommen werden. In gleicher Weise muss der Analytiker ein vollständiges Verständnis dessen haben, was der Patient verstehen oder nicht verstehen kann, und des Kontextes, in den der Patient seine Deutungen einfügt und sie letztendlich verzerrt. Dadurch lassen sich Sackgassen verhindern, die den Verlauf einer Analyse stören könnten.

Seelischer Rückzug, Verleugnung von Abhängigkeit, Über-Ich-Verzerrungen und Verwirrung zwischen Objekten und Funktionen bilden die primären pathogenen Kerne, die meines Erachtens die Ursache für die Pathologien schwieriger Fälle sind.

Diese pathogenen Konfigurationen sind so alt und tief verankert, dass es schwierig ist, den Patienten von deren Macht vollständig zu befreien. Aber selbst wenn die pathologischen Strukturen am Ende der Analyse noch nicht ganz verschwunden sind, so haben sich doch neue Horizonte eröffnet und neben den alten bestehen gleichzeitig neue Objekte. Es lässt sich zwar nicht ausschließen, dass der Patient zu alten Pathologien zurückkehrt, aber er kann gleichzeitig neue Wege offenhalten, die er während Behandlung entwickelt hat.

Ich erinnere mich beispielsweise an einen Patienten, der sich als Kind frühzeitig in eine masturbatorische Welt zurückgezogen hatte. Bevor er als Erwachsener zur Analyse kam, lebte er in einer von der Realität abgekoppelten Welt und war völlig eingetaucht in pornografische Websites und sexualisierte Fantasien.

* * *

Nach vielen Jahren der Therapie, die zu einer großen Verbesserung geführt hatte, schien die Zeit gekommen, die Analyse zu beenden. Nachdem ich dies mit dem Patienten lange durchgearbeitet hatte, wurde die Analyse abgeschlossen. Ich fühlte mich mit dieser Entscheidung allerdings nicht sehr wohl: Der sehr frühe Zeitpunkt und die tiefen Wurzeln des sexualisierten Rückzugs des Patienten sowie die Tatsache, dass die alte Verführung immer noch sporadisch in seinen Träumen auftauchte, ließen bei mir Zweifel daran aufkommen, ob die Entscheidung richtig war. Andererseits war ich davon überzeugt, dass ich ihm das Notwendige, was möglich war, zur Verfügung gestellt hatte und dass im Laufe seiner langen Therapie erhebliche Veränderungen stattgefunden hatten.

Eineinhalb Jahre später rief er mich an und bat um einen Termin. Ich gestehe, ich zweifelte an seiner Fähigkeit, nicht in alte Muster zurückzufallen, und dachte, er wolle um einige zusätzliche Analysestunden bitten. Als ich ihn sah, wurde mir sofort klar, dass ich mich geirrt hatte. Er war glücklich, wirkte jünger und sah besser aus. Er hatte viel Gewicht verloren, das ihn zuvor ein wenig unbeholfen hatte aussehen lassen. Er sprach von seiner Analyse als einer äußerst wichtigen Erfahrung und war gerührt, als er sich daran erinnerte.

Am Ende des Treffens sagte ich, er sehe dünner aus, und fragte ihn, wie er das gemacht habe. Er antwortete: »Ja, es ist wahr, Herr Doktor, und so einfach. Schauen

Sie einfach kein Essen an. Es ist ein bisschen wie bei pornografischen Bildern, wenn ich sie nicht anschaue, bin ich auch nicht in Versuchung.«

* * *

Auf den vorausgegangenen Seiten habe ich eine Reihe von Konstellationen exemplarisch dargestellt, die wir häufig bei schwierigen Patienten vorfinden. Ein wesentlicher Aspekt ist, dass die Patienten lange Analysen nötig haben, vor allem, weil die pathogenen Konstellationen so tief in ihrer Persönlichkeit verankert sind, sich so verfestigt haben und außerdem so früh entstanden sind. Deshalb ist die Arbeit an der Auflösung und Wiederherstellung der Identität sehr langwierig und anstrengend, sowohl für den Analytiker als auch für den Analysanden. Dies ist bei bestimmten Patienten der Fall, zum Beispiel bei Personen mit Perversionen, die sich sehr früh auf ihren Rückzug eingerichtet haben; mit ihnen befinden wir uns sicherlich auf schwierigem Terrain, obwohl der Therapieverlauf vergleichsweise vorhersehbar ist.

Dies trifft allerdings nicht auf Borderline-Patienten oder psychotische Patienten zu, auf die ich in den letzten Kapiteln dieses Buches eingehen werde. Sie weisen einen völlig anderen psychischen Kontext auf. Genauso wenig, wie Physiker die traditionelle Physik auf die Untersuchung des Atoms anwenden können, können wir Analytiker die psychoanalytische Methode, die zum Verstehen neurotischer Patienten geschaffen wurde, nutzen, um uns der Welt der Psychotiker zu nähern. Zwischen dem neurotischen und dem psychotischen Kontext besteht ein entscheidender qualitativer Unterschied.

Ich glaube, dass sowohl bei Borderline-Zuständen als auch bei psychotischen Zuständen im Kindesalter etwas verloren ging, was für das psychische Überleben von entscheidender Bedeutung ist. Bei Borderline-Patienten könnte der Mangel an mütterlichem Einfühlungsvermögen zusammen mit emotionalen Traumata die psychische Funktion behindert haben, die sie in die Lage versetzt, Emotionen zu containen.

Folglich können diese Patienten nicht effektiv und angemessen auf ständige, normale umweltbedingte Frustrationen reagieren. Ihnen mangelt es an emotionaler Kompetenz und sie zeigen möglicherweise jederzeit explosionsartige Kurzschlussreaktionen. Demzufolge fällt es ihnen schwer, aus ihren Erfahrungen zu lernen, und ihr analytischer Weg ist sehr beschwerlich.

Während es relativ einfach ist, bei Borderline-Patienten mögliche frühere umweltbedingte Traumata zu erkennen, sind diese Traumata bei psychotischen Patienten nicht so offensichtlich oder leicht identifizierbar. Tatsächlich scheint es, dass eine dissoziierte Welt psychischen Funktionierens auf diese Patienten schon als kleine Kinder eine große Anziehungskraft ausgeübt hat. Diese Welt hat im Laufe der Zeit zur Entstehung psychopathologischer Konstruktionen (Wahnvorstellungen und Halluzinationen) beigetragen, die für die Entwicklung der Krankheit charakteristisch sind.

Die Besonderheit einer Psychose besteht darin, dass sie, sobald die pathologische Veränderung eingetreten ist, äußerst hartnäckig ist. In diesen Fällen zeigt sich ein ständiger Kampf zwischen dem psychotischen Teil, der sich nicht zurückziehen will, und dem gesunden Teil, der erhalten und gestärkt werden soll, um den kranken Teil containen zu können.

Ich erwähnte bereits, dass psychotische Transformationen tendenziell irreversibel sind. Es ist notwendig, dies während der Therapie sorgfältig zu beobachten, und wir müssen die Tatsache akzeptieren, dass Wahnvorstellungen *normalerweise* – während des gesamten Analyseprozesses psychotischer Zustände – weiterhin auftreten werden. Genau wie Freud, der die Übertragung zunächst als Hindernis in der Behandlung ansah, sie dann aber als wesentliches Element einer Therapie begrüßte, so müssen auch wir Wahnvorstellungen als etwas Normales betrachten, das uns viel darüber sagen kann, wie wir unsere Patienten behandeln sollen.

Außerdem dürfen wir nicht vergessen, dass wir heute unter deutlich günstigeren Bedingungen arbeiten als früher, da wir auf Medikamente zurückgreifen können, um die akutesten und gefährlichsten Momente psychotischer Manifestationen zu containen.

Schwierige Patienten fordern unsere Modelle und Theorien heraus und zwingen uns dazu, uns selbst hinsichtlich der Wirksamkeit unseres klinischen und theoretischen Instrumentariums zu befragen.

Ich benutze in diesem Buch den Begriff *schwierig* und nicht *schwer*, weil – wie ich bereits erwähnt habe – der Schweregrad der Symptomatik eines Patienten nicht notwendigerweise auf ein unbefriedigendes Ergebnis hinweist. Die klinische Komplexität schwieriger Fälle stellt ständig unsere analytischen Erkenntnisse in Frage.

Anders ausgedrückt, ich glaube, dass die Behandlung dieser Patienten uns einen wertvollen Anreiz bietet, die pathologischen Verzerrungen der menschlichen Psyche besser zu erforschen und zu verstehen sowie ihre Heilungskräfte sorgfältig einzuschätzen.

Kapitel 2
Das Trauma als Ursache von Pathologien

»Ewige Rehabilitierung von einem Trauma unbekannter Art: Woher kommt der wunderschöne Titel Ihres Buches?«

Andrea Zanzotto: *»Ich habe ihn auf die Vorstellung vom Leben im weitesten Sinne bezogen.«* (Andrea Zanzotto, 2007, S. 16; Übersetzung E. K.)

In der Psychoanalyse hat der Begriff des Traumas eine wechselvolle Geschichte, sowohl was seine Definition als auch seine Bedeutung betrifft, die ihm als Ursache von Krankheiten bei Erwachsenen zugeschrieben wird. In der Vergangenheit galt bereits ein einziges, unerwartetes und gewaltsames Ereignis als traumatisch. Nachdem Khan (1963) das Konzept des kumulativen Traumas eingeführt hatte, richteten die Psychoanalytiker ihre Aufmerksamkeit auch auf pathogene Elemente, die an der Verzerrung der emotionalen Mutter-Kind-Beziehung beteiligt sind. Bei schwierigen Patienten werden viele Ereignisse, auch wenn sie nicht besonders gewaltsam sind, als Quellen künftiger Pathologie betrachtet, weil sie zu einer Verletzung des psychischen Apparats des Kindes führen.

Einige Analytiker scheinen in der Tat zu glauben, dass das Leiden, das die Patienten plagt, eher auf ihr imaginäres als auf ihr »wirkliches« Leben zurückgeführt werden kann. Bollas (1995) diskutierte die in psychoanalytischen Kreisen herrschende Unsicherheit zu diesen Punkt und schrieb:

> »Das psychoanalytische Beharren auf dem Vorrang des Imaginierten – gegebenenfalls in Gegenüberstellung zu dem Geschehenen – ist verständlich, wenn auch bedauerlich. Der Neigung jedes Menschen, seinen momentanen seelischen Zustand als einen Zustand zu beschreiben, der von äußeren Ereignissen bestimmt wird, steht die Sichtweise der Psychoanalyse entgegen. Sie besteht darauf, dass eine Darstellung im Hinblick auf die möglichen Wünsche oder objektbezogenen Ziele der Person betrachtet werden muss, auch wenn sie mit Ereignissen zusammenfällt, die sozusagen geschehen sind. Müssen wir zwischen dem Imaginierten und dem Geschehenen wählen? Bilden sie Gegensätze?«
>
> (Christopher Bollas, 1995, S. 10; Übersetzung E. K.)

Mit diesem Dilemma hat sich auch Freud beschäftigt; zu Beginn hatte er geglaubt, dass das sexuelle Trauma der Ursprung der Hysterie sei, später hatte er seine Schritte zurückverfolgt und festgestellt, dass seine Patienten ihre Erinnerungen an die Vergangenheit modifiziert hatten. Von diesem Zeitpunkt an betonte er die Bedeutung der psychischen Realität, der vom Subjekt erdachten inneren Welt, und verschob damit die pathogenen Auswirkungen des realen Traumas in eine untergeordnete Position. Viele Autoren nach ihm schlugen dieselbe Richtung ein, die der inneren gegenüber der äußeren Realität den Vorrang gibt; andere verfolgten stattdessen einen davon abweichenden Weg. Daraus ergab sich ein komplexes Geflecht von Beobachtungen sowie verschiedenen und bisweilen widersprüchlichen Hypothesen. Bei meinem Versuch, die vielfältigen analytischen Zugänge zum Trauma und zu seiner pathogenen Rolle zu verdeutlichen, werde ich die unterschiedlichen Beiträge bis hin zu den jüngsten in zeitlicher Reihenfolge darstellen.

Trauma und Freud

Freud untersuchte das traumatische Ereignis auf verschiedene Weise. Da in den Kindheitsgeschichten seiner Patienten immer ein sexuelles Trauma auftauchte, glaubte er zunächst, dass der Ursprung der Neurose auf einer traumatischen Veranlagung beruhe; er war davon überzeugt, dass die pathogene Wirkung des Kindheitstraumas weniger von seiner störenden Wirkung abhinge als von der Aktivierung einer Reihe unbewusster Erregungen, die sexueller Natur sind. Seiner ursprünglichen Ansicht nach hat das Trauma also keine unmittelbaren Folgen; seine Auswirkungen zeigen sich zu Beginn der Sexualität im Erwachsenenalter, da der Konflikt erst zum Zeitpunkt seiner Aktivierung sichtbar wird. Die Angst ist Ausdruck des Konflikts zwischen dem sexuellen Begehren, das durch die erotische Erfahrung der Kindheit verstärkt wird, und der Verweigerung dieses Begehrens infolge von Verdrängung.

Freud hielt das Eindringen der erwachsenen Sexualität in die kindliche Psyche nicht für ein störendes Element, glaubte aber, dass die Stimulierung des sexuellen Begehrens wichtig sei. Ich möchte darauf hinweisen, dass Freud zu dieser Zeit sein Konzept der Psychosexualität noch nicht formuliert hatte (was er 1905 nachholte) und Sexualität als etwas betrachtete, das mit sexuellem Verlangen verwandt ist.

In dem Fall von Dora versuchte Freud (1905e), seiner Patientin bewusst zu machen, wie sie durch die sexuellen Angebote von Herrn K. erregt worden war. Er hoffte, Dora würde seine Theorie bestätigen, dass die Ursache für ihre Krankheit die späte Folge eines sexuell erregenden Traumas sei. Ihr Symptom der Übelkeit entsprach der sexuellen Erregung, die sich aufgrund ihres unbewussten Wunsches nach Oralverkehr von den Geschlechtsorganen in den Mund verlagerte. Freud hatte die Hypothese formuliert, dass Dora unbewusst in Herrn K. verliebt war und ihre daraus resultierende sexuelle Erregung verdrängte; er hatte hierbei nicht bedacht, dass ein vierzehnjähriges Mädchen sich durch das sexuelle Eindringen eines Erwachsenen gestört gefühlt haben könnte. Ein wichtiges Beispiel für die ständigen Missverständnisse Freuds, was die Kommunikation mit seiner Patientin betrifft, ist der Traum, mit dem Dora ihre Analyse beendet: Sie irrt auf einem Platz umher, auf dem ein Denkmal für einen berühmten Mann steht (man nimmt an, es sei Freud), geht aber nicht zur Beerdigung des verstorbenen Vaters (der Analytiker stirbt, ohne dass sie irgendetwas bereut).

Nachdem Freud die ätiologische Hypothese des sexuellen Traumas aufgegeben hatte, hielt er bekanntlich daran fest, dass die Angst nicht so sehr durch das wirkliche Trauma, sondern durch die *Verführungsfantasie* ausgelöst wurde.

Die Kindheitsleiden des kleinen Hans (Freud, 1909b) hatten tatsächlich nichts mit irgendeinem traumatischen Ereignis zu tun. Hans, ein kleines Kind aus gutem Elternhaus, lebte in einer scheinbar ruhigen und beschaulichen bürgerlichen Umgebung. Das Trauma hatte sich in seiner inneren Welt ereignet, es war die Folge eines Konfliktes zwischen seinen triebhaften Kräften und der Angst vor Bestrafung: Das Pferd, das ihm Angst machte, war das traumatisierende Bild eines kastrierenden Vaters, der ihn für seine ödipalen Wünsche bestrafen wollte.

Die Wirkung, die das reale Trauma auf die Psyche hat, rückte nochmals in den Mittelpunkt, als Freud während des Ersten Weltkriegs die Auswirkungen von Kriegstraumata untersuchen musste. Dies führte zu seinen tiefen Einsichten in die Bedeutung traumatischer Wirkkraft auf die Psyche.

In *Jenseits des Lustprinzips* (1920g) hatte Freud den Begriff »Trauma« deskriptiv verwendet. Er hatte die Vorstellung, dass die Psyche von einer *Schutzmembran* umgeben ist – einer Barriere gegen übermäßige Erregungen, die von einer Wunde durchdrungen werden kann. In *Hemmung, Symptom und Angst* (1926d) beschrieb Freud eine Reihe grundlegender Traumata, wie beispielsweise die Liebe wichtiger Objekte, die unvermittelt zu Ende geht, mütterliche Entbehrung und auch den Verlust des Schutzes durch das Über-Ich. Bei der Melancholie zum Beispiel verliert der Patient die Liebe des Über-Ichs, das zu einer kritischen Instanz wird.

Pathogene Auswirkungen von Traumata

Ein psychisches Trauma ist ein plötzliches oder wiederholt auftretendes Geschehen, das sich als *schädlich erweist, weil die notwendigen, schützenden Abwehrmechanis-*

men noch nicht vorhanden sind, um mit einem solchen überwältigenden, schlagartigen Ereignis umzugehen, das nicht verstanden oder durchgearbeitet werden kann. Traumata mit katastrophalen Auswirkungen treten in jedem Alter auf, aber nicht alle traumatischen Ereignisse verursachen Schäden. Die pathogene Wirkung eines Ereignisses hängt in der Tat nicht nur von seiner Intensität ab, sondern auch vom Alter und vom Entwicklungsstadium der Person, die es erleidet. Was in einem bestimmten Alter pathologisch sein kann, ist es in einem späteren Lebensabschnitt vielleicht nicht mehr. Außerdem müssen wir bedenken, dass ein isoliertes Ereignis nicht immer eine pathogene Wirkung haben muss, da die natürliche Fähigkeit eines Individuums, einen Schaden zu beheben, diesen mindern kann.

Ich erwähnte bereits die Schutzmembran der Psyche, die durch ein Trauma verletzt werden kann. Bei Neugeborenen und Kleinkindern übernimmt die Mutter die Funktion des Schutzfilters, die auf ihrer spontanen Fähigkeit beruht, intuitiv zu erkennen, was das Kind in den verschiedenen Momenten seiner emotionalen Entwicklung aushalten kann.

Bei den pathogenen Auswirkungen, die sich aus einem Trauma ergeben, unterscheiden wir die akuten und unmittelbaren von den heimtückischen, die erst nach einiger Zeit zum Vorschein kommen. Wir können eine Skala für frühe Traumata aufstellen, die von Fällen reicht, bei denen die emotionale Entwicklung völlig zerstört wird (in diesen Fällen lässt sich eine traumatische Erfahrung nicht repräsentieren, da sie vor der Fähigkeit, psychische Tatsachen zu verstehen, stattfand), bis hin zu Situationen, in denen partielle Schäden auftreten (wie bei sexuellen Traumata in der Kindheit, die zu einer partiellen Hemmung der emotionalen Entwicklung führen).

Die gegenwärtige psychiatrische Nosologie ordnet die Auswirkungen traumatischer Ereignisse der posttraumatischen Belastungsstörung (PTBS) zu. Eines der wesentlichen Merkmale dieses Syndroms ist die ständige Wiederholung des traumatischen Ereignisses: Das unangenehme Ereignis wird, anstatt vergessen zu werden, ständig wiederholt.

Um die Angst vor dem bedrohlichen Ereignis loszuwerden, nimmt der psychische Apparat eine Dissoziation in den bewussten Zustand vor: Das Trauma wird dann in einem normalen bewussten Zustand gelöscht, kann aber unerwartet aus dem dissoziierten bewussten Zustand an die Oberfläche gelangen.

Umweltbedingte Traumata

Der Gedanke einer Schutzmembran, den Freud im Rahmen des ökonomischen Konzepts des psychischen Apparats formulierte, wurde in der Folgezeit von Autoren weiterentwickelt, welche die Bedeutung der ersten emotionalen Erfahrungen des Säuglings und der störenden Einflüsse der Umwelt hervorhoben.

Unter diesen Autoren hob Ferenczi (1955 [1933]) die Art und Weise hervor, wie die Sensibilität und Kompetenz eines Kindes durch Erwachsene gefährdet werden kann, wenn diese mit ihren eigenen Bedürfnissen in den privaten Bereich des Kindes eindringen.

Balint (1968), ein ungarischer Analytiker und Schüler von Ferenczi, spricht von einer *Grundstörung*, die in den ersten Lebensmonaten auftritt und zu einer fehlenden Verbindung zwischen Mutter und Kind führt. Die traumatischen Brüche ergeben sich aus der Unfähigkeit der Mutter, sich an die Grundbedürfnisse des Babys anzupassen.

Ähnlich wie beim rheumatischen Fieber eines Säuglings, dessen schädliche Folgen erst später im Erwachsenenalter auftauchen, manifestieren sich auch die Auswirkungen eines emotionalen Traumas in späteren Jahren auf unvorhersehbare Weise. Die Funktion der Schutzmembran der Psyche entspricht der emotionalen Kompetenz der Eltern, die darin besteht, intuitiv zu wissen, welche psychischen Erfahrungen ihr Kind aushalten kann.

In Winnicotts »Einheit von Mutter und Kind« (1971) und in Bions »Container-Contained-Beziehung« (1970) stellt die Mutter die Barriere gegen ein Übermaß an Reizen dar. Längere Traumata resultieren aus einer mangelnden mütterlichen Container-Funktion und im Extremfall aus den elterlichen Projektionen ihrer pathologisch-psychischen Inhalte auf die Psyche des Kindes. Diese Art des Traumas kommt in dem Konzept des *kumulativen Traumas* deutlich zum Ausdruck, das Khan 1963 vorgeschlagen hat. Er übernimmt kohärent Winnicotts Begriff der Intuition, wenn er ein Kind beschreibt, das seine Mutter braucht, und eine Mutter, die Teil des Selbst des Kindes ist. Im Falle eines kumulativen Traumas reagiert das Kind auf das wiederholte Eindringen der Mutter in seinen privaten Bereich mit Hemmungen oder Beeinträchtigungen seiner psychischen Entwicklung.

In der frühesten Lebensphase werden traumatische Erfahrungen nicht erinnert, weil Erinnerungen nur dann entstehen, wenn ein Ereignis repräsentiert und seine Bedeutung verstanden werden kann.

Joseph und Anne-Marie Sandler (1987) postulieren die Existenz einer *unbewussten Vergangenheit.* Sie setzt sich aus einer Reihe nicht bewusster Ereignisse zusammen, von denen wir uns nicht erholen können, und einer *unbewussten Gegenwart*, zu der wir Zugang haben und die sich später auf der Grundlage emotionaler Erfahrungen bildet, die repräsentiert werden können. Nur Letztere lassen sich verdrängen und vergessen, mit anderen Worten, sie können ins Unbewusste gelangen und trotzdem für eine spätere Erholung hilfreich sein.

Das Einfühlungsvermögen der Sandlers wurde durch aktuelle Arbeiten auf dem Gebiet der Neurowissenschaften bestätigt, die ein *explizites* von einem *impliziten Gedächtnis* unterscheiden.

Das explizite Gedächtnis ermöglicht ein intendiertes Erinnern an ein vergessenes Ereignis, während das implizite Gedächtnis sich auf etwas bezieht, das gelernt wurde, aber nicht bewusst gemacht werden kann. Dabei handelt es sich um Ereignisse oder Prozesse, die frühzeitig vor der Entwicklung der Fähigkeit zur Repräsentation eingetreten sind. Die Theorie geht davon aus, dass die Vorläufer des Denkens und der Affektivität, die durch unbewusste Prozesse gebildet werden, in den allerersten Monaten durch traumatische Ereignisse gestört werden können.

Fonagy (1999) schloss sich dieser Sichtweise an und stellte fest, dass die Borderline-Zustände von sehr frühen Traumata herrühren, die verankert wurden, bevor die Möglichkeit zu ihrer Repräsentation bestand. Borderline-Patienten und psychotische Patienten wären daher nicht in der Lage, Emotionen, psychischen Ereignisse und psychischen Zustände, deren Bedeutung ihnen nicht bewusst ist, zu mentalisieren oder vielmehr zu repräsentieren.

Somit können wir Balint besser verstehen, der intuitiv erkannte, dass ein sehr frühes Trauma in der Struktur des Ichs selbst verankert ist und zu dessen Fehlfunktion führt.

Blicken wir nochmals auf das Konzept der Spaltung, so lassen die jüngsten Arbeiten über die Auswirkungen sexueller Traumata (Davies, 1996) Breuers Beitrag über den Mechanismus, der bei seinen hysterischen Patienten wirkte, in neuem Licht erscheinen. Was die Bedeutung von Verdrängung betrifft, stimmte Breuer Freud nicht zu, sondern betonte stattdessen eine vertikale Spaltung im bewussten Zustand. Verdrängung ist ein Prozess, bei dem eine ins Unbewusste verdrängte Erfahrung nicht mehr spontan erinnert werden kann; er lässt sich aber rückgängig machen, wenn das Hindernis, das diese Erfahrung zensiert hat, überwunden wurde. Dissoziation ist ein grundlegenderer Prozess, der sich nicht nur auf das Bewusstwerden bezieht, sondern auch den bewussten Zustand betrifft. Bei einer Dissoziation wird die Erinnerung an einen Missbrauch dissoziiert und hat, sobald sie auftaucht, die Qualität eines Traumes, wie wenn sie nicht zur Erfahrung des Subjekts gehören würde.

Unter einem bestimmten Gesichtspunkt können wir sagen, dass Breuers Vorschlag zur Konzeption der Dissoziation in den oneiroiden Zuständen der Hysterie genauer war (sekundärer Bewusstseinszustand, ein Begriff, den Breuer von Pierre Janet übernommen hat). In Freuds Modell der allgemeinen Funktionsweise des Unbewussten war Verdrängung seiner Meinung nach der wichtigste Abwehrmechanismus. Betrachten wir aber die Dynamik der schweren Psychopathologien, wie sie die hysterischen Patienten erleiden, die zu Freuds Zeiten zur Analyse kamen, müssen wir eingestehen, dass Breuers Vorschlag eher dem psychopathologischen Bild entsprach. Tatsächlich tritt eine Dissoziation auf, wenn eine Repräsentation nicht möglich ist: anders ausgedrückt, wenn das Angstniveau so hoch ist, dass die Angst dissoziiert werden muss. Ein Teil der Psyche selbst wird dissoziiert, eine traumatische Erinnerung, zu der dann kein Zugang mehr möglich ist. Dissoziation gilt als die spezifische Folge eines unerträglichen Traumas.

Der Beitrag der Neurowissenschaften

Neurowissenschaftler haben dazu beigetragen, dass wir besser verstehen können, wie traumatische Erinnerungen abgespalten werden. Wie bereits erwähnt, sagen sie uns, dass der Mensch über zwei verschiedene Formen der Erinnerung verfügt, die parallel funktionieren: das *explizite* oder *deklarative* Gedächtnis und das *implizite* oder *prozedurale* Gedächtnis.

Zur Verdeutlichung: Ein Beispiel für das explizite Gedächtnis ist die Erinnerung an den Ort, an dem eine Person geheiratet hat. Das prozedurale Gedächtnis entspricht hingegen einer erworbenen Fähigkeit, wie z.B. dem Fahrradfahren, oder einem automatisierten Verhalten, wie z.B. der unmittelbaren Reaktion auf einen Schock. Das deklarative Gedächtnis ist durchlässig und erlaubt das Abrufen eines Ereignisses durch Willenskraft, während das prozedurale Gedächtnis nicht durchlässig ist. Der Unterschied zwischen explizitem und implizitem Gedächtnis wurde bei der Beobachtung eines Patienten festgestellt, der an einer schweren Form von Epilepsie litt: Große Teile der Parietallappen des Patienten waren entfernt worden. Nach der Operation verlor der Patient seine Fähigkeit, sich an die Vergangenheit zu erinnern. Er war aber, obwohl er überhaupt keine Ereignisse mehr präzise wiedergeben konnte, in der Lage, neue motorische Fähigkeiten zu erwerben, auch wenn er sich nicht erinnern konnte, wann und wie er sie erlernt hatte (Scoville & Millner, 1957).

Die beiden Formen der Erinnerung beruhen auf zwei verschiedenen zerebralen Systemen, die sich sowohl aus entwicklungsgeschichtlicher als auch aus anatomischer Sicht unterscheiden. Das explizite Gedächtnis hängt von der Funktionsweise des Hippocampus ab, dessen bilaterale Zerstörung dazu führt, dass die Möglichkeit verloren geht, sich an ein Ereignis zu erinnern. Emotionen hingegen, insbesondere Angst und Furcht, sind in der Amygdala[2] verankert.

2 Der Hippocampus besteht aus einer Reihe von Neuronen, die sich bilateral in der Tiefe des Parietallappens befinden. Die Amygdala ist ein kleines kugelförmiges Gebilde, das im

Das implizite Gedächtnis hängt von den Basalganglien und dem Kleinhirn ab (Levin, 2009).

Diese neurophysiologische Strukturierung des Gedächtnisses ermöglicht uns zu verstehen, welche Auswirkung ein traumatisches Ereignis hat.

Traumatische Erinnerungen werden vom Gehirn auf andere Weise kodiert als alltägliche Erinnerungen. LeDoux (1996) geht davon aus, dass durch die Erregung der Amygdala-Funktion sich Erinnerungen an die Angst in der Psyche einprägen. Die Amygdala ist tatsächlich Teil des primitiven Kreislaufs der Angst, der wenig Verbindung zum kortikalen Kreislauf hat, in dem die komplexeren Funktionen der Integration und Differenzierung psychischer Erfahrungen stattfinden. Die Amygdala speichert das Trauma, das in den primitiven Kreislauf eingebunden bleibt, wo es nicht transformiert werden kann.

Dafür, dass die Erinnerung an ein Ereignis (für die der Hippocampus zuständig ist) von dessen emotionaler Erinnerung (die in der Amygdala gespeichert ist) abgekoppelt wird, haben einige Neurowissenschaftler folgende Erklärung (Jakobs & Nadel, 1985): Während eines traumatischen Ereignisses wird ein Überschuss an Hydrocortison produziert, der die Funktion des Hippocampus zunichtemacht und dadurch die Rolle, die die Amygdala spielt, vergrößert. Folglich ist die bewusste Erinnerung schwach ausgeprägt bzw. gar nicht vorhanden, während die emotionale Erinnerung an das traumatische Ereignis äußerst lebendig bleibt und angesichts eines mit dem Trauma verbundenen Reizes reaktiviert wird.

Wer beispielsweise ein Eisenbahnunglück überlebt hat, könnte jedes Mal Panikattacken bekommen, wenn er vor seinem Fenster Nebel sieht. Dies liegt daran, dass er unbewusst Nebel mit den Rauchschwaden in Verbindung bringt, die sich während des Unglücks bildeten.

Sexueller Missbrauch

Die Theoriebildung zum Thema Trauma und dissoziativer Zustand ist eine Wiederentdeckung der Psychoanalyse neueren Datums. Das Konzept der Dissoziation tauchte wieder auf, als eine Reihe schwerwiegender psychopathologischer Zustände (von Kriegsveteranen mit posttraumatischen Syndromen und Opfern sexuellen Missbrauchs) untersucht wurde.

Mittelteil des Temporallappens liegt. LeDoux (1996) beschreibt, wie die Amygdala den primitiven Kreislauf der Angst koordiniert und aktiviert (siehe auch »Panikattacken« in Kapitel 10).

Aus der Sicht moderner Psychoanalytiker seit Bion stellt Verdrängung nicht nur eine Abwehr, sondern auch einen Mechanismus dar, der eine durchlebte Erfahrung unbewusst werden lässt. Ohne Verdrängung würden emotionale Inhalte unbewusst bleiben und könnten niemals geträumt oder in Gedanken transformiert werden.

Eine Dissoziation hingegen findet statt, wenn die Verdrängung nicht mehr ausreicht, d. h., wenn das Ausmaß der Angst so groß ist, dass das Ereignis dissoziiert werden muss. Das Dissoziierte wird Bestandteil der Psyche, der traumatischen Erinnerung, die nicht mehr zugänglich ist.

Ich möchte auf Folgendes hinweisen: Ein Konzept, welches dem der Verdrängung sehr ähnelt, wurde von Freud in seinen späteren Arbeiten vorgelegt, als er von Verleugnung sprach; anders ausgedrückt, es handelt sich um einen Vorgang, bei dem die Wahrnehmung der Realität nicht anerkannt wird. Aber in diesem Zusammenhang sprechen wir von Spaltung und nicht von Dissoziation. In Bezug auf Spaltung und Projektion beschrieb Melanie Klein einen analogen Prozess, der zu den normalen Abwehrmechanismen gehört. Er nimmt aber pathologische Formen an, sobald er im Übermaß stattfindet. Ich möchte an die bahnbrechenden Forschungen von Selma Fraiberg (1982) erinnern, die die pathologischen dissoziativen Abwehrstrategien in der frühen Kindheit hervorhob, sowie an ihre Arbeit über »Gespenster im Kinderzimmer«, in der sie auf die intergenerationelle Weitergabe von Traumata hinweist.

Ich möchte auch Bowlbys Bindungstheorie und die jüngsten Studien über desorganisierte Bindung erwähnen, in der Kinder in tranceartige oder selbsthypnotische Zustände fallen.

Seit etwa einem Jahrzehnt, vor allem dank der Beiträge nordamerikanischer Autoren, wurde die Frage der traumatischen Erinnerungen erneut in den Vordergrund gerückt, insbesondere die Erinnerungen an emotionale Traumata; sie entstehen, wenn ein Liebesobjekt, zum Beispiel ein Elternteil, sein Kind als Sexualobjekt benutzt.

Yovell (2000) beschreibt, wie in der Therapie einer Patientin die emotionale Erinnerung an ein traumatisches Erlebnis auftauchte; sie war im Alter von nur vier Jahren regelmäßig von einem jungen Freund der Familie missbraucht worden. Neben Essstörungen und ständigen Depressionen hatte Tara (so der Name der jungen Patientin) eine emotionale Hemmung entwickelt, die sie davon abhielt, eine bedeutungsvolle Beziehung mit einem Mann einzugehen. Während der Therapie war sie offener für Beziehungen geworden und hatte jemanden getroffen, den sie mochte.

* * *

Nachdem sie mit dieser Person bei sich zu Hause einen Abend verbracht hatte – im Laufe dessen eine immer intimere Situation entstanden war –, kam Tara am nächsten

Tag sehr deprimiert und ängstlich in die Sitzung und sagte, sie hätte, sobald dieser junge Mann gegangen sei, das dringende Bedürfnis verspürt, ins Badezimmer zu laufen und sich zu waschen. Außerdem hätte sie sich mit Essen vollstopfen müssen, was seit Monaten nicht mehr geschehen sei.

Sie hätte einen schrecklichen Traum gehabt, der sie aufgeweckt und daran gehindert hätte, wieder einzuschlafen. In dem Traum *sah sie sich selbst als Kind, das mit ihren Spielkameraden im Garten spielte. Zu einem bestimmten Zeitpunkt erschien eine riesige Schlange im Gras: Zunächst war sie freundlich und sehr bunt, sie glitt fröhlich zwischen den Beinen der jungen Mädchen hindurch. Dann begann die Schlange, sich eng um Tara zu winden, bis sie zu ersticken drohte. Verängstigt schaute sie sich um und sah, dass alle ihre Freundinnen tot waren. Im zweiten Teil ihres Traums ging Tara auf das Haus zu und in die Küche, wo sie von hinten kurz ihre Mutter sah, die verzweifelt versuchte, die Schlange in Stücke zu hacken und sie so verschwinden zu lassen. Ihre Mutter bemerkte das kleine Mädchen und starrte sie hasserfüllt an, als ob sie ein Geheimnis aufgedeckt hätte.*

* * *

Als Yovell zuhörte, wie sie den Traum erzählte, vermutete er, dass der Austausch von Intimitäten mit ihrem Freund in der Nacht zuvor (sie hatten sich leidenschaftlich geküsst) die dissoziative Erinnerung an einen Missbrauch ausgelöst hatte. Deshalb hatte Tara schreckliche Angst und Schuld empfunden, als der junge Mann nach Hause gegangen war. Als sie einige Zeit später mit ihrem Bruder darüber sprach, stellte Tara fest, dass sie in ihrer Kindheit von einem Nachbarn, der mit ihnen spielte, missbraucht worden war, aber dass die Familie beschlossen hatte, mit ihr darüber nicht zu sprechen. Der Traum hatte in Tara das ursprüngliche Trauma wieder erwachen lassen, sich einem alles umhüllenden und durchdringenden Schlangenpenis unterwerfen zu müssen. Der folgende Hinweis ist wichtig: Durch den Traum wurde ihr auch bewusst, dass ihre Mutter von dem Missbrauch wusste, den sie (ihre Mutter) weiterhin geheim hielt.

Ein traumatischer Angstzustand, der auf ein allein ertragenes Erlebnis von Ohnmacht und Schrecken zurückgeht, kann nicht *gedacht* und muss geleugnet werden. Es bleibt aber in der dissoziierten Erinnerung lebendig und kann nicht vergessen werden. Damit ein Ereignis vergessen werden kann, muss es von unserer Psyche durcharbeitbar, verwandelbar und verdaubar gemacht werden. Nur, was *verdaut* werden kann, kann vergessen werden – wie Träume, die der Integration unserer Gedanken dienen und dann vergessen werden.

Pathogene Auswirkungen, die ähnliche Merkmale aufweisen

Wie der obige Fall von Tara zeigt, stehen bei Arbeiten über sexuellen Missbrauch in der Regel die Abwehrkräfte im Vordergrund, die zu einer Dissoziation des Traumas von dem bewussten Zustand führen. Psychopathologische Strukturen, die sich als Folge sexuellen Missbrauchs entwickeln, werden allerdings weniger häufig beschrieben.

Ich erinnere mich an eine Patientin, die von ihrem Vater missbraucht wurde. Wann immer es eine Krise in der analytischen Beziehung gab, geriet sie in sexuell promiskuitive Situationen oder psychisch erregte Zustände, die häufig in Träumen beschrieben wurden. Auf diese Weise schien die Patientin die schwierige Beziehung zu ihrer Mutter zu wiederholen, von der sie sich in der Kindheit distanziert hatte, um erotisch mit ihrem Vater zu verschmelzen. Diese Vorliebe für ihren Vater führte zu einem endgültigen Bruch mit der Mutterfigur und hatte den Narzissmus des Kindes verstärkt.

Kinder, die von psychotischen Müttern missbraucht werden, neigen dazu, den Analytiker während der Therapie sexuell ganz offen zu verführen. Dies würde Freuds frühe Hypothese bestätigen, dass sexueller Missbrauch im Kind eine unbewusste Erregung sexueller Natur auslösen kann.

Abraham (1973 [1907]) beschrieb als erster den Prozess der Sexualisierung, der sich aus einem sexuellen Trauma ergeben kann. Er stellte fest, dass sexueller Missbrauch häufiger bei kranken, hysterischen oder psychotischen Menschen vorkommt. Abraham ging davon aus, dass einige Kinder frühzeitig lustvolle sexuelle Erlebnisse haben und sich deshalb mit erwachsenen Personen, die sie missbrauchen, verbünden können, ohne sich allzu sehr gegen sie zu wehren. Die verfrühte Begegnung mit Sexualität deutet darauf hin, dass bereits Störfaktoren in der Entwicklung wirksam sind. Abraham schlug deshalb eine umgekehrte Reihenfolge vor, bei welcher der sexuelle Rückzug dem Trauma vorausgeht und es begünstigt. Ein Trauma wäre dann nicht das *Primum movens* einer psychopathologischen Entwicklung, sondern das Symptom einer bereits abnormalen Situation. Bei der Entstehung einer Hysterie oder Psychose spielt für Abraham das sexuelle Trauma des Kindes keine ätiologische Rolle, stattdessen gibt es allerdings bereits in der Kindheit Hinweise auf eine Veranlagung für eine nachfolgende Neurose oder Psychose.

Kapitel 3
Das Trauma in der Primärbeziehung

»Der Gedanke des Traumas impliziert die Berücksichtigung externer Faktoren; *mit anderen Worten: Wir haben es mit Abhängigkeit zu tun. Trauma ist eine Störung in Bezug auf Abhängigkeit.«*
(Donald W. Winnicott, 1989, S. 145; Übersetzung E. K.)

Die Lebensgeschichten schwieriger Patienten sind verflochten mit traumatischen Kindheitserlebnissen, die wir in unserer analytischen Arbeit nicht außer Acht lassen dürfen. Denn ein traumatisches Ereignis taucht nicht nur in ihren Ängsten und in der Übertragung, sondern auch in ihren Träumen immer wieder auf. Der Analytiker muss deshalb die emotionalen Störfaktoren der Umwelt im Auge behalten, damit er für jede einzelne Lebensgeschichte ein geeignetes emotionales Setting vorbereiten kann. Die direkten Auswirkungen eines traumatischen Erlebnisses und vor allem seine indirekte Wirkung – mit anderen Worten, die Summe der individuellen Reaktionen in Form von psychopathologischen Strukturen, die durch das Trauma ausgelöst wurden – bestimmen das klinische Problem.

In *Die endliche und die unendliche Analyse* (1937c) stellt Freud fest: Selbst nach Abschluss einer erfolgreichen Analyse lässt es sich nicht verhindern, dass eventuelle Rückschläge erneut auftreten und eine unendliche Analyse erforderlich ist, damit ein Patient alle Situationen, die er im Laufe seines Lebens erleben wird, zufriedenstellend bewältigen kann.

Wie also kann der Analytiker dem Patienten helfen, seinem vorherbestimmten Schicksal zu entkommen?

Wenn wir während der Behandlung dem Patienten nur unser Wissen zur Verfügung stellen, spielen wir lediglich die Rolle des Chors in der griechischen Tragödie. Der Chor kennt die ganze Geschichte, beschränkt sich aber darauf, über die Ereignisse zu berichten und zu kommentieren, was mit dem Protagonisten geschieht, der trotz allem seinem Schicksal entgegeneilt. Die Tragödie des Patienten wird durchgespielt, ohne dass der Chor versucht, auf die Ereignisse Einfluss zu nehmen (Brenman, 2002).

Vergangene Tragödien

Bollas macht eine interessante Unterscheidung zwischen *Schicksal* und *Fatum*. Das Wort *Schicksal* verweist auf den möglichen Verlauf der Ereignisse im Leben eines Menschen, es entspricht seiner spezifischen Natur oder seinen einzigartigen Besonderheiten (die der Autor als *Idiom* bezeichnet): ein unbewusstes Vorverständnis, das jeder Mensch in sich trägt und das ihn dazu drängt, sein kreatives Potenzial zu verwirklichen. *Fatum* dagegen bedeutet, dass der Mensch nicht frei und sich selbst gegenüber treu ist, sondern eingeengt in die Ereignisse des Lebens und der Lebensgeschichte. Ein Mensch kann sein Schicksal selbst gestalten, wenn er vom Glück begünstigt, entschlossen und aggressiv genug ist. Für Bollas hängt dies von den Handlungen und Impulsen des einzelnen Menschen ab, während das Fatum durch die von den Orakeln verkündeten Worte der Götter dem Menschen offenbart wird (wie bei Ödipus).

Sich keine Vorstellung von der Zukunft machen zu können, stellt eine besondere Art des Verlusts dar. Dieser führt dazu, dass der Einzelne in endlosen Wiederholungen verhaftet bleibt, derer er sich überhaupt nicht bewusst ist. Wer zur Analyse kommt, kann als ein Mensch beschrieben werden, der vom Fatum heimgesucht wurde und keinen Sinn in seiner eigenen Zukunft sieht; es ist dieses spezifische Element, das seine Angst schürt.

Unabhängig davon, ob wir uns für eine Traumatheorie oder eine intrapsychische Theorie entscheiden, um das Leiden unseres Analysanden besser zu verstehen, sollten wir uns alle meines Erachtens darin einig sein: Die Tragödie jedes einzelnen Patienten, dem wir begegnen und dem wir helfen möchten, hat sich bereits ereignet. In der Vergangenheit wurde bereits die Grundlage dafür geschaffen, dass sich das uralte Schicksal wiederholen kann, und deshalb können wir – ungeachtet unserer ausgezeichneten Theorien und unserer fundierten klinischen Erfahrung – immer in die Rolle des griechischen Chors zurückfallen. Wir müssen eine einseitige Sicht auf die Kindheit vermeiden und alle Variablen, die die Entwicklung behindern, im Auge behalten. Diese sind nicht nur durch möglicherweise unzureichende oder verzerrte Reaktionen der Primärobjekte festgelegt, sondern auch durch die subjektive Neigung des Kindes, Abwehrmechanismen oder psychopathologische Strukturen zu schaffen, die mit der Zeit an Bedeutung gewinnen.

Das Trauma in der Primärbeziehung

In seinem klassischen Aufsatz »Die tote Mutter« (2001), in dem er die Auswirkungen einer mütterlichen Depression auf das Kind analysiert, veranschaulicht Green auf sehr eindrucksvolle Weise das emotionale Trauma. Er kommt zu dem Schluss, dass selbst wenn die Mutter physisch anwesend ist, ihre mentale Abwesenheit eine psychische Katastrophe für das Kind bedeutet.

In diesen Fällen identifiziert sich das Kind häufig mit der Mutter und bildet – als Folge des massiven und radikalen mütterlichen Rückzugs – an der Stelle des abwesenden Objekts ein psychisches Loch. Auf den Verlust der Liebe folgt der Verlust der Bedeutung: Ein Empfinden für das eigene Selbst entwickelt sich tatsächlich nur dann, wenn es von mütterlicher Empathie genährt wird. Folgt man dem Gedankengang Greens, so besteht eine enge Verbindung zwischen individuellen traumatischen Erfahrungen im Kindesalter und der Entwicklung psychopathologischer Symptome im Erwachsenenalter.

Modell (1999) unterscheidet zwischen einem einzelnen traumatischen Erlebnis (wie es beispielsweise von Freud in dem Fall des Wolfmanns beschrieben wurde) und der Anhäufung emotionaler Erfahrungen, die sich aus einem ständigen Mangel an mütterlicher Anteilnahme ergeben. Sein Hinweis: Die Säuglingsforschung hat bestätigt, dass die emotionale Reaktion von Säuglingen depressiver Mütter bereits im Alter von zehn Monaten anders organisiert ist als die von Säuglingen normaler Mütter (Beebe et al., 1997; Tronick, 1989). Modell hebt die spezifischen Charakteristika der individuellen Entwicklung hervor (selbst das Gehirn homozygoter Zwillinge unterscheidet sich sowohl in struktureller als auch in funktioneller Hinsicht). Er ist der Ansicht, dass zahllose, entscheidende Elemente zu den psychopathologischen Folgen eines Entwicklungsprozesses beitragen und dass ein selektiver Faktor die Wirkung eines spezifischen Umwelttraumas determiniert. So wird zum Beispiel die überschwängliche Natur eines Kindes oder die Bereitschaft eines mütterlichen Stellvertreters, sich um das Kind zu kümmern, seine Reaktion auf ein Trauma entscheidend beeinflussen.

Unter *emotionalem Trauma oder Trauma in der Primärbeziehung* verstehe ich die Gesamtheit der verzerrten Reaktionen eines Kindes, die seine Entwicklung in einem psychopathologischen Sinn konditionieren können. Klinische Erfahrungen bestätigen die traumatische Wirkung früher Verzerrungen der *emotionalen Verständigung* zwischen der elterlichen und kindlichen Psyche. Worum es bei schwierigen Patienten geht, ist nicht so sehr die emotionale Abwesenheit, sondern das Eindringen des kranken Über-Ichs oder der verzerrten Anteile des Primärobjekts (Williams, 2004). Deshalb haben wir es mit einem verinnerlichten Objekt zu tun, das sich so verhält, als sei es Teil des Patienten; bei komplexeren Pathologien wirken sich diese Introjektionen negativ auf den Patienten aus, manchmal verführen sie ihn, manchmal schüchtern sie ihn ein, aber jedes Mal verwirren sie ihn.

Williams glaubt, dass ein pathologisches Elternteil in die Seele des Kindes eindringen kann, um heftig erregte oder offensichtlich kranke Persönlichkeitsanteile loszuwerden, die es nicht in sich tragen kann. In diesem Fall wird das Kind zum Container für die kranken Anteile und verliert jede Vorstellung von sich als einer getrennten Person. Sobald die Identifikation mit dem kranken Elternteil erfolgt ist, spürt der Patient das invasive Objekt in sich und glaubt gleichzeitig, dass fremde und unverständliche Objekte eingedrungen sind – als wenn der Patient einen heftig erregten oder psychotischen elterlichen Anteil, der als Teil des Selbst wahrgenommen wird, in sich aufnimmt und sich mit ihm identifiziert, was gleichzeitig Verwirrung zwischen dem Selbst und dem Anderen stiftet. Der folgende klinische Fall scheint mir hierfür sehr zutreffend zu sein:

> Laura ist dreiundzwanzig Jahre alt, hat ihren Schulabschluss gemacht, lebt zu Hause, bestreitet ihren Lebensunterhalt aber selbst, indem sie als Teilzeitjob in einem Hotel arbeitet.[3]
>
> Sie kommt sehr spät zu unserem ersten Treffen, da sie die korrekte Uhrzeit des vereinbarten Termins viel zu spät realisiert hatte. Sie scheint sehr ängstlich und verwirrt zu sein. Sie weiß nicht, wo sie anfangen soll, aber nach einigem Zögern beginnt sie, über die Beziehung zu ihrem Vater zu sprechen, die ihr sehr unangenehm ist und die sie als »inzestuös« bezeichnet. Nur er und ihre Großmutter väterlicherseits hatten bei ihrer Erziehung etwas zu sagen, während ihre Mutter scheinbar distanziert und eine Randfigur war. Ihr Vater, inzwischen Rentner und starker Alkoholiker, nimmt sie gerne mit, wenn er ausgeht. Dabei schließt er ihre Mutter aus, die er – in seinen Worten – gerne mit zwei Frauen von zwanzig Jahren ausgetauscht hätte, als sie vierzig Jahre alt war.
>
> Laura sagt, sie hätte ziemliche Probleme mit Alkohol: Sie trinkt etwas zu viel Wein und nachts Spirituosen, die ihr beim Einschlafen helfen sollen. Zu Hause ist es oft ihr Vater, der sie zum Trinken ermutigt und sich ein bisschen wie ein Dealer gegenüber einem Süchtigen, der aufhören will, verhält. Sie hat keine stabile emotionale Beziehung. Sie reagiert jederzeit auf jeden, der an einem sexuellen Seitensprung mit ihr interessiert zu sein scheint, aber diese Beziehungen führen nie irgendwo hin. Tatsächlich weiß sie nicht wirklich, ob sie Frauen Männern vorzieht.

3 Ich habe diesen Fall mit Dr. Giorgio Mattana besprochen.

Ihr emotionaler Bereich scheint durch die Anwesenheit ihres Vaters sehr gestört gewesen zu sein und ist es immer noch. Laura sagt, er habe sie immer kritisiert, während er sich gleichzeitig ständig einmischte: »Noch neulich fragte er mich abends, ob ich mit ihm zum Rauchen und Plaudern ausgehen wolle, aber jetzt frage ich mich, warum um alles in der Welt ist es bei all der Zeit, die wir zum Plaudern haben, notwendig, dass immer diese Situationen zu zweit entstehen müssen. Zu Hause bin ich angespannt; ich ertrage es nicht, dass er mich ständig provoziert, mich küsst, mich kneift, mir mit den Händen durchs Haar fährt oder meine Ohren berührt, um mir seine Zuneigung zu zeigen. Wenn ich ihn wegstoße, ist er verletzt und ich fühle mich schuldig.«

Laura beginnt die Analyse mit drei Sitzungen pro Woche und zeigt von Anfang an eine starke Bindung an den Analytiker.

Während der ersten drei Monate beschreibt sie häufig ein verwirrendes existenzielles Bild, dem jegliche Bedeutung fehlt: Sie sucht eine neue Arbeit, ist voller Angst und hat wenig Erfolg; sie versucht, ein wenig Ordnung in ihr Leben zu bringen, wiederum ohne Erfolg; extrem verwirrte Momente tauchen in ihrem Gefühlsleben auf; um ihren Ängsten und den väterlichen Übergriffen zu entfliehen, geht sie aus und trifft sich mit einigen Bekannten, mit denen sie im Bett landet.

Was wichtig ist: Sie versucht, ein verwirrendes inneres Objekt, das mit der Erfahrung mit ihrem Vater zusammenhängt, in die Analyse einzubringen – damit sie der Macht, die dieses Objekt über sie hat, entkommen kann. Dieses innere Objekt hat zwei Gesichter: Das eine ist erniedrigend, das andere erregend.

Im Anschluss an die ersten Weihnachtsferien taucht in einem Traum, den sie kurz nach der Wiederaufnahme der Sitzungen hat, ein kritischer Punkt auf: »Ich musste zur Sitzung kommen, wusste aber, dass ich mich verspätet hatte, deshalb bat ich meinen Vater, mich nach Mailand zu bringen. Während wir hierherfuhren, schrie er mich immer wieder an, weil ich alles vergesse. Ich schaute auf meine Uhr und sah, dass die Zeit fast vorbei war, deshalb sagte ich, ich wolle nur noch für die letzten fünf Minuten kommen, um zu erklären, wie dumm ich bin, aber mir wurde plötzlich klar, dass ich mich auch im Tag geirrt hatte.«

Ein zweiter Traum macht den erregenden und gefährlichen Aspekt des invasiven väterlichen Objekts deutlich: »Ich hatte heute Nacht einen Alptraum. Als ich nach Hause zurückkam, kam mein Vater auf mich zu und begann mit seinen üblichen Liebkosungen, aber ich war weniger verkrampft als sonst und machte ihm klar, dass sie mich störten. Die üblichen Dinge, seine Hände in meinen Haaren und Ohren, Küsse auf meinen Nacken und so weiter. Dann ging ich ins Bett und hatte folgenden Traum: Ich lag im Bett, und das Bett war in der Position, in der es sich befand, als ich mit einem offenen Auge schlief, bis zu dem Zeitpunkt, als ich eine Art Zusammenbruch hatte, ohnmächtig wurde und meine Eltern mich ins Krankenhaus bringen wollten. Dort war mein Vater, er berührte mich mit größerem Verlangen als in Wirklichkeit und nannte mich Ariel. Ich wollte schreien, aber ich beruhigte mich wieder und sagte mir, ich solle es nicht tun, da es nur ein Traum sei, und so wachte ich auf, aber es dauerte ziemlich lange, bis ich genau wusste, wo ich war, und bis ich die Position des Bettes verstand…« Die Patientin assoziiert die Zeit, in der sie nicht schlafen konnte, extrem ängstlich war und vielleicht sogar verfolgt wurde, sodass sie eine psychiatrische Einweisung riskierte. Ihre Angst scheint auch mit dem Eindringen dieses erregenden väterlichen Objekts zusammenzuhängen, das ihre Psyche manipuliert, bis sie zu Ariel – einem reinen, engelsgleichen Geist – wird. Dieses Bild zeigt deutlich die Gefahr des Abgleitens in eine psychotische Transformation.

Ich habe den Fall vorgestellt, weil er meines Erachtens deutlich macht, wie die innere Welt der Patientin sich auf eine mögliche Veränderung als Folge eines unablässigen emotionalen Traumas einlässt. Laura war nicht in der Lage, Antikörper gegen das Trauma zu produzieren, stattdessen hat es sie in Besitz genommen. Ohne sich dessen bewusst zu sein, war sie Beute eines invasiven Objekts geworden, das sie verwirrte und erregte. Angesichts des äußerst verwirrenden Verhaltens ihres Vaters trifft es auch zu, dass Laura sich dieses invasive Objekt zu eigen gemacht hat (es ist ein Teil von ihr geworden) und es als eine Art Heilmittel betrachtete. In dem Traum, in dem Laura zutiefst verängstigt ist, wird uns die Erregung, die dieses Objekt hervorruft, als hoch pathogen vor Augen geführt. Zu diesem Zeitpunkt begann die Patientin, sich der tödlichen Wirkung des invasiven Objekts bewusst zu werden.

Aus klinischer Sicht glaube ich, dass bei der Behandlung neurotischer Patienten die Erfahrung eines emotionalen Traumas (als eine konstante Größe) in deren unbewusster Wahrnehmung präsent ist und deshalb im Laufe der analytischen Arbeit zum Vorschein kommen wird. In komplexen Fällen, wie beispielsweise bei Borderline-Störungen, beeinträchtigen schwierige kindlichen Erfahrungen das Persönlichkeitswachstum und fördern den Aufbau pathologischer Strukturen, die die Erinnerung an das traumatische Erlebnis zunichtemachen. In diesen Fällen ist ein komplizierterer Weg der Rekonstruktion erforderlich, weil die Verbindung zwischen der Psychopathologie und dem Trauma tiefer verborgen und folglich indirekter ist.

Die emotionale Geschichte

Die Überlegungen, die ich im Folgenden vorstelle, entstammen der Untersuchung äußerst komplexer und komplizierter Fragestellungen, deren Vereinfachung einen enormen Aufwand erfordert. Die Bedeutung, die wir dem emotionalen Trauma in der Primärbeziehung beimessen, hat direkte Auswirkungen auf die Art und Weise, wie wir unseren Patienten zuhören. Eine der Funktionen analytischen Zuhörens ist die Unterscheidung zwischen dem, was sich aus dem Kindheitstrauma entwickelt hat, und dem, was sich aus den psychopathologischen Strukturen ergibt. Die enge Verbindung zwischen emotionalem Trauma und psychopathologischer Entwicklung ermöglicht es uns in der Tat, das Ausmaß der Komplexität des therapeutischen Verlaufs eines jeden Patienten intuitiv zu erfassen.

Selbst wenn sich das emotionale Trauma auf die Strukturierung der Persönlichkeit ausgewirkt hat – indem es Ängste oder Entwicklungsblockaden verursacht sowie psychopathologische Strukturen und Objekte hervorbringt –, sind Teile der unbewussten Wahrnehmungsfunktionen immer noch vorhanden, sie zeigen Wirkung und der Analytiker muss seine Aufmerksamkeit auf sie richten.

Wie bereits erwähnt, drücken sich bei höherentwickelten (neurotischen) Patienten und denjenigen, die zu psychischer Repräsentation fähig sind, die Traumata der Primärbeziehung auch in Träumen aus, in denen der Analytiker anstelle des traumatischen Objekts der Vergangenheit vorkommen kann (Giustino, 2009). Dadurch, dass diese Träume offensichtlich eine Bedeutung in der Übertragungsbeziehung haben, beschreiben sie das Wesen der traumatischen Beziehung zum Objekt der Vergangenheit sehr gut.

Ein Beispiel für einen traumatischen Traum, dessen Bedeutung sich offensichtlich in der Übertragungsbeziehung ergab, brachte die etwas über vierzigjährige Rita in die Behandlung mit. Nach ihrer Rückkehr aus dem Urlaub sagte sie:

> »Ich habe von Ihnen geträumt, Herr Doktor. Ich kam zu der Sitzung, aber ihre Frau war mit Ihnen in Ihrem Behandlungszimmer. Ich sehe, wie Sie passiv auf der Couch liegen; Sie werden gerade von Ihrer Frau analysiert. Dann verschwinden Sie, und Ihre Frau sagt mir, dass sie meine Analytikerin sein wird. Nach kurzer Zeit schickt sie mich weg und sagt, sie wolle mit meinem Fall nichts zu tun haben. Ich verlasse bestürzt und verwirrt das Behandlungszimmer…«
>
> Rita sagt, dies sei ein seltsamer Traum, den sie mit nichts in Verbindung bringen könne. Sie weiß nicht, warum sie so von mir geträumt haben könnte. Im Traum wirkte ich wirklich verwirrt, passiv und von meiner Frau abhängig. Im Hinterkopf habe ich eine mögliche Erklärung, auch wenn Rita keine Assoziationen zu dem Traum hat. Sie weiß, dass meine Frau Analytikerin ist – aber dies ist nicht die richtige Stelle, um die Bedeutung ihres Traumes zu erschließen; ihre Kindheitsgeschichte hilft uns eher weiter.
>
> Vor zehn Jahren kam Rita nach Italien, zwei Jahre bevor sie die Analyse begann. Damals war sie deprimiert, desorientiert und voller Angst. Sie war von ei-

nem Land in Mitteleuropa aufgebrochen, hatte ihre Arbeitsstelle aufgegeben und war zunächst nach Frankreich gegangen – wo sie Verwandte hatte –, bevor sie nach Italien kam. Den ersten Teil ihrer Analyse hatte sie mit ihrer Heirat abgeschlossen, worüber sie sich sehr freute. Nach einer Unterbrechung von fast sechs Jahren beginnt sie jetzt einen neuen Abschnitt der Analyse, da sie Probleme in ihrer Ehe hat.

Rita hatte eine schwierige Kindheit und Jugendzeit. Ihre Familie war sehr arm, nur ihre Mutter hatte eine Arbeitsstelle, ihr alkoholkranker Vater war zu Hause. Die Person, für die im Traum der Analytiker steht, ist ihr alkoholkranker Vater aus der Kindheit. Die starke Person in der Familie war ihre Mutter (meine Frau). Irgendwann hatte ihre Mutter jedoch einen neuen Partner gefunden, Haus und Töchter verlassen, um mit ihm zusammenzuleben. Nach meiner Deutung der Vergangenheit erinnert sich die Patientin daran, dass sie oft am Haus ihrer Mutter und ihres neuen Freundes vorbeikam und dabei das Gefühl hatte, völlig vergessen worden zu sein. Die Mutter nahm die Patientin erst später zu sich, als sie ihre wirtschaftlichen Schwierigkeiten überwunden hatte.

Im Traum spielt sich eine Wiederholung des infantilen Traumas bis ins kleinste Detail ab, einschließlich des Verlassens durch die Mutter (meine Frau sagt, sie wollte nichts mehr mit ihr zu tun haben). Vielleicht kann man sagen, dass Rita durch die Unterbrechung der Analyse ihre Beziehung zum Analytiker als einem neuen Objekt verloren hatte, sodass die alten Objekte – ihre Eltern und all ihre Schwierigkeiten – wieder an die Oberfläche kamen.

Das emotionale Trauma in der Übertragung

Wenn der Patient nicht in der Lage ist, seine eigene Geschichte zu erzählen, wird häufig das Erlebnis des Traumas der Primärbeziehung, dessen er sich nicht bewusst ist, in der Übertragung offenkundig. Es war mir beispielsweise nicht gelungen, viel über eine etwas über dreißigjährige Frau namens Susanna zu verstehen. Bei unseren ersten Begegnungen war sie sehr angespannt, beinahe ausdruckslos; vielleicht versuchte sie eher zu verstehen, wer ich war, als etwas von sich mitzuteilen.

* * *

Susannas Analyse begann aufgrund von Zeit- und Geldproblemen mit zwei Sitzungen pro Woche, wobei sich Susanna verpflichtete, die Anzahl der Sitzungen so bald wie möglich zu erhöhen.

Dies wurde erst wieder zum Thema, als die Patientin mich nach den Osterferien beschuldigte, ich hätte sie gezwungen, ab einem zukünftigen Zeitpunkt drei Sitzungen pro Woche zu akzeptieren. Da ich mir sicher war, dass ich die Anzahl der Sitzungen nie wieder thematisiert hatte, glaubte ich, sie spreche von jemand anderem und nicht von mir. In einem Anflug von Fantasie dachte ich, sie würde mich an die Stelle ihres Vaters setzen, über den ich nur vage Informationen hatte.

Von diesem Zeitpunkt an wurde ein Teil der Analyse für die Bearbeitung der Beziehung zu ihrem Vater verwendet. Er war wirklich eine tyrannische Person, die sich das Recht angemaßt hatte (und dieses immer noch einforderte), ohne jegliche Rücksicht auf die persönlichen Wünsche seiner Tochter, über ihr Leben zu bestimmen. Es bedurfte viel Fantasie meinerseits, um intuitiv zu spüren, wie eine Beziehung zwischen meiner Patientin als Kind und einem solchen Elternteil ausgesehen hatte, wie unterwürfig sie sich gefühlt haben musste, um mit ihrem Vater zusammenleben zu können, um sich dann später von ihm zu distanzieren und in die Einsamkeit zu flüchten.

Ich verstand, dass Susanna als Kind in ihrer Entwicklung eingeschränkt gewesen war, da sie sich auch nicht auf ihre Mutter hatte verlassen konnte, die ebenfalls der Willkür ihres Mannes völlig ausgesetzt gewesen war. Erst später konnten wir in der Analyse auf einige spezifische Probleme der Patientin eingehen, wie z.B. ihre wütende Reaktion auf Frustration oder ihre Neigung, fernab von jedem echten menschlichen Kontakt zu leben. Susanna schien ständig auf der Suche nach der Befriedigung ihrer Bedürfnisse (tatsächlich war sie in ihren frühen Jahren einer Großmutter anvertraut worden, deren bevorzugtes Objekt sie gewesen war); wenn sie keine Befriedigung finden konnte, schlüpfte sie leicht in die Rolle des Opfers (wie es bei mir geschehen war, als ich von den Osterferien zurückkehrte).

Obwohl die Erlebnisse mit ihrem Vater wirklich traumatisch waren, war ihre Reaktion gewesen, sich masochistisch an das traumatische Objekt zu binden. In der Übertragung reagierte sie in mehreren Situationen mit Aggression und Selbstmitleid, zum Beispiel, als ich sie darum bitten musste, den Termin einer Sitzung zu verschieben. Auf meine Bitte reagierte sie heftig und beschuldigte mich, überheblich zu sein und sie traumatisieren zu wollen.

* * *

Die pathologische Reaktion des Primärobjekts wird oft von den allerersten Phasen des analytischen Prozesses an reproduziert und auf die Person des Analytikers projiziert. Wenn der Analytiker es versteht, die Geschichte der emotionalen Entwicklung des Patienten in sich aufzunehmen und sie wertzuschätzen, wird die pathogene

Wechselbeziehung zu dem Primärobjekt, die in der Analyse unmittelbar ans Tageslicht kommt, bei ihm eine angemessene Reaktion hervorrufen.

Ich möchte darauf hinweisen, dass sich meine analytische Haltung im Fall der obigen Patientin nicht darauf beschränkte, die Übertragung nur zu deuten (»Sie nehmen mich so wahr, wie Sie Ihren Vater wahrgenommen haben, als...«), sondern dass ich eine aktivere Rolle einnahm: Ich deutete die Verwirrung (und Projektion) zwischen mir und ihrem herrschsüchtigen Vater und bemühte mich auch, ihr meine intuitiven Wahrnehmungen über die emotionalen Ereignisse ihrer Kindheit mitzuteilen, bevor sie selbst dazu in der Lage war.

Diese Vorgehensweise ist Teil meiner Methode und ich bemühe mich, sie so bald wie möglich anzuwenden; meines Erachtens hilft es dem Patienten, zwischen dem *Analytiker-Objekt der Vergangenheit* und dem *Analytiker, der zum Verständnis der Vergangenheit beiträgt*, zu unterscheiden. Die Deutung der Übertragung trägt in diesem Fall dazu bei, die Figur des Analytikers als einem neuen möglichen Objekt von den Erlebnissen mit den verinnerlichten Objekten der Vergangenheit zu befreien.

Meine Auffassung unterscheidet sich von der anderer Kollegen (darunter Betty Joseph, 1985). Sie halten es nicht für sinnvoll, die Geschichte der Kindheit zu rekonstruieren, bevor die Analyse weit fortgeschritten ist. Josephs Position entspringt folgender Befürchtung: Wenn die Vergangenheit zu früh rekonstruiert wird, könne die Gefahr bestehen, dass der Patient auf einer intellektuellen Ebene über die emotionale Realität spricht, anstatt sie in der Übertragungsbeziehung mit dem Analytiker zu erleben.

Andere postkleinianische Autorinnen und Autoren, zum Beispiel Segal (1991), teilen diese Auffassung nicht und glauben auch nicht, dass die Deutungen der Vergangenheit weit von denen abweichen, die sich auf die Beziehung zwischen Analysand und Analytiker konzentrieren. Rosenfeld (1987) hält Deutungen, die auf Rekonstruktionen beruhen, für wesentliche Bestandteile der Übertragungsgeschehens, die jedes Mal, wenn sie in Erscheinung treten, eine Bedeutung haben müssen. Im Falle von Patienten, die ein Trauma erlitten haben, vertritt Rosenfeld außerdem die Meinung, dass der Analytiker sich gleich von Anfang an zu einer gemeinsamen Klärung der vergangenen Ereignisse mit all ihren positiven Auswirkungen und Verkettungen verpflichten sollte. In vielen Fällen verblüfft die außergewöhnliche Besonderheit eines Traumas tatsächlich nicht so sehr, sondern vielmehr das Fehlen eines menschlichen Umfelds, das in der Lage ist, seine Auswirkungen zu teilen, für sie eine Container-Funktion zu übernehmen und sie schließlich zu transformieren.

Im Verlauf des analytischen Prozesses sollte die Rekonstruktion darin bestehen, die Erinnerung bewusst zu machen und sie auch innerlich gemeinsam nachzuvollziehen, da die emotionale Beteiligung des Analytikers einen unverzichtbaren

Bestandteil der Transformation darstellt. In diesen Fällen wird das Trauma nicht in die Übertragung zurückprojiziert (es sei denn der Analytiker eignet sich für grobe Verzerrungen), sondern wird in der Beziehung erneut durchlebt und transformiert. Der Analytiker soll deshalb als Objekt dienen, das bei dem traumatischen Erlebnis in der Vergangenheit nicht vorhanden war.

Ich bin außerdem der Meinung, dass der Analytiker – was die Rekonstruktion betrifft – frühzeitig Hypothesen formulieren muss, auch wenn er sie dem Patienten nur dann mitteilen kann, wenn dieser sie verstehen kann. Der Analytiker muss meines Erachtens abschätzen, wann hierfür der beste Zeitpunkt ist. Dabei muss er die Persönlichkeit des Patienten berücksichtigen und den Nutzen, den dieser daraus ziehen kann – all diese Bestandteile der Analyse sind unabhängig von deren Länge und unterscheiden sich von Fall zu Fall.

Aber lässt sich wirklich in jedem Fall die Vergangenheit wiederherstellen?

Ich denke, wir können die Frage mit Ja beantworten – dies ist möglich, vorausgesetzt, der Patient verfügt über ein Unbewusstes, das zu emotionalem Denken und assoziativem Erinnern in der Lage ist. Bei neurotischen Patienten ist diese Funktion weitgehend aktiv, bei Borderline-Patienten und psychotischen Patienten ist sie jedoch stark eingeschränkt oder möglicherweise gar nicht vorhanden. In diesen Fällen kann man zu Beginn einer Therapie Rekonstruktionen der Vergangenheit erleben, die überhaupt keinen Bezug zur Realität haben; die Wahrheit kann erst in einem fortgeschrittenen Stadium zutage treten, wenn der Patient zu größerer emotionaler Einsicht fähig ist.

So bat ich zum Beispiel einen meiner jungen Patienten, der nach einer psychotischen Episode in die Analyse gekommen war, um Informationen über seine Kindheit und seine Eltern. Er sagte, er hätte eine glückliche Kindheit und ein wunderbares Verhältnis zu seinen Eltern gehabt; er konnte sich tatsächlich an keine einzige Situation erinnern, in der er getadelt oder bestraft worden war. Erst später in der Analyse, als sich seine Fähigkeit zu emotionalem Verstehen entwickelte, wurde ihm klar, dass er einen positiven Eindruck von seinen Eltern hatte, weil sie emotional abwesend waren.

Tatsächlich war der Patient völlig auf sich selbst gestellt und hatte gelernt, sich in eine fantastische, megalomanische Welt zurückzuziehen. Er wurde von seinen Eltern völlig vernachlässigt, was in der Folge zu seiner psychotischen Entwicklung führte.

Pathologische Folgen des Traumas

Im Bereich der komplexeren psychischen Störungen ist es wichtig, die pathologischen Strukturen, die durch ein vorzeitiges Eindringen der Primärobjekte entstanden sind, von jenen zu unterscheiden, an deren Konstruktion der Patient aktiv beteiligt war. Nicht wirkliches, traumatisches Leiden drängt sich in einigen Fällen in den Vordergrund, sondern das Fehlen jeglicher psychischer Struktur in der frühen Kindheit.

Wenn das Kind in einer Welt ohne jegliche emotionale Reaktion seiner Eltern aufwächst, kann es keine Repräsentationen entwickeln, die die Grundlagen für die Entwicklung seines Realitätsempfindens bilden. Manchmal fördert die psychische Abwesenheit der Eltern eine angenehme Flucht in eine Welt der Fantasie, was sich negativ auf den Kontakt mit der psychischen Realität auswirkt. Dies ist einer der Gründe, warum eine bestimmte Anzahl von Patienten, die tatsächlich eine traumatische Kindheit hatten, sich dieser Tatsache nicht bewusst ist. Die Entwicklung der Psychopathologie schwieriger Patienten wird meiner Meinung nach begünstigt, wenn zwei gleich wichtige Faktoren aufeinandertreffen, die sich gegenseitig verstärken: mangelndes Einfühlungsvermögen aus dem Umfeld des Kindes in Verbindung mit dem Aufbau eigener psychopathologischer Strukturen, die das Kind vom Pfad der normalen Entwicklung abbringen. Die patientenspezifischen, psychopathologischen Strukturen entwickeln sich frühzeitig, stabilisieren sich und werden im Laufe der Zeit immer eigenständiger, obwohl sie mit der Eigenart der Primärobjekte und deren Interaktionen mit den Patienten verknüpft sind.

Was für ein Trauma?

Um zu zeigen, wie die Entstehung psychopathologischer Strukturen dem eigentlichen Trauma vorausgehen kann, werde ich meine Überlegungen zum sexuellen Missbrauch noch einmal aufgreifen. Wie ich im vorigen Kapitel erwähnt habe, hat die umfangreiche psychoanalytische Literatur (vor allem aus Nordamerika) ein Jahrhundert nach Freud seine Beobachtungen über die pathogene Bedeutung früher sexueller Traumata neu bewertet. Alle Autoren sind sich darin einig, die pathogenen Folgen traumatischer Missbrauchserfahrungen hervorzuheben. Meistens ist es ein Vater oder ein Erwachsener, der ein kleines Mädchen missbraucht, obwohl es sich oft auch um einen kleinen Jungen handeln kann. Die häufigsten Folgen sind emotionale Dissoziation, selektives Verdrängen des Ereignisses, Hemmung der emotionalen Entwicklung, Frigidität und so weiter. Die Bedeutung der Vorerfahrungen desjenigen, der den Missbrauch erlitten hat, wird in der Literatur aber nicht genügend hervorgehoben.

* * *

Die zweiunddreißigjährige Marta sieht noch eher jugendlich aus; sie hat einen schlanken Körper und ist durchtrainiert, da sie unermüdlich eine Reihe von Sportarten ausübt.[4] Diese frenetische Aktivität – die Anstrengung ihres Körpers im Sport und, wie sich im Lauf der Analyse mehr und mehr herausstellt, bei sexuellen Aktivitäten – stellt die gut strukturierte Abwehr einer zugrundeliegenden Depression dar.

Marta lebt allein, sie entfloh zweifelsohne einer depressiven und sehr konformistischen Familie, die sie nicht beschützt hat. Wenige Monate nach Beginn der Analyse gesteht sie, dass sie mit zwölf Jahren regelmäßig von ihrem Großvater mütterlicherseits belästigt wurde, der sie zu Oralsex zwang.

Marta erzähle niemandem davon, weil sie den Verdacht hatte, ihre Schwester und vor allem ihre Mutter seien ebenfalls Missbrauchsopfer ihres Großvaters und Vaters gewesen.

Nachdem sie den langen Familienkodex des Schweigens gebrochen hatte, befragte sie unmittelbar nach diesen Enthüllungen ihre Mutter und ihre Schwester, die beide ihren Verdacht bestätigten.

Es gab keine weiteren Reaktionen von ihrer Familie, alle hüllten sich erneut in Schweigen. Doch abgesehen davon, dass sie etwas über das erlittene Trauma herausbekam, wurde die Bedeutung der Sexualität zu einer Art Leitfaden, der von diesem Moment an in ihrer Analyse immer präsent war. Die Sexualisierung von Beziehungen und die daraus resultierende Verwirrung scheinen einen Hinweis auf eine mögliche Heilung zu geben, wie der folgende Traum zeigt:

> »Ich befinde mich in einer fremden Stadt. Ich komme Ihnen, Herr Doktor, in einem Gebäude entgegen, das von Wasser überflutet ist, als wären wir in Venedig. Ich treffe Sie in einem Raum und Sie schlagen vor, Sex zu haben. Ich bin verwirrt, denn ich weiß nicht, ob ich das will oder nicht; daraufhin entscheide ich, dass ich das nicht will, und ich sage es Ihnen in aller Ruhe. Mich verwirrte, dass das Wasser immer höher und höher stieg und ich weggehen musste, mich traurig fühlend. Das Zimmer war dunkel; wir unterhielten uns auf einem Bett. Ich sagte zu mir selbst: ›Normalerweise bin ich für alle möglichen sexuellen Erlebnisse offen; ich hatte mir sogar vorgestellt, es wäre möglich, aber jetzt wünsche ich mir es nicht mehr.‹«

4 Dr. Maria Grazia Gallo hat mir dieses Material in der Supervision vorgestellt.

In diesem ersten Traum ist für Marta eine *sexuelle Heilung* mehr oder weniger dasselbe wie ein Vorschlag für eine Therapie; die Intimität zwischen Analytiker und Analysand kann die Gestalt der sexualisierten Verwirrung der Kindheit annehmen. Das Haus im Traum ist kein geeigneter Ort, um sie willkommen zu heißen (es ist überall Wasser) und der Analytiker – kalt und distanziert – spielt die Rolle einer erwachsenen Person, die von inzestuösem Verlangen beherrscht wird.

Nach dem ersten Jahr der Analyse distanzierte sich die Patientin allmählich auch von ihrem von Sexualität beherrschten psychischen Zustand, und in ihrem Leben nahmen die zwanghaften Episoden und die sexuelle Promiskuität ab. In ihren Träumen taucht zwanghafter Sex nicht mehr als erregendes und wohltuendes Heilmittel auf, sondern scheint im Gegenteil die positiven emotionalen Erlebnisse zu bedrohen. Tatsächlich wurde in dieser Zeit die Affinität zu sexualisierter Verwirrung oft als ein gefährliches Ereignis symbolisiert, das Angst auslöst.

Welcher Zusammenhang besteht also zwischen der sexualisierten Erregung, die Martas Kindheit beherrscht hat und ihr Erwachsenenleben bestimmt, und ihrem Kindheitstrauma? Ihre Sexualität wurde nicht durch den Missbrauch ihres Großvaters eingeschränkt; im Gegenteil, sie schien im Laufe der Jahre – unabhängig von dem sexuellen Trauma – ein Eigenleben entwickelt zu haben: Hat der Missbrauch die Sexualisierung von Martas Psyche ausgelöst oder wurde das Trauma auf einen vorausgegangenen Prozess der Sexualisierung übertragen?

* * *

In einer Sitzung gegen Ende des zweiten Jahres ihrer Analyse träumt Marta,

> »dass eine Tante ein Möbelstück so platziert, dass es den Zugang zu dem Raum verhindert, in dem die sexuellen Begegnungen mit dem Großvater stattfanden«. Sie erinnert sich daran, dass sie sich allein hinter eben diesem Sofa zurückzog und versteckte, um zu masturbieren. »Ich weiß nicht, ob es im Traum war oder in meiner Kindheit (bezogen auf das Sofa oder das Wohnzimmer), ich versteckte mich hinter diesem Sofa und es hatte etwas mit meiner Sexualität zu tun, aber ich war allein…«

Wenn wir diesen Traum zur Rekonstruktion von Ereignissen aus der Kindheit nutzen, müssen wir daraus schließen, dass der Zustand der sexuellen Erregung durch die Masturbation dem sexuellen Missbrauch vorausgegangen sein muss. Wir können vermuten, dass das sexuelle Trauma seinen Ursprung in einem früheren sexualisierten Rückzug hatte, der sich wahrscheinlich als Reaktion auf einen Mangel an affektiver mütterlicher Kommunikation ergab. Aus diesem Grund eröffnete das Trauma folgende Möglichkeit: Anstatt dass ihre Sexualität eingeschränkt wurde, ließ die Patientin es zu, dass die anfängliche Sexualisierung, die sich aus einer erregten Abwehr entwickelte, sie während ihres ganzen Lebens und ihrer Entwicklung begleitete.

Trauma und Rückzug aus Selbstmitleid

Während einige Patienten keine Erinnerung an emotionale Traumata haben, die in der Regel erst später während der Analyse zum Vorschein kommen, teilen andere sie gleich von Anfang an mit.

Auf diese Weise beschreiben die Patienten genau die charakteristischen Eigenschaften ihrer Eltern, was ihnen fehlte und welche Ungerechtigkeiten sie erlitten; sie scheinen von all dem Unrecht zu berichten, das ihnen – ob unvermeidlich oder zufällig – angetan wurde, um sich an einem seelischen Zufluchtsort voller Groll und Gewalt aufregen zu können.

Die emotionale Anteilnahme des Analytikers bringt ihnen keine Erleichterung; tatsächlich scheint sie die Schwere ihrer Beschwerden zu verstärken. Das Verurteilen früheren Leidens stärkt ihre Opferposition und schürt eine zunehmende Aggressivität.

* * *

Die Analyse einer jungen Frau namens Carmen ist von endlosen Anschuldigungen gegen ihre Eltern geprägt, vor allem gegen ihre Mutter, deren emotionale Distanz bei ihr unkontrollierbare Wutausbrüche auslöst. Aber Carmen ist in einer Doublebind-Beziehung an ihre Mutter gebunden, denn sie ist auch gleichzeitig in einer Position psychischer Unterordnung und völliger Abhängigkeit. Im Laufe ihres Lebens trifft sie auf Menschen, die sich als tyrannisch und gewalttätig erweisen; sobald sie versuchte, mit jemandem eine gefühlvolle Beziehung einzugehen, entwickelte sich diese bald zu einer perversen Beziehung, in der Carmen, scheinbar passiv, sowohl physischem als auch sexuellem Missbrauch ausgesetzt war.

Carmens Beziehung zu ihrer Mutter stellt die Hauptursache für ihre sadomasochistischen Erschütterungen dar. Kürzlich musste sie mit dem Zug in eine andere Stadt fahren und bat ihre Mutter um Geld, damit sie ein Taxi vom Bahnhof nach Hause nehmen konnte, da sie spätabends angekommen wäre. Als ihre Mutter ihr kein Geld geben wollte, widersprach sie ihr nicht und schien diese Entscheidung zu akzeptieren. Doch sobald sie aus dem Zug stieg, wurde sie von ihrer Aggression überwältigt: »Als ich aus dem Zug stieg, hatte ich kein Geld für ein Taxi und ich wusste nicht mehr, wo die Bushaltestelle war. Ich ging auf den Platz vor dem Bahnhof, und es war dunkel. Ich sah eine Gruppe betrunkener afrikanischer Typen, die mit Bierflaschen um sich warfen.

Tatsache ist, dass ich überhaupt keine Angst vor dieser Bande hatte... Ich hätte sie vermeiden können, ich hätte einen anderen Weg nehmen können, aber stattdessen bin ich direkt durch sie hindurchgegangen ... als ob ich sagen wollte ... es ist mir schon einmal passiert, was sollte an einem zweiten Mal so schlimm sein? Das mache ich auch, wenn ich mich ritze; es ist wie in den Konzentrationslagern, man wird zu einem Objekt ohne Emotionen.«

* * *

In dieser Situation hat die Patientin ein größeres Interesse daran, aufzuzeigen, wie schrecklich die Welt ist (die Männer und ihre Mutter), als sich selbst zu schützen. Es bereitet ihr mehr Freude, Aggressionen zu provozieren, als sich zu verteidigen. Indem sie sich selbst als Vergewaltigungsopfer anbietet, offenbart sie ihre unerbittliche masochistische Wut und die Rolle, die sie als aggressives Opfer spielt.

Steiner (1993) geht davon aus, dass *Ärger* und *Rachegefühlen* spezifische pathologische Organisationen zugrunde liegen, die als passive, masochistische oder manische Abwehr von Schuldgefühlen verstanden werden können, die der Patient nicht akzeptieren kann. Das ständige Gefühl, ein Opfer von Unrecht zu sein, trägt dazu bei, dass der eigene Anteil an der Verantwortung nicht in Frage gestellt wird. Dies bedeutet auch, dass die Trauer um das erlittene Trauma und den in der Vergangenheit erlebten Verlust, der nicht mehr wiedergutgemacht werden kann, nicht durchgearbeitet wird. Traumatisches Leiden wird zu einem chronischen Kampf, bei dem das Objekt gequält, aber die Beziehung zu ihm nie unterbrochen wird; die perverse Befriedigung, die durch die Erregung in dem gegen die Aggression gerichteten Kreislauf erzielt wird, macht Veränderungen immer schwieriger.

Die therapeutische Beziehung

Es ist schwierig, zu verstehen, was wirklich zu Veränderungen im analytischen Prozess und zur Wiedergutmachung traumatischer Erfahrungen beiträgt. Wo fängt Veränderung an? Wie lässt sich eine Beziehung herstellen, die bei schwer heilbaren Patienten eine neue Entwicklung bewirken kann?

In der Vergangenheit bildete die Deutung der Übertragung das Kernstück der analytischen Arbeit.

Diese Sichtweise hat ihren Ursprung in Freuds Ansichten über die Neurose, den verdrängten infantilen Konflikt und seine Wiederholung in der Übertragung. Freud hielt es für notwendig, die Übertragung zu deuten, um Zugang zu Erinnerungen zu erhalten und das Bewusstsein zu fördern.

Bei der Behandlung schwieriger Patienten ist es jedoch notwendig, vor allem auf die analytische Beziehung zu vertrauen, da sich hieraus ein neues Abhängigkeitsverhältnis entwickeln kann, das zum psychischen Wachstum des Patienten beitragen soll. Tatsächlich hängt ein Großteil des therapeutischen Prozesses von der Fähigkeit der beiden Akteure – Analytiker und Analysand – ab, *eine Beziehung zu schaffen, die Entwicklungen fördert.* Aus diesem Grund unterscheide ich die Übertragung und Gegenübertragung von der therapeutischen Beziehung.

Einfacher ausgedrückt: Während *Übertragung* vorwiegend das Ergebnis von Projektionen des Patienten, seinen abgespaltenen *Anteilen* und seiner Vergangenheit aus der Kinderzeit ist, wird die *analytische Beziehung* neu gestaltet. Sie ergibt sich aus dem Aufeinandertreffen der rezeptiven Teile des Analytikers und des Analysanden und entwickelt sich mit ihrer beider Hilfe.

Im Besonderen hängt die analytische Beziehung von beiden ab: von der Fähigkeit des Analytikers, in seiner Psyche einen *Ort* (Di Chiara, 1985) für den Patienten zu schaffen und aufrechtzuerhalten, wobei er den Patienten als Individuum mit seiner eigenen Geschichte, seinen emotionalen Schwierigkeiten und seinem impliziten Wunsch nach seelischem Wachstum betrachten muss, aber auch von der Bereitschaft des Patienten, den Analytiker als *Verwandlungsobjekt* (Bollas, 1979) zu betrachten; mit anderen Worten, als ein Objekt, das für die Entwicklung unerlässlich ist. Solange diese elementare Bindung lebendig bleibt, geht der analytische Prozess weiter und schreitet voran.

Übertragung, Gegenübertragung und analytische Beziehung kennzeichnen – wie bereits erwähnt – Prozesse, die gleichzeitig stattfinden und sich gegenseitig beeinflussen. Tatsächlich beruhen Übertragungen nicht nur auf den Projektionen des Patienten und auf seiner Vergangenheit, sondern auch auf den bewussten und unbewussten Reaktionen des Analytikers. Eine negative Übertragung, die möglicherweise an die Art und Weise erinnert, wie der Patient in der Kindheit auf seinen Vater reagierte, kann beispielsweise durch mangelndes Einfühlungsvermögen des Analytikers begünstigt werden.

Erinnern wir uns an dieser Stelle daran, dass Freuds Konzept der *bewusstseinsfähigen und unanstößigen Komponente der Übertragung* der erste Versuch war, eine Theorie der analytischen Beziehung und des psychischen Wachstums zu entwerfen. Mit anderen Worten, die analytische Beziehung basiert auf einem natürlichen Bedürfnis nach Abhängigkeit von einem Objekt, das seelisches Wachstum fördert. Die Art dieser Beziehung hängt von der Aufnahmebereitschaft des Analytikers ab und von der Qualität seiner emotionalen Reaktion auf die Kommunikation des Patienten. Die analytische Beziehung ist auf Zukünftiges gerichtet und stellt für schwierige Patienten einen Raum dar, in dem neue emotionale Erfahrungen, die sie zuvor noch nie gemacht haben, Gestalt annehmen. Es ist notwendig, dass diese unbekannten Erfahrungen mit Anderen geteilt werden und hierüber ein Austausch stattfindet. Die konkrete Realität der traumatischen Erfahrung behinderte zuvor die Entwicklung des Möglichkeitsraumes des Patienten; dieses Hindernis wird so lange bestehen, bis ein neues Objekt und eine neue Erfahrung, die der Patient mitunter noch nie zuvor gemacht hat, beginnen, in der inneren Welt des Patienten präsent zu sein. Über diesen Aspekt der analytischen Beziehung berichte ich in Kapitel 9 bei der Erörterung der Liebesübertragung. Sie findet statt, wenn Gefühle der Liebe für den Analytiker eine neue affektive Erfahrung des Patienten darstellen, die in der Vergangenheit behindert wurde. Wenn der Analytiker in einem solchen Fall mit der kindlichen, liebevollen Übertragung angemessen umgeht, kann dies für den Patienten den Beginn einer erwachsenen emotionalen Beziehung bedeuten.

In diesen beiden Kapiteln habe ich versucht, eine Reihe von Verkettungen zwischen traumatischen Erfahrungen (insbesondere einer verfrühten traumatischen Erfahrung), der Erinnerung an diese Erfahrungen und deren Auswirkungen auf das heranreifende Individuum genau zu beschreiben. Wie man sieht, ist die Verflechtung all dieser Faktoren äußerst komplex.

In der aktuellen Literatur ist eine Position weit verbreitet, die tendenziell alle Erfahrungen, die die Entwicklung der kindlichen Emotionalität stören, als traumatisch betrachtet – insbesondere die Beziehungen, in denen eine Mutter keine empathischen Reaktionen auf den Wunsch ihres Kindes nach emotionalem Kontakt zeigt und nicht auf sein Bedürfnis nach Übernahme der Container-Funktion und Strukturierung der Persönlichkeit eingeht.

Zu den empathischen Reaktionen kann auch eine frustrierende Erfahrung gehören, weil sie zur Strukturierung der Psyche beiträgt; sie sollte keinesfalls immer als traumatisch erachtet werden.

Eine Mutter muss den Unterschied zwischen den Bedürfnissen ihres Kindes und seinen Machtansprüchen kennen. Ein richtiges Maß an frustrierenden Erfahrungen dient dazu, den Allmachtsanspruch eines Kindes zu begrenzen und die Persönlichkeit desjenigen zu stärken, der diese Erfahrungen macht.

Kapitel 4
Abwehrmechanismen und psychopathologische Konstruktionen

»Wenn das Liebesobjekt gleichgültig auf Liebe reagiert, wird das Herz durch ein leeres Loch ersetzt, nicht nur durch eine passive Leere, eine Flasche ohne Boden, sondern durch einen Ort, der alles Wesentliche aktiv abfließen lässt und das Gute zusammen mit dem Bösen in rachsüchtigem Groll entleert.«
(Anzieu & Momjauze, 2004, S. 41; Übersetzung E. K.)

In diesem Kapitel versuche ich, ein charakteristisches Merkmal schwieriger Patienten zu verdeutlichen, das deren Analyse besonders kompliziert und mühsam macht. Deshalb unterscheide ich zwischen Abwehrmechanismen und psychopathologischen Konstruktionen, die komplexe Pathologien wie Borderline-Zustände, sexuelle Perversionen und psychotische Zustände kennzeichnen. Den ersten Teil des Kapitels widme ich der Frage, wie das Konzept der Abwehr zunächst im Freud'schen Modell (Trieb/Triebabwehr) und dann im kleinianischen Modell (Angst/Angstabwehr) abgehandelt wird. Anschließend erörtere ich die psychopathologischen Konstruktionen, die eine pathogene Wirkung zeigen, der sich der Patient nicht bewusst ist. Der Begriff der psychopathologischen Konstruktion oder Struktur, der von kleinianischen Autoren in die Diskussion eingebracht wurde, die die komplexeren Pathologien untersucht haben, hat leider nicht die Aufmerksamkeit erhalten, die er von zeitgenössischen psychoanalytischen Praktikern verdient. Um aber Abwehrmechanismen von psychopathologischen Konstruktionen zu unterscheiden, müssen wir zunächst kurz die unterschiedlichen Vorgehensweisen bei der Theoriebildung über Abwehrmechanismen beschreiben, die den beiden Modellen – der Triebtheorie und der Objektbeziehungstheorie – zugrunde liegen.

Sigmund Freud

In *Die Abwehr-Neuropsychosen* (1894a) beschreibt Freud drei Formen der Hysterie: Die erste, die *Retentionshysterie*, beschreibt einen krankhaften Zustand, bei dem ein Affekt nicht hinreichend zur Abfuhr kommt; die zweite, die *Hypnoidhysterie*, ist durch einen mentalen, eigentlich hypnoiden, Zustand gekennzeichnet, bei dem die mentalen Repräsentationen nicht integriert sind, sondern dissoziiert bleiben; die dritte, die *Abwehrhysterie*, ist charakterisiert durch die Abwehr von Repräsentationen, die unangenehme Affekte verursachen. Im Rahmen dieser letztgenannten Form der Hysterie formuliert Freud zum ersten Mal den Begriff der Abwehr, der während der gesamten Entwicklung der psychoanalytischen Theorie fundamental bleiben wird.

In den nachfolgenden *Studien über Hysterie* (Freud, 1985d) behält er die Unterscheidung zwischen den drei Formen der Hysterie bei, obwohl die Abwehrhysterie auf Kosten des hypnotischen Zustandes an Bedeutung gewinnt, dessen Beteiligung an der Entstehung der Hysterie von Breuer weitergeführt wurde. Nach dem Bruch mit Breuer konzentrierte sich Freud fast ausschließlich auf die Abwehrhysterie und ließ in seinen späteren Werken, in denen er nur noch von Hysterie spricht, den Begriff *Abwehr* weg.

Diese Fokussierung auf die *Abwehr* stellte einen Wendepunkt in der Psychoanalyse dar und führte zur Formulierung einer grundlegenden Konzeption, die besondere Auswirkungen auf die Entstehung psychischer Erkrankungen haben sollte. In der Psychoanalyse prägte von diesem Zeitpunkt an der Begriff *Abwehr* in Verbindung mit dem dazugehörigen Begriff *Konflikt* den gesamten Bereich der Psychopathologie, der in der früher erarbeiteten und dann verworfenen Studie über Abwehrhysterie seinen Ursprung hat.

Warum wurde der spezifische Begriff *Abwehr* verworfen? Aus dem einfachen Grund, dass Freud von diesem Zeitpunkt an behauptete, an sämtlichen Manifestationen des psychischen Lebens seien Abwehrmechanismen beteiligt. Wenn dementsprechend jede Psychopathologie das Ergebnis von Konflikt und Abwehr war, warum sollte man sie dann nur in Bezug auf Hysterie besonders hervorheben?

Abwehr ist vom Wesen her zwanghaft; sie funktioniert unbewusst und richtet sich gegen Impulse, die unangenehme Folgen für das Ich haben könnten. In *Neue Folge der Vorlesungen zur Einführung in die Psychoanalyse* erwähnt Freud (1933a) nur vier Abwehrmechanismen, die er für wirklich wichtig hält: Unterdrückung, Sublimierung, Verdrängung und Reaktionsbildung. In *Einige psychische Folgen des anatomischen Geschlechtsunterschieds* beschreibt Freud (1925j) Verleugnung als einen Prozess, der bei Kindern beiderlei Geschlechts vorkommt und darauf abzielt, die Penislosigkeit der Frau zu leugnen. Diese Form der Abwehr kann – im Gegensatz zur Verdrängung – den Ausgangspunkt für eine Psychose beim Erwachsenen bilden: Während der Neurotiker die Anforderungen des Es (des Triebes) unterdrückt, verleugnet der Psychotiker die Realität.

In seinem Aufsatz *Fetischismus* beginnt Freud (1927e) den Begriff der Verleugnung zu entwickeln. Er bezieht sich hierbei besonders auf den Fetischismus, bei dem zwei unvereinbare Positionen nebeneinander existieren: die Wahrnehmung der weiblichen Kastration und deren Verleugnung.

In den folgenden Arbeiten *Die Ichspaltung im Abwehrvorgang* (1940e) und *Abriß der Psychoanalyse* (1940a) geht der Begriff der Ichspaltung mit dem der Verleugnung einher. Die zwei Haltungen des Fetischisten bestehen nebeneinander, ohne sich, aufgrund der Ichspaltung, zu begegnen: Er pendelt zwischen dem Verleugnen des Penismangels bei der Frau und der Angst, diesen anzuerkennen.

Anna Freud

In *Das Ich und die Abwehrmechanismen* nahm Anna Freud (1961) die Aufgabe in Angriff, die Abwehrmechanismen systematisch zu ordnen.

> »Es gibt eine außerordentliche Fülle von Methoden, Mechanismen sagen wir, deren sich unser Ich bei der Erledigung seiner Abwehraufgaben bedient. In meiner nächsten Nähe erwächst jetzt eine Arbeit, die sich mit dem Studium dieser Abwehrmethoden beschäftigt; meine Tochter, die Kinderanalytikerin, schreibt eben ein Buch darüber.« (Freud, 1936a, S. 254)

Anna Freud geht davon aus, dass sich die Abwehrmechanismen in vielfältiger Weise auswirken; sie richten sich nicht nur gegen Gefahren von innen, sondern dienen auch dazu, Gefahren von außen auszuweichen.

In einigen Fällen verleugnet die Abwehr die Existenz der wahren Ursachen von Angst und Schmerz; dadurch schränkt sie die Funktionen des Ichs ein, da sie die Ich-Kräfte bei der kritischen Untersuchung der Realität und der Identifizierung der Objekte stört.

Nach Anna Freud sind Abwehrmechanismen nicht nur pathologische Mechanismen, sondern treten auch bei altersbedingten Veränderungen auf. In der Adoleszenz beispielsweise dienen Intellektualisierung und eine gewisse Tendenz zur Askese dazu, das Individuum von triebhaften Impulsen zu distanzieren, die in sein Leben einzubrechen drohen.

In diesem Kapitel verfolge ich nicht das Ziel, die Entwicklung dieser Ideen durch wichtige Trends im gegenwärtigen, insbesondere nordamerikanischen analytischen Denken näher zu verfolgen (mehr dazu siehe Lingiardi & Madeddu, 2002). Ich möchte lediglich darauf hinweisen, dass die Vertreter der Ich-Psychologie (Heinz Hartmann, Ernst Kris und Rudolph Lowenstein) den Gedanken von Anna Freud aufgegriffen haben, dass psychisch bedingte Abwehrmaßnahmen allmählich zu echten Abwehrmechanismen werden. Sie entwarfen ein Konzept, demzufolge Abwehrmechanismen Anpassungsfunktionen erfüllen, die das Ich nutzen kann, um triebhafte Anforderungen mit den Anforderungen der äußeren Realität in Einklang zu bringen.

Melanie Klein

Mit Melanie Klein begann ein radikaler Wandel in der Art und Weise, wie über Abwehrmechanismen theoretisiert wurde. Für sie sind Abwehrmechanismen notwendige Stufen des seelischen Wachstums, die darauf abzielen, dass das unreife Ich die ersten Entwicklungsschritte machen kann; die primitiven Abwehrmechanismen gewährleisten, dass ein wenig integriertes Ich tatsächlich reifen kann. Viele Fälle, die sie in *Die Psychoanalyse des Kindes* (Klein, 1950) vorstellte, halten an diesem Modell fest.

Während nach Freud *die Abwehrmechanismen ihren Ursprung im Triebkonflikt haben*, dienen sie nach Kleins Ansicht dazu, übermäßige Angst auf ein angemessenes Maß zu reduzieren oder *nach außen zu projizieren und so das Ich zu schützen.* Die paranoid-schizoide und die depressive Position dienen der Abwehr der Angst und sind gleichzeitig eine spezifische Art und Weise, eine Beziehung zu einem Objekt herzustellen. Abwehrmechanismen können primitiven Mechanismen gleichgesetzt werden, da sie dem unreifen Ich dienen; sie werden pathologisch, sobald sie für die Entwicklung nicht mehr notwendig sind.

Nach allgemeiner Auffassung sind die von Melanie Klein beschriebenen Abwehrmechanismen psychotische Abwehrmechanismen, während es sich im Gegensatz hierzu bei den von Freud beschriebenen um neurotische Abwehrmechanismen handelt. Wir müssen aber klarstellen, dass Klein von psychotischen Abwehrmechanismen spricht und nicht von Krankheit oder einem psychotischen Zustand. Psychotische Abwehrmechanismen sind sehr frühe Abwehrmechanismen, die das Individuum in der primitiven Phase, dem paranoid-schizoiden Entwicklungsstadium, einsetzt; sie sind psychotischer Natur, *weil sie sehr früh auftreten und nicht umgekehrt.*

Projektive Identifikation

Der spezifische Abwehrmechanismus psychotischer Zustände, den Melanie Klein genau definiert und in *Bemerkungen über einige schizoide Mechanismen* näher beschrieben hat, ist die *projektive Identifikation* (1946). Wie gesagt, projektive Identifikation bedeutet die Projektion von Teilen des Selbst eines Subjekts in ein Objekt. Auf diese Weise nimmt die projizierende Person sich selbst als mit dem Objekt identifiziert wahr, das an sich Teile des projizierten Selbst erkennt oder das sich sogar von dem Objekt kontrolliert fühlt, von dem die Projektion ausging. Eine detaillierte Beschreibung der projektiven Identifikation findet sich in dem Aufsatz »On identification« (Klein, 1955), der sich an Julien Greens Roman *Wenn ich du wäre* (1950) orientiert. Der Protagonist namens Fabien befindet sich in einer Krise und leidet unter Depressionen; er schlüpft in die Haut einer Person, die er beneidet, und übernimmt deren Eigenschaften. Aber nachdem er diese Erfahrung mehrmals gemacht hat, verkümmert er zunehmend, wenn er jedes Mal zu der Person geworden ist, von der er Besitz ergriffen hat, und fühlt sich am Ende klaustrophobisch. Zum Schluss muss Fabien eine komplizierte Operation durchführen lassen, um seine ursprüngliche Identität wiederzuerlangen.

Klein sagt uns, dass das Ich des Subjekts als Folge der projektiven Identifikation verkümmert, weil es sich mit dem Objekt der Projektion verwechselt: Aus diesem Grund glaubt sie, dass diese Operation eine Abwehr (zum Beispiel gegen Neid) und keine Kommunikation darstellt.

Beginnend mit Bion, der eine projektive Identifikation beschrieb, die mit einem kommunikativen Ziel verwendet wird, wurde diesem Konzept von den postkleinianischen Analytikern ein viel höherer Stellenwert eingeräumt, als es seiner ursprünglichen Bedeutung entspricht. Projektive Identifikation, die mit einem kommunikativen Ziel eingesetzt wird, wäre eine primitive Form von Objektbeziehungen oder, anders ausgedrückt, eine *kommunikative Projektion*. Die wichtige Rolle, die dieser Mechanismus in der postkleinianischen Literatur spielte, ging Hand in Hand mit der Bedeutungszunahme, die der Gegenübertragung in der analytischen Praxis beigemessen wurde.

Auch wenn kleinianische Analytiker behaupten, dass projektive Identifikation pathologisch wird, wenn sie übermäßig eingesetzt wird, können wir feststellen, dass der Unterschied zwischen kommunikativer Projektion und projektiver Identifikation nicht nur von der Intensität abhängt, sondern vor allem vom dem, was projiziert wird.

Bei der normalen projektiven Identifikation (oder kommunikativen Projektion) wird ein Gefühl in Verbindung mit der Hoffnung projiziert, dass es vom Objekt begrüßt und verstanden wird (das Baby weint verzweifelt und die Mutter reagiert intuitiv). Bei der pathologischen projektiven Identifikation hingegen projiziert das Individuum meist unerwünschte Teile des Selbst auf einen Anderen und macht sich die erwünschten Teile des Anderen zu eigen. Dieser Vorgang schwächt das Selbst und führt zu einem Zustand der Verwirrung zwischen dem, was zum Subjekt und dem, was zum Objekt gehört.

Meines Erachtens können wir den Begriff *kommunikative Projektion* verwenden, um auf den Mechanismus der normalen projektiven Identifikation zu verweisen und nicht auf den pathologischen Prozess, den Klein für psychotische Patienten beschrieben hat. Wenn Teile des Selbst projiziert werden, ist das Ergebnis nach Klein eine Verwirrung zwischen dem Selbst und dem Objekt – was bei der kommunikativen Projektion nicht vorkommt.

Postkleinianisches Denken

Eric Brenman, ein Autor aus der Gruppe der Kleinianer, hat sich meiner Auffassung nach sehr kreative Gedanken über den doppelten Aspekt der Abwehr gemacht. Der britische Analytiker kehrt zu einer Aussage Freuds (1937c) zurück, in der er postuliert, dass Abwehrkräfte dazu dienen, Gefahren in Schach zu halten, aber ihrerseits auch zu einer Gefahr werden können. Er stellt eine Analogie zwischen Abwehr und Haut her, die aus toten Zellen besteht. Die Schutzschicht der Epidermis, mit anderen Worten die Abwehr, darf nicht zu dünn sein, da sie sonst ihre Schutzfunktion verlieren würde, aber sie darf auch nicht zu dick sein, da sie dann Gefahr laufen würde, den Organismus zu ersticken, der nicht mehr mit der Außenwelt kommunizieren kann. Übermäßige Abwehr führt zu einem seelischen Defizit.

Brenman schreibt: »Sämtliche Abwehrmechanismen rufen eine Wahnvorstellung oder Sinnestäuschung hervor und können nicht funktionieren, ohne dass das Wahrnehmungsvermögen beeinträchtigt und zerstört wird« (2006, S. 39; Übersetzung E. K.). Nach Ansicht des Autors ist die Wahrnehmung der äußeren und inneren Realität (unsere Gefühle, Leidenschaften und Ängste) von Lebensbeginn an unerträglich, es sei denn, es gibt jemanden, der unsere Bedürfnisse versteht und uns hilft, die Intensität unserer Gefühle auszuhalten; je mehr wir diese Hilfe annehmen können, desto weniger sind wir gezwungen, auf unsere Abwehrkräfte zurückzugreifen. Selbst wenn sie uns vor einer Katastrophe bewahren, beeinträchtigen psychische Abwehrmechanismen in jedem Fall unsere Fähigkeit, mit der Wahrheit zurechtzukommen, und schränken unsere Offenheit gegenüber anderen ein.

Damit wir überleben können, kann nach den Aussagen Brenmans die Wahrheit in den frühen Lebensphasen verzerrt werden, aber sie wird allmählich erkannt, je weiter die depressive Position voranschreitet. Er betont, dass sich die primitiven Abwehrmechanismen, wenn sie einmal etabliert sind, gegenüber den weiterentwickelten Mechanismen, die später erworben wurden, tendenziell durchsetzen. Dies erklärt, warum in Krisenzeiten die primitiven Abwehrmechanismen wieder die Oberhand gewinnen und eine Regression leicht möglich ist. Auch eine traumatische Erfahrung kann die gleichen primitiven Abwehrmechanismen auslösen; Abwehrmechanismen werden im Allgemeinen von primitiven Persönlichkeitsanteilen genährt.

Anlässlich der Vorstellung seines Buches in Mailand (Brenman, 2002) fragte ich Brenman, ob ein Trauma die Ursache psychopathologischer Strukturen sei und ob diese sich von den Abwehrmechanismen unterscheiden würden; er antwortete, dass Traumata primitive Persönlichkeitsanteile zur Entfaltung bringen und dass die Abwehrkräfte von primitiven Teilen gespeist werden. Kurz gesagt, Brenman glaubt in Übereinstimmung mit anderen postkleinianischen Autoren nicht an die Existenz pathologischer Abwehrmechanismen, die sich von den omnipotenten Abwehrmechanismen, die vom primitiven Ich ausgehen, unterscheiden.

Pathologische Konstruktionen

Die Hypothese, die ich aufstelle, ist, dass es bei komplizierteren Pathologien nicht genügt, nur von primitiven Abwehrmechanismen zu sprechen, die sicherlich existieren, sondern dass wir auch die *psychopathologischen Konstruktionen* berücksichtigen müssen. Eine psychopathologische Konstruktion geht über die primitive Abwehr hinaus und unterscheidet sich von ihr: Sie stellt eine neue Konstruktion dar, die während einer früheren Entwicklungsphase noch nicht vorhanden ist. Psychopathologische Konstruktionen entstehen stillschweigend in der frühen Kindheit und zeigen erst danach ihr pathogenes Potenzial; sie werden oft durch emotionale Traumata ausgelöst und entwickeln sich schon bald selbstständig.

Mein Standpunkt ist, dass die psychopathologischen Kerne, die den Krankheitszustand bei komplizierteren Patienten aufrechterhalten, nicht den primitiven Mechanismen entsprechen, die in den frühen Entwicklungsphasen vorhanden waren. *Pathologisch ist kein Synonym für primitiv.*

Damit unterscheide ich mich von postkleinianischen Autoren, für welche die Psychopathologie genährt wird durch Abwehrkräfte, die im frühen Kindesalter nützlich und physiologisch begründet sein können, die aber pathogen werden, wenn sie in den darauffolgenden Phasen fortbestehen.

Ich glaube vielmehr, dass sich bei Personen, die dazu bestimmt sind, krank zu werden, bereits in der Kindheit spezifische Strukturen bilden, die in der normalen

Entwicklung nicht auftreten. Obwohl sie primitiv sind, entsprechen psychopathologische Konstruktionen nicht den normalen kindlichen Abwehrkräften; sie wachsen mit der heranreifenden Persönlichkeit zusammen und bleiben latent, bis ihr pathogenes Potenzial später zum Ausdruck kommt.

Die Unterscheidung zwischen Abwehrkräften und *psychopathologischen Konstruktionen* oder *Organisationen* verschafft uns eine bessere Sichtweise auf die Behandlung schwieriger Fälle, bei denen psychische Strukturen ins Spiel kommen, die nicht genau als Abwehrmechanismen bestimmt werden können. Wenn Abwehrmechanismen wie Verdrängung oder Projektion eingesetzt werden, bleibt die unbewusste Wahrnehmung des laufenden Veränderungsprozesses, der der Abwehr dient, erhalten. In Gegenwart einer psychopathologischen Konstruktion dagegen findet eine radikale Veränderung des Bewusstseins und der Persönlichkeitsstruktur statt.

Psychotisches Agieren

Kurz gesagt können wir feststellen, dass sich psychopathologische Konstruktionen tendenziell dem Bereich der Psychosen zuordnen lassen, während Abwehrkräfte im Bereich der Neurosen wirken.

Im Gegensatz zu den Abwehrkräften, die das Bewusstsein nicht vollständig zerstören, neigen psychopathologische Konstruktionen dazu, die psychische Realität so lange zu verzerren, bis sie zerstört ist: Die pathologische Realität wird als überlegen und begehrenswerter dargestellt und verführt den Patienten. Es ist äußerst schwierig, solche psychischen Zustände loszuwerden, und das hinterlässt einen Zustand großer Angst und Depersonalisierung, eben weil die emotionale Wahrnehmung so vollständig zerstört wurde.

Diese Art der pathologischen Konstruktion äußerst sich in den Perversionen, in den Borderline-Zuständen und psychotischen Zuständen, in denen der Patient hypnotisch in einen Zustand des lustvollen Rückzugs regredieren kann, der ihn von der emotionalen Realität entfernt.

Ich glaube, dass wir die psychopathologische Realität der komplexeren psychischen Zustände nicht vollständig verstehen können, wenn wir am Konzept der Abwehr als einem primitiven Mechanismus (Klein) oder einem Anpassungsprozess (Anna Freud und die Ich-Psychologen) festhalten.

Die Aussagen einiger Autoren der kleinianischen Gruppe bestätigen die Tatsache, dass mit dem Wort »Abwehr« eine Reihe wichtiger Aspekte der klinischen Realität nicht erfasst werden kann. Auch wenn diese Autoren weiterhin an der paranoid-schizoiden und der depressiven Position festhalten, unterscheidet beispielsweise O'Shaughnessy (1981) zwischen Abwehr und einer Abwehrorganisation. Sie schreibt:

> »Im Gegensatz zu Abwehrmechanismen – punktuell, mehr oder weniger flüchtig, wiederkehrend– die zu einer normalen Entwicklung gehören, stellt eine Abwehrorganisation eine Fixierung dar, eine pathologische Formation, wenn im Laufe der Entwicklung unlösbare und beinahe überwältigende Ängste geweckt werden. In kleinianischen Begriffen ausgedrückt, sind Abwehrhaltungen ein normaler Teil des Umgangs mit der paranoid-schizoiden und depressiven Position; eine Abwehrorganisation hingegen ist eine pathologisch fixierte Formation in der einen oder anderen Position, oder an der Grenzlinie dazwischen.« (1981, S. 362; Übersetzung E. K.)

Psychopathologische Konstruktionen werden vor allem durch kindliche traumatische Erfahrungen ausgelöst. Dies wird von postkleinianischen Autoren, die die Bedeutung und Funktion pathologischer Organisationen identifizierten, nicht explizit anerkannt. Rosenfeld (1964) behauptet beispielsweise: Die für narzisstische Patienten typische *Konstellation von miteinander zusammenhängenden Abwehrmechanismen* dient vor allem dazu, sie von den Schmerzen, die mit der Abhängigkeit von einem Objekt verbunden sind, fernzuhalten oder sie vor Neid zu schützen.

Im Gegensatz hierzu vertrete ich die Ansicht, dass eine gescheiterte Beziehung oder ein Mangel an Objekten, die der Entwicklung dienen, zu psychopathologischen Konstruktionen führen: Wenn das Kind keine Nahrung im Außen findet, wird es sich nach innen wenden und in seine fantastische Welt zurückziehen. Dies führt letztlich dazu, dass es die Welt der Beziehungen ersetzt.

Mit anderen Worten: Der Schmerz, gegen den das Kind sich zur Wehr setzen muss, hat seinen Ursprung in traumatischen frühkindlichen Beziehungen und nicht im Hass auf Abhängigkeit.

Insofern ist es sinnvoller, die Art und Weise zu verstehen, in der der Patient gezwungen war, eine pathologische Konstruktion zu entwerfen und zu verwenden, als zu betonen, wie sehr dadurch Beziehungen verhindert werden.

Destruktiver Narzissmus

Einige Autoren (Spillius, 1983; Steiner, 1982) haben den Begriff der *pathologischen Organisation* vorgeschlagen, um hervorzuheben, wie die pathologische Struktur Teil des Selbst werden kann.

Der Autor, der die Funktionsweisen der psychopathologischen Struktur mit seiner Beschreibung des destruktiven Narzissmus verdeutlichte, ist Herbert Rosenfeld (1971). Er stellt die Hypothese auf, dass bei einigen schweren Psychopathologien ein innerer böser Agent, ein böses Selbst, idealisiert wird. Dieses Selbst entspricht einem psychotischen Teil, der dazu beiträgt, dass das Individuum den Kontakt zu seinen Emotionen verliert und keine Beziehungen zu anderen Menschen eingeht. Die kranken Anteile werden idealisiert und üben Macht über den Rest des Selbst aus; vor allem die zerstörerischen und selbstzerstörerischen Anteile würden die zur Einsicht fähigeren Persönlichkeitsanteile einschüchtern oder verführen, indem sie sie anlocken und einfangen. Das Konzept des destruktiven Narzissmus kann nicht verallgemeinert werden, muss aber in bestimmten Kontexten angewandt werden. Es handelt sich um eine psychopathologische Konstruktion, die Borderline-Patienten, perverse Patienten und auch einige Psychotiker betrifft. Sie impliziert einen psychischen Rückzug in einen geheimen Bereich, in dem der Patient in einem hochgradig pathologischen System gefangen gehalten wird.

Die psychopathologische Struktur ähnelt einem wahnhaften Objekt, das die gesunden Anteile des Subjekts erfolgreich dazu bringt, sich zu verstricken. Denn diese Persönlichkeitsanteile können sich der Illusion hingeben, sie seien ziemlich schmerzfrei und hätten die Freiheit, sämtliche Grenzen zu überschreiten. Dasselbe gilt für sadomasochistische Perversionen, bei denen die Lust an der Grenzüberschreitung die Grundlage der sexuellen Ekstase darstellt, nach dem Motto: »Du kannst absolut alles machen, was du willst« (De Masi, 2003 [1999]).

Der destruktive Narzissmus dieser Patienten ist auf dieselbe Weise organisiert wie eine Bande von Straftätern, die von einem Anführer beherrscht wird, der alle seine Mitglieder kontrolliert, mit dem einzigen Ziel, sie zu weiteren destruktiven Aktivitäten zu motivieren.

Das Hauptproblem bei diesen Patienten besteht darin, dass sie sich ständig in einem Zustand innerer Verwirrung befinden zwischen dem, was gut und konstruktiv, und dem, was destruktiv ist; diese Verwirrung muss ständig analysiert werden. Ein pathologisches Über-Ich, das auf den kranken Teil des Selbst ausgerichtet ist, kommt häufig vor; aus diesem Grund muss der Gehorsam blind sein, und jeder Ungehorsam wird mit bedrohlichen Angriffen und Anschuldigungen bestraft.

Wenn es diesen Patienten besser geht, träumen sie oft davon, von Mitgliedern der Mafia oder von Gruppen delinquenter Jugendlicher angegriffen zu werden.

Eine psychopathologische Konstruktion kann nicht als einfacher Ausdruck der Mechanismen primitiver Idealisierung betrachtet werden, sie stellt vielmehr eine pathologische Verzerrung der psychischen Entwicklung dar oder, mit anderen Worten, die Idealisierung eines bösen Teils des Selbst. Seine Vormachtstellung ist das Ergebnis einer perversen Transformation des Über-Ichs, welche die Destruktivität harmlos und aufregend erscheinen lässt.

* * *

Erst nach zwei Jahren Analyse und nachdem eine vertrauensvolle Beziehung zu seinem Analytiker aufgebaut worden war, konnte Vittorio, ein junger verstörter, drogensüchtiger und selbstmordgefährdeter Patient eine Untersuchung des destruktiven Rückzugs zulassen, in dem er lange Zeit gefangen war. Sein Zufluchtsort wird von Nero bewohnt, einem tyrannischen Charakter, mit dem sich Vittorio identifiziert hat, weil er unkontrollierte Zerstörungswut verkörpert. Immer wenn er Widerstand erfährt, gerät Vittorio-Nero in Wut und legitimiert sein Recht auf Rache, indem er sich selbst an die Stelle eines zu Unrecht verfolgten Opfers setzt. Während Nero die Stadt zerstört, plündert und in Brand steckt, empfindet er eine perverse Freude daran, Verwirrung und Gewalt unter seinen Liebesobjekten zu verbreiten.

* * *

Die Macht, welche die pathologische Organisation über das übrige Selbst erlangt, hängt von der Rolle des Über-Ichs ab, das pervers ist und sich von seinem primitiven Gegenstück unterscheidet, wie es von Klein beschreiben wurde. Während wir in einigen klinischen Situationen tatsächlich mit einem Über-Ich konfrontiert werden, bei dem dessen primitive Aspekte im Vordergrund stehen, ist angesichts psychopathologischer Strukturen ein bedrohliches Über-Ich am Werk, das perverse Züge aufweist (siehe Kapitel 6).

Brenman (2002) beschreibt ein grausames Über-Ich, welches das Selbst beherrscht; um die Idealisierung seiner grausamen Aspekte aufrechtzuerhalten, ist eine erhebliche Einschränkung der Wahrnehmung und eine damit einhergehende psychische Enge notwendig.

Die kriminelle Bande

Ich wollte den Unterschied zwischen Abwehr und psychopathologischer Organisation hervorheben, um aufzuzeigen, dass wir es mit zwei Strukturen zu tun haben, die sich in Bedeutung und Ergebnis unterscheiden, auch wenn beide Strukturen für die Entwicklung von Abwehrstrategien notwendig sind. Die pathologische Organisation ähnelt dem Wahn, der darauf abzielt, den emotionalen und beziehungsorientierten Persönlichkeitsanteil des Patienten zu unterwerfen, und der sich gegen die lebendigen Teile des Selbst richtet. Es entsteht eine in sich gespaltene Struktur, die verschiedene Aspekte umfassen kann, wie beispielsweise die Figur einer prächtigen Persönlichkeit, die dem Patienten einen Zustand des Wohlbefindens verspricht. Diese Welt erscheint sehr angenehm und verführerisch, solange sich der Patient ihr unterwirft, nimmt aber einen bedrohlichen Charakter an, wenn er versucht, sich ihr zu entziehen. Das Gleichgewicht ist immer sehr instabil und der psychopathologische Teil erlangt in jedem Fall die Oberhand. Unsere analytische Arbeit besteht vor allem darin, dem Patienten die Bedeutung der psychopathologischen Organisation und die Mittel zu verdeutlichen, mit denen sie ihn in ihren Bann zieht.

* * *

Der dreiundzwanzigjährige Gabriel hatte sein Studium abgebrochen und seine Wohnung nicht mehr verlassen; wie ein zweiter Oblomow war er in eine Fantasiewelt eingetaucht, die ihm Befriedigung verschaffte. Nach jahrelanger analytischer Arbeit und erster Kontaktaufnahme mit der Realität beschrieb er in einem Traum seinen Versuch, sich von der pathologischen Organisation zu befreien, die ihn als Geisel festhielt:

> »Ich war auf einer Party, da waren viele Leute, und ich hatte eine Waffe in der Hand; ich gehörte zu einer Bande von Kriminellen, die Menschen entführten ... das Ziel war es, sie anzugreifen und auszurauben ... dann erschoss ich zwei Bandenmitglieder von hinten. Ich wachte voller Angst auf.«

* * *

Seine Angst steht ganz offensichtlich in Zusammenhang mit der Androhung von Vergeltungsmaßnahmen, die von der psychotischen Organisation auf ihn ausgeübt werden, sobald er versucht, ihren Fängen zu entkommen. Dieser Traum ist sehr typisch: Die psychopathologische Organisation wird oft als eine Bande von Kriminellen dargestellt (Meltzer, 1973; Rosenfeld, 1971), um ihre Macht und ihr perverses Ziel zu unterstreichen. Im Traum ist es bezeichnend, dass Gabriele zunächst als Teil der Bande erscheint (er hält sich an ihre Macht), aber dann versucht, sich gegen sie zur Wehr zu setzen.

Manchmal steht die Bande für ein pathologisches Über-Ich, wie die folgende klinische Vignette zeigt.

* * *

Ein etwa vierzigjähriger Arzt begann eine Analyse wegen eines depressiven Zustands, der ihn seit seiner frühen Kindheit begleitete. Er kommt in einem Zustand großer Angst zur Sitzung. Bei einem seiner Verwandten wurde gerade eine schwere Krankheit diagnostiziert. Einige Monate zuvor hatte der Arzt zufällig einige der routinemäßigen medizinischen Testergebnisse dieser Person gesehen, die vom Hausarzt angefordert worden waren. Sie entsprachen alle der Norm. Er fühlt sich dafür verantwortlich, dass er die Sache nicht weiter verfolgt hat, und erzählt von diesem Traum:

> Er ist mit einem Freund in den sehr verwahrlosten Vororten einer Stadt und sieht eine Gruppe von Drogenabhängigen, zwei von ihnen kommen ihm entgegen.
>
> Er weiß, dass er seine Augen nicht abwenden darf, da die Drogenabhängigen, die wie echte Verbrecher aussehen, ihm näherkommen und ihn dann bedrohen würden. Irgendwann sieht er einen Aufzug und geht auf ihn zu, um hinaufzufahren. Als er einsteigen will, kommt einer der Drogenabhängigen auf ihn zu und versucht, etwas Geld – eine bescheidene Summe – aus seiner Tasche zu holen. Sein Freund drängt ihn, dem Drogenabhängigen das Geld zu geben, aber er wehrt sich dagegen, weil er weiß, dass dieser Kriminelle ihn um alles bringen wird, wenn er sich ihm nicht widersetzt.

* * *

Das Über-Ich scheint die Form einer kriminellen Organisation angenommen zu haben, die den Patienten vollständig zu beherrschen droht. Deshalb versucht er in seinem Traum, der Organisation Widerstand zu leisten. Im normalen Leben scheint dieser Arzt, der unter depressiven Episoden von klinischem Schweregrad gelitten hat, von einem Schuldgefühl beherrscht zu werden, das ihn ständig verfolgt. Dies veranlasst ihn, zwanghaft anderen zu helfen, wobei er seine eigenen Bedürfnisse völlig vernachlässigt.

Kapitel 5
Psychischer Rückzug

»Mit der Zeit wurde sie einer der vielen, die kein Gefühl dafür haben, daß sie als menschliche Wesen mit eigenem Recht existieren. Ohne daß sie es wußte, vollzog sich in ihrer Schulzeit und später im Beruf ein Leben, in dem der abgespaltene Anteil zur Geltung kam. Mit anderen Worten heißt dies, daß ihr Leben von ihrem eigentlichen Selbst, das in einer mehr und mehr organisierten Abstufung von Phantasien lebte, abgespalten war.«
(Winnicott, 1987, S. 40)

Psychischer Rückzug ist die häufigste und folgenreichste pathologische Organisation. Diesen psychischen Zustand zu konzeptualisieren, erlaubt uns, den Übergangsbereich – Spiel und Tagträume – von dem Bereich unterscheiden, der die psychische und emotionale Entwicklung behindert und das Kind in einen klaustrophilen Raum verbannt. Eine Reihe von Beispielen veranschaulicht die verschiedenen Arten des Rückzugs: sensorischer Rückzug, Identifikation mit imaginären Personen, sexualisierter und destruktiver Rückzug. In einigen Fällen wird der kindliche Rückzug zum Schmelztiegel, der die spätere psychotische Entwicklung hervorbringt.

Im vorhergehenden Kapitel habe ich die psychopathologischen Konstruktionen komplizierterer Patienten beschrieben und sie von den Abwehrstrategien unterschieden, die bei weniger schweren Fällen vorkommen.

Ich möchte nun auf eine weitere pathologische Struktur eingehen, die meiner Ansicht nach speziell bei schwierigen Patienten auftritt und sehr gefährlich ist, weil sie dazu neigt, nach und nach von dem gesunden Teil des Selbst Besitz zu ergreifen.

Steiners Buch *Orte des seelischen Rückzugs* (1998 [1993]) ist ein sehr effektiver und lobenswerter Versuch, diese Form der pathologischen Organisation theoretisch zu untersuchen.

Steiner versteht seelischen Rückzug als eine Ansammlung von Abwehrmechanismen und Objektbeziehungssystemen, die darin kulminieren, einen echten seelischen Ort zu schaffen, an den sich das Subjekt angesichts für ihn unerträglicher Emotionen zurückziehen kann. Er schreibt:

> »Der Rückzug fungiert dann als seelischer Bereich, in welchem man sich der Realität nicht mehr stellen muss, Phantasie und Omnipotenz ungeprüft weiterbestehen können und alles erlaubt ist. Diese Eigenschaft macht den Rückzug für den Patienten so attraktiv und schließt im Allgemeinen die Benutzung perverser und psychotischer Mechanismen ein.« (Steiner, 1998, S. 20)

Der Rückzug dient dem Schutz des Patienten vor paranoid-schizoiden und depressiven Ängsten und kann unterschiedliche Formen annehmen, die vom vollständigen Eintauchen in eine romantische Märchenwelt, in der alles idealisiert wird, bis hin zu masturbatorischem Rückzug reichen, der von pornografischer Erregung im Bann gehalten wird. Diese Rückzugsorte werden von omnipotenten Fantasien, perversen Beziehungen, Sadomasochismus sowie Narzissmus beherrscht – Elemente, die alle dem Selbst ein Gefühl von vermeintlichem Selbstvertrauen und Schutz vermitteln.

Die wichtigsten Folgen der Aktivierung pathologischer Organisationen sind nach Steiner der Rückzug aus Objektbeziehungen und die Hemmung psychischer Entwicklungsprozesse. In der Analyse lässt sich ein Rückzug daran erkennen, dass in Träumen gewalttätige und perverse Suchtstrukturen (Sekten, totalitäre Regime, kriminelle Banden bzw. Mafiabanden) oder verlassene Häuser, Grotten, Festungen bzw. Inseln auftauchen, auf die sich das Subjekt zurückzieht.

Der Rückzug – wie ich den Vorgang nennen möchte – kann über einen langen Zeitraum andauern, muss aber nicht statisch bleiben; tatsächlich breitet er sich gewöhnlich aus und übernimmt den Rest des Selbst. Dies erklärt die pathogene Macht einiger Rückzugsorte, die nach ihrer Etablierung in der Kindheit zu psychotischen Episoden im Erwachsenenalter führen können.

Psychisch abwesende Eltern merken oft nicht, dass ihr Kind nicht die sanfte, ruhige Person ist, die es zu sein scheint, sondern dass es sich tatsächlich in eine andere Welt zurückgezogen hat, in der es seine Psychopathologie entwickelt. Da sich durch den Rückzug der Kontakt zur emotionalen Realität allmählich verändert und die Wahrnehmung der Verlassenheit oder der emotionalen Abwesenheit der Eltern verlorengeht, bringen diese Kinder ihr Unbehagen nicht mehr zum Ausdruck. Einige von ihnen werden einen Rückzugsort einrichten, um schwierige oder traumatische Erfahrungen zu vermeiden, wie beispielsweise eine abwesende, ständig ängstliche oder aufdringliche Mutter. In diesen Fällen führen Störungen von außen dazu, dass diese Kinder keine guten Abhängigkeitserfahrungen machen können. Es ist wichtig, sich daran zu erinnern, dass dieser Prozess, sobald er einmal in Gang gesetzt wurde, von selbst voranschreitet.

Rückzug ist eine Abwehrmaßnahme, bedeutet aber auch und in erster Linie das Aufsuchen eines angenehmen Ortes, an dem der Patient sich in der Lage fühlt, seine eigenen

Objekte aus dem Nichts zu erschaffen. Dieser Ort muss unbedingt geheim gehalten werden, damit er weiterhin bestehen bleiben kann; genau dies geschieht bei der Analyse dieser Patienten, die die Anwesenheit dieses geheimen Ortes erst in einem fortgeschrittenen Stadium der Therapie preisgeben. Beharrliches Schweigen im Verlauf einer Behandlung entspricht häufig den Momenten, in denen der Patient seinen geheimen Rückzugsraum kultiviert.

Durch die ständige Identifikation mit Figuren aus der Fantasie hat der Rückzug von seinem Wesen her etwas Sensorisches. Diese Form der pathologischen Struktur führt zu Abhängigkeit und zieht den Rest des Gefühlslebens in Mitleidenschaft, wobei sie die Entwicklung der persönlichen Identität bisweilen irreversibel beeinträchtigt. Wie oben erwähnt, weist ein seelischer Rückzugsort eine Vielzahl von Strukturen auf, aber sein wichtigstes Merkmal besteht darin, dass er sich als eine ›andere Realität‹ darstellt, in welcher der Patient lebt.

In einer früheren Arbeit (De Masi, 2006) habe ich zwischen einer intuitiven Vorstellungskraft und der Flucht in die Phantasie unterschieden und betont, wie wichtig die Differenzierung zwischen einer positiven – für die Aufrechterhaltung einer offenen Zukunftsperspektive notwendigen – Vorstellungskraft ist, und den Konstruktionen von Parallelwelten, die von der Realität dissoziiert sind. Diese Konstruktionen stellen hochgradig pathogene Abwehrstrategien dar, da sie, auch wenn sie nicht besonders erfolgreich sind, emotionale Wahrnehmungsfunktionen verändern, die für die Integration des psychischen Lebens notwendig sind. Viele Kapitel im zweiten Teil dieses Buches sind Patienten gewidmet, die den psychischen Rückzug als Alternative zu Erfahrungen nutzen, die dazu dienen, den Kontakt mit der Realität und das psychische Wachstum aufrechtzuerhalten.

Hierfür gebe ich ein Beispiel, wenn ich die seelischen Rückzugsorte beschreibe, deren Strukturen sich aus den pathologischen Abhängigkeiten vom Internet ergeben (Kapitel 14). Der Rückzug in die Welt des Internets beginnt oft in der Kindheit und nimmt mit einer übermäßigen Abhängigkeit von Videospielen seinen Anfang.

* * *

Der sechsjährige Alberto wurde von seiner Mutter, die wegen seiner übermäßigen Abhängigkeit von Videospielen in Sorge war, zur Beratung gebracht. Seine Faszination für diese Welt endet nicht, wenn er aufhört zu spielen, sondern dauert danach noch stundenlang an. Alberto identifiziert sich mit den Figuren des Videospiels oder erfindet neue. Manchmal, sagt seine Mutter, fällt er auf den Boden und spielt »tot sein«. In jenem Moment scheint er wirklich nicht Teil dieser Welt zu sein und zieht sehr großes Vergnügen aus diesem psychischen Zustand. Dies fasziniert ihn so sehr, dass er es ständig wiederholt. Einmal nutzte er die Gelegenheit, dass seine Eltern mit Freunden im Garten waren, und war wirklich verschwunden. Die Erwachsenen suchten ihn überall und waren so besorgt, dass sie die Polizei alarmierten. Dann tauchte Alberto plötzlich völlig unbekümmert wieder auf; er war tatsächlich erstaunt darüber, wie besorgt seine Eltern waren. Er hatte keinen Gedanken an ihre Besorgnis verschwendet, sondern genoss die Vorstellung, dass er aus ihren Augen verschwunden war, während er sie sehen konnte.

* * *

Für Alberto scheint die Aufrechterhaltung einer Verbindung zur Realität eine geringere Bedeutung zu haben als der Rückzug in die Welt der Videospiele und Fantasie. Seine Versuche, »tot zu sein« oder für längere Zeit aus den Augen seiner Eltern zu verschwinden, werden zu einer aufregenden Erfahrung, sich immer wieder aus der Welt zurückzuziehen. Ich denke noch an drei weitere Fälle erwachsener Patienten, die sich daran erinnern, wie für sie als Kinder das »Verschwinden« – was »ein Abtauchen in eine andere Welt« bedeutete – genauso aufregend war.

Nicht Projektion auf die Welt oder Neugierde, sondern die Mobilisierung der Wahrnehmungsorgane tragen dazu bei, dass sich beim Patienten ein typisches, künstliches Gefühl des Wohlbefindens einstellt, das für diesen Zustand charakteristisch ist. In der Fantasie virtuelle und parallele Welten zu errichten, übt eine hohe Verführungskraft aus, die den Patienten daran hindert, deren Pathogenität zu erkennen.

Wenn diese Welten im klinischen Material oder in Träumen erscheinen, so ist es wichtig, sie dem Patienten im Detail zu beschreiben. Er kann dann das Angenehme durch das ersetzen, was für seine Psyche gut und nützlich ist.

Beispiele für verschiedene Formen des psychischen Rückzugs

Ich möchte nun kurz auf einige Formen des psychischen Rückzugs eingehen und deren Entwicklung schrittweise verfolgen.

Sensorischer Rückzug

Eine Patientin kämpfte nach einem Krankenhausaufenthalt mit ihren Zuständen verzweifelter Einsamkeit, indem sie sich psychotischen Fantasien hingab: Mit angezündeter Zigarette in der Hand entwickelte sie eine ekstatische, lustvolle Vision – die Illusion, ein Scheich zu sein, der von tanzenden Mädchen umgeben ist. Jedes Mal, wenn sie nicht mehr in dieser psychischen Verfassung war, wurde sie von einem Gefühl der Depersonalisierung und Panik ergriffen; sie konnte sich an nichts über sich selbst oder die Welt, die sie ausgelöscht hatte, erinnern und sprach dann von psychischen Infarkten.

* * *

Dieses Beispiel zeigt, wie die Schaffung einer »anderen« sensorischen Realität die konkrete Auslöschung der psychischen Realität beinhaltet. Dies wird der Patientin erst im Nachhinein bewusst, wenn der ekstatische Zustand nachlässt.

* * *

Ein weiteres Beispiel ist ein fünfundzwanzigjähriger Patient, der aus verschiedenen Gründen zur Analyse kam, von denen der wichtigste seiner Meinung nach sein Fetisch für Haare war, den er lange gehegt hatte. Diese Manie hatte begonnen, als er klein war und gerne Mädchen mit langen Haaren malte; auch jetzt noch genießt er es, die Haare seiner Freundin zu trocknen und auszukämmen. Er träumt davon, selbst lange Haare zu haben und in seiner Fantasie trägt er einen langen Zopf, der hinter ihm schwingt. Wenn er sich in seiner Fantasie auf Haare konzentriert, erreicht er einen ekstatischen Zustand der Glückseligkeit, wobei er gelegentlich masturbiert. Diese Leidenschaft für Frauenhaare scheint mit einer infantilen erotisierten Beziehung zum Körper seiner Mutter in Verbindung zu stehen, deren Unterwäsche er früher trug.

Der Patient wirkt sehr kindlich und spricht oft affektiert bzw. ziemlich schwülstig. In einer Sitzung beschreibt er, wie er anfing, sich bereits beim Aufwachen Fantasien über Haare zu machen, was dazu führte, dass er masturbieren wollte. Aber dann hatte er begonnen, sich an seine früheren Schulfreunde zu erinnern und er hatte etwas Wichtiges über einige Streitigkeiten verstanden, die die Beziehung zu ihnen verdorben hatten. »Ich hatte Lust zu masturbieren, aber nach diesen blitzartigen Erinnerungen wollte ich nicht mehr und spürte, dass diese Intuitionen die Fantasien auslöschten, die ich darüber hatte, lange Haare zu tragen.«

* * *

Dies ist ein sehr wichtiger Abschnitt. Der Patient selbst beginnt zu unterscheiden zwischen seinem Zustand des sensorischen Wohlbefindens einerseits, den er in dem Moment erschafft, in dem er im Besitz des Fetischobjekts ist, und andererseits seiner psychischen Verfassung, in der er sich von seinem Lustempfinden nicht verführen lässt, in der er nachdenken und reflektieren kann. In dieser Sitzung scheint der Patient ein erstes Bewusstsein für die Art seines sensorischen Rückzugs zu entwickeln und zu spüren, wie dieser seine Denkfähigkeit auslöscht.

Als Fantasiegestalt leben

Ein Vater bittet telefonisch um einen Termin für seine Tochter, der es sehr schlecht geht: Sie hat es seit zwei Jahren nicht mehr geschafft, zur Schule zu gehen, und verbringt den ganzen Tag zu Hause. Ihre Psychotherapie hat sie vor zwei Jahren abgebrochen. Sie schläft von morgens bis in den späten Nachmittag und bleibt nachts wach, um mit den Menschen zu kommunizieren, die sie im Internet kennengelernt hat. Sehr früh, vor der Morgendämmerung, verlässt sie alleine das Haus und kehrt um acht Uhr zurück, wenn sich allmählich die Straßen mit Menschen auf dem Weg zur Arbeit füllen. Manchmal bleibt sie draußen, versteckt sich in einer dunklen Ecke der Stadt, in der sie lebt, und ihre Eltern müssen sie suchen und nach Hause bringen.

Die achtzehnjährige Agnese kommt mit ihrem Vater zur ersten Sitzung. Sie trägt ein langes schwarzes Kleid mit einer Kopfbedeckung im Stil des 19. Jahrhunderts und sieht auf den ersten Blick wie eine Nonne aus. Ihre Lippen, die so schwarz geschminkt sind wie ihr Kleid, heben sich scharf von der Todesblässe ihres Gesichts ab.

Das Gespräch dreht sich um ihre Kleidung. Agnese sagt, ihr Kleid sei ein Dark-Gothic-Lolita-Kleid. Sie mag es nicht besonders, weil es in Italien hergestellt wurde; sie wartet gerade auf einige japanische Kleider, die sie auf der Website des Rocksängers Mana bestellt hat. Mana ist ein männlicher Transvestit; für Agnese ist er ein Gott. Wenn sie die bestellten Kleider bekommt, wird sie zu einer von Manas kleinen Puppen und hat das Gefühl, sie gehöre zu der Gruppe der besonderen Menschen, die ihn umgeben.

Einer der Gründe, warum sie tagsüber nicht das Haus verlässt, besteht darin, dass ihre Haut durch die Sonne eine andere Farbe annehmen könnte als Manas sehr weiße Pigmentierung.

In den darauffolgenden Sitzungen beschreibt sie, was sie an der Todesblässe von Leichen fasziniert.

Sie lädt japanische Filme aus dem Internet herunter, die abscheuliche Figuren zeigen, von denen sie begeistert ist: kannibalistische Szenen, Geschichten von Prostituierten, die superreich geworden sind, oder inzestuöse Töchter, die ihre Väter ermorden. Sie fühlt sich auch krankhaft zu Blut hingezogen; wenn sich beispielsweise ein Autounfall ereignet hat, möchte sie die verletzte oder sterbende Person sehen.

Während der Auseinandersetzungen mit ihrer Mutter, die Agnese nicht versteht und immer an ihrer Seite kleben will, äußert sie wiederholt destruktive Fantasien. Sie will wie die Protagonistin einer japanischen Zeichentrickserie sein, die mit ihren Gedanken alles zerstören kann, was sie will. Sie hasst auch ihre Mutter, die sie in einen Brunnen geworfen hat. Agnese glaubt, dass Hexen wirklich existieren und dass ihnen von Dämonen Kräfte verliehen wurden, damit sie überall das Böse verbreiten können. Sie schreibt, wenn sie kann, Kurzgeschichten oder Gedichte, die alle sehr hoffnungslos, dunkel oder makaber sind. Sie sagt, sie hasse die Welt und empfinde nichts angesichts menschlichen Leids. Sie fantasiert oft darüber, sich umzubringen, weil sie sich dann einem Schulfreund anschließen könnte, den sie mochte und der sehr jung an Leukämie starb. Sie kannte ihn kaum und fügt hinzu, dass sich zwei Menschen besser kennen, wenn sie sich nicht sehen… Sie schaut sich immer Filme mit blutiger Handlung an. Sie erregt sich selbst auf diese Weise; sie nimmt an dem Bösen teil, weiß aber, dass sie niemandem Schaden zufügt. Seit einiger Zeit ritzt sie sich gerne mit kleinen Schnitten an ihren Armen: Sie genießt es, Schmerzen zu empfinden.

Sie kann oft nicht schlafen, weil sie von dem Anblick zweier roter Augen, die sie anstarren, gequält wird. Wenn sie ein Bad nimmt, hat sie Angst, dass früher oder später Blut aus den Wasserhähnen sprudelt. Doch in ihrer Vorstellung möchte sie gerne tot sein, in einem Zustand der Ruhe und frei von Ängsten.

In diesen Sitzungen erzählt Agnese einen Traum, der von Angst geprägt ist. Sie ist am Meer und im Wasser ist ein Hai, der sie anstarrt. Während sie auf ihn zurückblickt, merkt sie, dass sie die gleichen Augen hat wie der Hai. Sie hat nicht die Zeit, dies vollständig zu begreifen, da der Hai mit seinen nadelspitzen Zähnen auf sie zukommt und sie verschlingt.

* * *

Die Patientin fühlt sich von der Großartigkeit der Mana-Figur angezogen, die sie verführt und sie glauben lässt, dass es ein überirdisches Leben ohne Begrenzungen und alltägliche Frustrationen gibt. Mana nährt ihr Gefühl des unendlichen Hasses auf die Welt; dies ist einer der Gründe, weswegen sie zu einem nächtlichen Geschöpf geworden ist, das den Blicken anderer Menschen entflieht. Sie hat eine *andere Wirklichkeit* entworfen, in der alles schön und zart ist und einen Gegensatz zu den Monstrositäten und Obszönitäten der realen Welt darstellt.

Doch dieser Rückzugsort wird nicht nur von idealisierten Figuren bevölkert, sondern auch von gefährlichen Körpern, barbarischen, böswilligen Frauenfiguren: Genau davon geht die Gefahr aus, dass zerstörerische Gestalten (Hexen, inzestuöse oder mörderische Töchter) in ihr Leben eindringen und es vollständig beherrschen; dabei riskiert sie es, sich voll und ganz mit diesen Figuren zu identifizieren. Der Traum zeigt in der Tat die Gefahr auf, dass Agnese den Kontakt zu ihren guten Anteilen verliert und von einem wilden Tier vollständig verschlungen wird.

Sexualisierter Rückzug

Ein spezifisches Merkmal des psychischen Rückzugs besteht darin, dass die davon betroffene Person sich nicht mehr orientieren kann und sich verstrickt. Ein Beispiel hierfür wird im Traum einer Patientin genau beschrieben, der die verführerische und verwirrende Macht eines sexualisierten Rückzugs im Fokus hat.

* * *

Die fünfundzwanzigjährige Franca kam zur Analyse, weil sie »zahlreiche emotionale Probleme« hat; hierzu gehört auch ihr mangelnder Erfolg in der Beziehung zu Männern, auch wenn dies etwas ist, was sie sich wünscht.

Sie hatte nie irgendwelche wichtigen emotionalen Beziehungen, außer mit einer oder zwei Freundinnen während ihrer Jugendzeit. Sie räumt ein, dass sie eine Fantasiewelt hat, die von männlichen Figuren bevölkert ist, mit denen sie sich eine wunderbare Zukunft vorstellt. Sie glaubt beispielsweise, dass Roberto, ein Basketballspieler der Nationalmannschaft, sich wahnsinnig in sie verlieben und der Mann ihres Lebens sein wird.

Das Verwirrende an ihrem Rückzug offenbart sich in einem Angsttraum, den sie unmittelbar nach Therapiebeginn in die Analyse mitbringt.

> »In meinem Elternhaus in meiner Kindheit gab es ein junges Mädchen. Ich missbrauchte sie, sie berührte mich und ich berührte sie. Dann war sie plötzlich erwachsen und wollte weitermachen, aber ich sagte ihr, dass dies nicht richtig sei und dass sie so etwas normalerweise mit einer Person machen sollte, die sie liebt. Sie antwortete, daran sei nichts falsch und alles sei in Ordnung. Ich wollte aber nicht und sagte, es sei alles ein Irrtum... es sei schrecklich.«

Die Patientin ergänzt, dass sie sich den ganzen Vormittag lang gefragt habe, ob sie als kleines Mädchen vielleicht missbraucht worden sei. Dann spürte sie, dass das Kind im Traum sie selbst war. Das Ding steckt unmittelbar in ihr.

Bei der Deutung des Traums geht es um ihre Angst, von einer Kraft beherrscht zu werden, die sie zu einem sexualisierten Rückzug treibt – eine Situation, die ihre Entwicklung seit ihrer Kindheit begleitet hat (im Traum ist es ihr Elternhaus).

Sie befürchtet, dass diese Struktur sie dominieren und daran hindern könnte, andere wichtige Beziehungen einzugehen.

Franca beruhigt sich nach dieser Deutung und ergänzt: »Seit meiner Kindheit übten sexuelle Reize frühzeitig eine große Faszination auf mich aus ... zu Hause gab es Pornomagazine, und auch erotische Filme haben mich erregt. Sehr früh entdeckte ich dann die Masturbation und schottete mich ab. Ich schrecke vor echtem Kontakt zurück; ich habe Angst vor einer echten Beziehung. Ich weiß, dass ich aus dieser geschlossenen Welt herauskommen muss, in der ich mich einschließe und in der mich selbst befriedige, aber ich habe Angst.«

* * *

Bei dieser Patientin gibt es offensichtlich einen Konflikt zwischen der psychopathologischen Konstruktion (dem sexualisierten Rückzug) und dem gesünderen, beziehungsoffenen Teil des Selbst. In ihrem Traum befürchtet Franca, dass der Rückzug sie verführt und völlig gefangen nimmt. Auch wenn der masturbatorische Rückzug bereits in der Kindheit als mögliche Reaktion auf eine Umgebung begann, die nicht genügend auf sie einging, so hat sich diese Struktur im Laufe der Jahre verfestigt und greift auf den Rest des Selbst über.

In jedem Fall repräsentiert der sexualisierte Rückzug die psychopathologische Struktur, die der Art und Weise zugrunde liegt, wie perverse Patienten funktionieren, und aus der sie ihr ekstatisches, sexuelles Vergnügen schöpfen. In Kapitel 10, das sich mit Pädophilie beschäftigt, wird eine solche Situation näher beschrieben, die wir – wenn auch sporadisch – ebenfalls bei Borderline-Patienten und manchen Psychotikern vorfinden. In diesen Fällen steht der sexualisierte Rückzug jedoch nicht im Zentrum des psychopathologischen Zustandes eines Patienten, sondern repräsentiert eine der möglichen Strukturen, die neben anderen bestehen. In seinem Buch *Sexual States of Mind* (1973) nennt Meltzer viele Beispiele dieser psychischen Verfassung, ohne jedoch darauf hinzuweisen, dass sie Teil der psychopathologischen Konstruktion des psychischen Rückzugs sind.

Destruktiver Rückzug

Beim destruktiven Rückzug wird das Selbst von einer pathologischen Figur beherrscht, die von einer kriminellen Strategie inspiriert ist und die idealisiert und verehrt wird. Der kriminelle Kern übt seine Macht über den Patienten aus, indem er ihn mit einer Reihe falscher Versprechungen erschreckt oder verführt. Ein Beispiel hierfür haben wir im Kapitel über psychopathologische Konstruktionen kennengelernt (Kapitel 4): Vittorio verriet dem Analytiker erst nach einer gewissen Zeit, dass er sich mit dem römischen Kaiser Nero identifiziert, der seine Gewalttaten und seinen Anspruch auf zerstörerische Rache rechtfertigte.

Einen weiteren schwierigeren Fall beschreibe ich im Kapitel über die perverse Faszination der Destruktivität (Kapitel 13), von der Alfredo ergriffen war – ein junger Patient, der von einer Art mörderischen Nazi-Organisation beherrscht wurde. Er stellte sich vor, er lebe in einem Bunker und würde als Chirurg operieren; er war von dem Gedanken begeistert, für das Leben und den Tod anderer verantwortlich zu sein. Der Anblick von Blut erregte ihn so sehr, dass er anfing, seinen eigenen Körper als Objekt der Folter zu sehen, sich selbst Schnittwunden zuzufügen und zu verletzen.

Wie bereits erwähnt, ist die destruktive Organisation wie eine Bande strukturiert, die alle ihre Mitglieder so kontrolliert, dass sie aktiv mitarbeiten müssen und die Gruppe nicht verlassen können.

Sobald der Patient erste Fortschritte macht, tauchen Träume auf, die seine Versuche des Aufbegehrens zusammen mit den Vergeltungsmaßnahmen und Drohungen einer Bande aufzeigen, die häufig als eine Gruppe von Hooligans oder eine echte mafiöse Organisation repräsentiert wird (Meltzer, 1973; Rosenfeld, 1971).

Es erscheint mir äußerst wichtig, Folgendes zu verstehen: Der seelische Rückzug schwieriger Patienten weist keine statische Struktur auf, sondern hat die Tendenz, sich weiterzuentwickeln und von dem Rest des Selbst Besitz zu ergreifen. Es handelt sich – anders ausgedrückt – um eine *innerpsychische wahnhafte Struktur*, die dazu neigt, den gesunden Teil zu verführen, wobei es zu einer fortschreitenden Verzerrung der emotionalen Realität kommt.

Umweltfaktoren bei der Genese des psychotischen Rückzugs

Meine Hypothese lautet: Kinder, die dazu neigen, psychotisch zu werden, hatten in der Regel Eltern, die nicht nur nicht wussten, wie sie die emotionalen Projektionen ihres Kindes gefühlsmäßig aufnehmen sollten, sondern die manchmal auch mit ihren eigenen pathologischen Anteilen in das Kind eingedrungen sind. In diesem Fall stellt der Rückzug eine Abwehrmaßnahme dar, die das Kind schützt und es von jeglichem Kontakt mit der Welt der Beziehungen ausschließen soll. Im Falle von Kindern, deren Schicksal es ist, psychotisch zu werden, bildet Rückzug einen Schmelztiegel, in dem der psychotische Teil des Ichs befeuert wird, um von dem gesunden Teil Besitz zu ergreifen. Ich werde die Entwicklung dieses Prozesses in den Kapiteln über psychotische Zustände noch besser und ausführlicher erläutern. Ich möchte betonen, dass diese Kinder eine parallele sensorische Welt entwerfen, eine »andere Welt«, die von imaginären Fantasien gespeist wird. Diese Fantasien begleiten die Kinder während ihrer gesamten Existenz und lösen letztendlich wahnhafte Erlebnisse aus. Im Falle eines psychotischen Rückzugs gibt es einen *geheimen* Ort, den nur der Patient kennt.

Der Begriff »Dissoziation« impliziert also keine vertikale Spaltung, die im Inneren des Selbst stattgefunden hat, bei der ein Teil nicht weiß, was der andere verbirgt; im Gegenteil, es gibt eine Welt des psychotischen Rückzugs, die nur durch sensorische und imaginäre Fantasien aufrechterhalten wird und niemals mit der Realität in Berührung kommt. Anders ausgedrückt: Es ist – um ein Bild aus der Optik zu verwenden –, als wenn der Patient sein Blickfeld in zwei Teile aufteilen könnte: Mit dem einen Auge sieht er die Konstruktion des sensorischen Rückzugs, mit dem anderen sieht er die Realität; da beide Blickfelder sich nie überschneiden, sieht er nie mit beiden Augen, was zu einer Erkenntnis führen könnte. Beide Augen funktionieren getrennt voneinander und schauen parallel, ohne dass sich die Blickfelder jemals begegnen. Sobald der Patient die Welt der dissoziierten Fantasie betritt, blockiert er den Zugang zur Wahrnehmung der realen Welt. Um eine andere Metapher zu verwenden: Seine Psyche funktioniert wie ein Radio, das alle anderen Radiostationen ausschließt, sobald es auf eine Station eingestellt ist.

In diesem Kapitel habe ich versucht zu zeigen, dass der psychische Rückzug eine mentale Organisation darstellt, die zu einer ständigen Quelle der Pathologie wird, da sie das Individuum während seiner gesamten Existenz begleitet. Psychischer Rückzug bedeutet nicht nur, einen Ort aufzusuchen, an dem man innehalten kann, um sich vor Ängsten zu schützen, sondern er lässt sich zunächst mit einem Schmelztiegel vergleichen, der alternative Realitäten zur wirklichen Welt hervorbringt. Der Rückzug entspricht der Schaffung einer sensorischen und imaginären Realität, die der emotionalen und psychischen Entwicklung die Lymphflüssigkeit entzieht, da sie die Kanäle verschließt, die den wachstumsfördernden Erfahrungen Durchgang gewähren. Psychischer Rückzug schwächt und verschlimmert in unterschiedlichem Ausmaß vor allem das Gefühl für die Identität als Person, sei es, dass es sich bei dem Rückzug um eine Ansammlung lustvoller Träumereien handelt oder – wie bei einem psychotischen Zustand – um die extremen Formen einer dissoziierten Welt.

Ich möchte nun ein paar Worte zu der Haltung sagen, die wir einnehmen sollten, um dem Patienten zu helfen, einen Weg aus seinem Rückzug zu finden.

Der Patient erzählt dem Analytiker nur sehr selten von der Existenz seines Rückzugsortes, den damit verbundenen sensorischen Phantasien und der Art und Weise, wie er davon Gebrauch macht; tatsächlich verteidigt er den Rückzug und schätzt ihn als einen geheimen und wertvollen Ort. Es liegt also an der Fähigkeit des Analytikers, die Existenz dieses Ortes und dessen Merkmale ausfindig zu machen, damit ein Transformationsprozess stattfinden kann. Danach kann der Analytiker die Ziele des Rückzugs beschreiben und die negativen Konsequenzen des wiederholten Aufsuchens eines Rückzugsortes aufzeigen, deren sich der Patient überhaupt nicht bewusst ist. Obwohl dem Patienten *bewusst* ist, dass er ein geheimes Leben führt, das sich an seinem Rückzugsort abspielt, *nimmt* er die destruktiven Auswirkungen auf seine Persönlichkeit nicht *wahr*.

In Wirklichkeit saugt der Rückzug seine lebenswichtige Energie auf und schadet seiner emotionalen Entwicklung, da er eine einfache Alternative zu der Welt der Beziehungen bietet. Es überrascht nicht, dass diese Patienten in ihrem äußeren Leben den Eindruck fehlender Lebendigkeit erwecken und gleichgültig gegenüber dem erscheinen, was um sie herum geschieht; außerdem sind sie nicht in der Lage, die Aufgaben zu erfüllen, die das tägliche Leben ihnen abverlangt. Sämtliche Unternehmungen in der realen Welt machen ihnen Angst.

Bei unserer analytischen Arbeit geht es vor allem darum, die Wahrnehmung des Patienten zu stärken, indem wir ihm immer wieder die Dynamik vor Augen führen, wie sein pathogener Anteil ihn zum Rückzug verlockt: Er beschneidet seine Beziehungen und bietet dem Patienten falsche Vorteile eines von der Realität abgekoppelten Lebens an. Aufgrund meiner klinischen Erfahrung glaube ich, dass intrapsychische Deutungen – Deutungen, welche die Dynamik und die wechselseitige Beziehung zwischen den gegensätzlichen Anteilen des Selbst beschreiben – am sinnvollsten sind, um den Erkenntnisprozess des Patienten zu unterstützen.

Deutungen des Übertragungsgeschehens, die den Nutzen sichtbar machen, den der Patient aus der Beziehung vom Analytiker zieht, sind offensichtlich wichtig. Sie sind aber nicht so effektiv, wenn wir dem Patienten helfen wollen, sich des anhaltenden Schadens bewusst zu werden, den er sich selbst und seiner Denkfähigkeit zufügt. Mit anderen Worten, in meiner Behandlung gehe ich bei psychischem Rückzug von einer Abhängigkeitsstruktur aus, die einen Menschen seiner Vitalität beraubt und sein emotionales Wachstum der Verführungskraft des sensorischen Lustempfindens opfert.

Nur auf diese Weise kann meines Erachtens eine Verbindung hergestellt werden zwischen dem gesunden Anteil, der immer Gefahr läuft, durch die durch den Rückzug gebotenen Anreize verstrickt und geschwächt zu werden, und der Arbeit des Analytikers. Diese hat das Ziel, dem Patienten dabei zu helfen, sich aus seiner Verwirrung zu befreien, um letztendlich zwischen dem, was angenehm ist, sich aber als negativ erweist, und dem, was gut und konstruktiv ist, unterscheiden zu können.

Kapitel 6
Das Über-Ich bei schwierigen Patienten[5]

»Das Verhalten des Über-Ichs wäre, was bisher nicht geschehen ist, bei allen Formen psychischer Erkrankung in Betracht zu ziehen.«
(Freud, 1924b, S. 391)

Das Über-Ich bei schwierigen Patienten lässt sich häufig mit einer negativen Kraft gleichsetzen, die psychisches Wachstum bekämpft und seine Macht durch Drohungen und Einschüchterungen ausübt. In diesem Fall handelt es sich um eine Struktur, die ihre Schutzfunktion umgekehrt hat und eine bösartige, wahnhafte oder neidische Gestalt angenommen hat. Während das primitive Über-Ich allmählich transformiert werden kann, indem der Analytiker es annimmt, versteht und gedeutet zurückgibt, erfordert seine pathologische Organisation spezifische Interventionen, damit der Patient deren Eigenart, Ziele und pathogene Wirkung verstehen kann.

In den Los Angeles-Diskussionen (Bion, 1978, S. 5) stellt Bion fest, dass man ein Kind nur anschauen und vorwurfsvoll »Ach!« sagen muss, um zu sehen, wie es schuldig zurückschreckt, bevor es überhaupt über irgendwelche Sprachkenntnisse verfügt – so könnte man zumindest meinen. Er fügt hinzu, dass wir, um ein moralisches System zu verstehen, auf den Begriff »Über-Ich« zurückgreifen müssen, der etwas suggeriert, das über allem anderen steht, während es in Wirklichkeit sehr wahrscheinlich unter allem anderen angesiedelt ist. Mit seiner Behauptung, dass die Macht moralischen Verhaltens auf Drohungen und Angst beruht, lenkt Bion die Aufmerksamkeit auf die zweideutige Position des Über-Ichs, das sowohl Ausdruck eines Moralsystems ist, als auch sehr früh die Pathologie prägt.

Die verschiedenen Schulen der psychoanalytischen Theorie zeigen unterschiedliche Schwerpunkte in ihrer Auffassung von der Funktion des Über-Ichs und des Ich-Ideals, und ihre Therapieansätze variieren entsprechend ihrer jeweiligen Hypothesen. In Anbetracht des Ursprungs, der Bedeutung und der Funktion des Über-Ichs

5 Überarbeitete und erweiterte Fassung eines ursprünglich 2002 auf Italienisch in *Rivista di Psicoanalisi*, S. 517–535, veröffentlichten Artikels.

und des Ich-Ideals sind meiner Meinung nach diese beiden Entitäten sehr anfällig für die pathologischen Verzerrungen, die wir in der klinischen psychoanalytischen Arbeit beobachten. Im Grunde genommen haben wir als Psychoanalytiker mit dem »normalen« Über-Ich zwar wenig Erfahrung, wir sind aber daran gewöhnt, Patienten mit einem krankhaften oder scheinbar fehlenden Schuldgefühl zu begegnen.

In diesem Kapitel versuche ich, die Formen zu beschreiben, in denen sich bestimmte pathologische Aspekte des Über-Ichs und Ich-Ideals in der klinischen psychoanalytischen Arbeit manifestieren. Zunächst müssen wir aber zwischen dem primitiven Über-Ich und seinem pathologischen Gegenstück unterscheiden. Während es sich in manchen klinischen Situationen um ein Über-Ich handelt, dessen primitive Aspekte im Vordergrund stehen, trifft man in anderen Fällen auf psychopathologische Strukturen, die nicht vom primitiven Über-Ich herrühren, selbst wenn sie dessen verführerische, dominante und einschüchternde Aspekte teilen.

Das Über-Ich zwischen Normalität und Pathologie

Das Über-Ich als Begriff und definierte Entität wurde von Freud zum ersten Mal in *Das Ich und das Es* (1923b) identifiziert, obwohl er bereits zuvor dessen Funktionen bei der Zensur von Träumen, Verdrängung und unbewussten Schuldgefühlen beschrieben hatte, ohne den Funktionen jedoch einen Namen zu geben. In *Das Ich und das Es* ist das Über-Ich vom Ich getrennt und stellt eine psychische Instanz dar, die innerhalb einer dreigliedrigen strukturellen Unterteilung des psychischen Apparats bestimmte Beziehungen zu den anderen Instanzen (dem Ich und dem Es) hat. Freuds Beitrag aus dem Jahr 1923 knüpft an sein früheres theoretisches Modell und an die Beschreibung des Ich-Ideals in *Zur Einführung des Narzißmus* (1914c) an. In seiner Abhandlung über Narzissmus macht Freud das Ich-Ideal sowohl für die kindliche Omnipotenz verantwortlich als auch für die Veränderungen in der Selbst- bzw. Objektwahrnehmung bei Verliebten und in den Phänomenen der kollektiven Unterwerfung unter einen Führer. Freud zieht in dieser Arbeit eine scharfe Grenze zwischen Idealisierung und Sublimierung. Während Letztere den Trieb betrifft, hängt Erstere mit dem Objekt zusammen. Das Ich-Ideal ist Ausdruck des Narzissmus, der das Subjekt dazu bringt, sowohl das Selbst als auch das Objekt zu idealisieren. Freud zeigt, dass sich das Ich-Ideal auf Kosten der Sublimierung bildet, die blockiert ist. Die Idealisierung wirkt sich nachteilig auf die Sublimierung aus, denn je mehr das Ideal in den Vordergrund rückt, desto stärker werden die Anforderungen an das Ich, sich für das Ideal einzusetzen, und desto mehr werden restriktive und kritische Elemente hervorgehoben. 1923 verwendet Freud die beiden Begriffe Über-Ich und Ich-Ideal als Synonyme und bezieht sich nicht mehr auf das Ich-Ideal als eine vom Über-Ich getrennte und unabhängige Entität. Von den französischsprachigen Psychoanalytikern, ganz besonders beispielsweise von Chasseguet-Smirgel (1973), werden die beiden Begriffe jedoch häufig unterschieden und miteinander verglichen. Diese Autoren unterscheiden auch zwischen *Ich-Ideal* und *Ideal-Ich*, obwohl die beiden Entitäten bei Freud nicht als getrennte Begriffe vorkommen. Das Ideal-Ich repräsentiert eine primitivere Struktur, es ist Ausdruck von Narzissmus und Omnipotenz, während im Bereich des Ich-Ideals die Merkmale eines sublimierten Idealzustandes und der Moral weiterhin sichtbar sind. Schließlich gibt es das *Über-Ich-Ideal*, ein Begriff, der von Meltzer (1973) eingeführt wurde. Das Über-Ich-Ideal verbindet das Ich-Ideal mit der depressiven Position und gilt als Quelle der Inspiration und Kreativität.

Da es für klinische Zwecke nach wie vor nützlich ist, zwischen den beiden Begriffen zu unterscheiden, werde ich die pathologischen Transformationen sowohl des Ich-Ideals als auch des Über-Ichs in Betracht ziehen.

Freud versäumt es in seiner Theorie, die Kluft zwischen der Entstehung des normalen Über-Ichs und seines pathologischen Gegenstücks zu überbrücken. In *Trauer und Melancholie* (1917e) bezieht er sich auf ein Gewissen, das von einem stark ausgeprägten Sadismus durchdrungen ist und einen intrapsychischen Teufelskreis in Gang setzt. In *Das Ich und das Es* (1923b) beschreibt er dagegen ein Über-Ich, das durch die Introjektion elterlicher Vorstellungen entsteht und sämtliche Werturteile repräsentiert. In der Konzeption des Über-Ichs bleibt bei Freuds durchgehend komplizierter Konstruktion eine Polarität offenkundig: Einerseits wird das Über-Ich als Ausdruck von Sozialität und positiver Identifikation mit der Vaterfigur gesehen, andererseits ist es Erbe der kannibalischen Zerstörungskraft der Melancholie.

Der Aggressionstrieb ist ein wichtiger, impliziter Bestandteil der Konzeption der Über-Ich-Pathologie von Freud; er schreibt über Melancholie: »Was nun im Über-Ich herrscht, ist wie eine Reinkultur des Todestriebes« (1923b, S. 283), während er später in *Das ökonomische Problem des Masochismus* (1924c) feststellt, dass durch die »Entmischung des Todestriebes« das Über-Ich grausam und unerbittlich gegenüber dem Ich wird. In *Das Unbehagen in der Kultur* (1930a) heißt es, die Aggression des Über-Ichs werde gegen das Ich selbst gerichtet und in ein Schuldgefühl verwandelt. In Anbetracht all dieser Tatsachen vertritt Freud die Auffassung, dass sich die Strenge des Über-Ichs nicht mehr mit der der wirklichen Eltern deckt, sondern vielmehr von einer Kombination aus umweltbedingten und angeborenen konstitutionellen Faktoren abhängt.

Melanie Klein geht von Freuds Analyse des Krankheitsverlaufs der Melancholie aus und stellt fest, dass das infantile Über-Ich im Wesentlichen sadistisch ist, und sie postuliert, dass dies auf die Grausamkeit und Erbarmungslosigkeit der ersten Introjektionen zurückzuführen ist. Deshalb ist es ihrer Ansicht nach das wichtigste Ziel der Kinderanalyse, das Über-Ich wohlwollender zu machen und es nicht zu stärken, wie dies von Anna Freud (Klein, 1927a) vertreten wurde. Das Über-Ich deckt sich nicht mit den Introjektionen der Eltern, sondern entwickelt sich spontan aus den sadistischen Fantasien des Kindes (Klein, 1927b). In der paranoid-schizoiden Position ist das Über-Ich selbst das böse Objekt, das mit allen Mitteln zerstört werden muss.

Klein (1963) hebt das Ideal-Ich nicht besonders hervor und geht davon aus, dass das Ich-Ideal der ideale, omnipotente Teil des Selbst sei – eine Konzeption, die Freud vertrat, bevor er seine Vorstellungen vom Über-Ich entwickelte. Sie hält die Idealisierung des Objekts für eine Abwehrstrategie gegen Verfolgung, wobei die Verschmelzung mit dem idealisierten Objekt eine anfängliche Abwehr der Vernichtungsangst darstellt.

Kleins Neuerung bestand darin, die Eigenschaften des primitiven Über-Ichs mit dem Zerstörungstrieb in Verbindung zu bringen. Sie führt das Schuldgefühl eines depressiven Patienten darauf zurück, dass er ein Übermaß an unbewusstem Hass empfindet und wahrnimmt, dass dieser Hass das Objekt zerstören könnte (Klein, 1935). Ein Teil der Schuld ist auf die ideellen Ansprüche des Objekts zurückzuführen: Objekte sind entweder extrem böse oder vollkommen perfekt; mit anderen Worten, das geliebte Objekt ist äußerst moralisch und fordernd (Klein, 1948). Das primitive Über-Ich hat seinen Ursprung im Todestrieb und in der Gewalt, die das Kind auf frustrierende Objekte ausübt und von der es sich bedroht fühlt. Während das primitive Über-Ich einerseits die Grausamkeit aufrechterhält, begründet andererseits die Introjektion des guten Objekts dessen gutwilligen Aspekt.

Auch Freud beschreibt den schützenden Aspekt des Über-Ichs, den er mit der Liebe der Eltern in Zusammenhang bringt. Am Ende seines Vortrages »Der Humor« (1927d) stellt er fest, dass die Tatsache, dass das Über-Ich versucht, das Ego zu trösten und vor Leid zu schützen, nicht im Widerspruch zu seinem Ursprung in der elterlichen Autorität steht.[6]

6 Diese kurzen einleitenden Anmerkungen sind meiner früheren historisch-kritischen Abhandlung über das Über-Ich entnommen (De Masi, 1989).

Die Pathologie des Über-Ichs

Das Über-Ich in der Melancholie

Nach Freud (1917a) und Abraham (1973 [1924]) veranlasst die Vorstellung des Melancholikers, nicht geliebt zu werden, dem Liebesobjekt ständig vorzuwerfen, es sei unzulänglich und wertlos. Dies bildet die Grundlage für eine sadomasochistische Form der Objektbeziehung, bei der sich der sadistische Aspekt in wiederholten, auf das Objekt gerichteten Anschuldigungen der Unvollkommenheit manifestiert. Die masochistische Aspekt besteht dagegen darin, die Position eines unglücklichen Opfers einzunehmen: Der Melancholiker quält das Objekt, wodurch er sich wiederum gequält fühlt. Diese unglückliche Objektbeziehung spiegelt einen inneren Konflikt zwischen dem Über-Ich und dem Ich des Patienten wider, bei dem das Über-Ich das Ich der Unwürdigkeit bezichtigt, während das Ich wiederum das Über-Ich wegen seiner Härte angreift.

Diese Art der Pathologie lässt sich anhand der folgenden Fallgeschichte veranschaulichen.

* * *

Die fragliche Patientin, die zu Beginn der Analyse achtundvierzig Jahre alt war, hat bereits eine Phase der Psychotherapie und eine frühere Analyse, die nach zwei Jahren abgebrochen wurde, hinter sich. Sie wurde mehrmals wegen Depressionen ins Krankenhaus eingeliefert, einmal erhielt sie eine Elektrokonvulsionstherapie (EKT). Dies erzählt sie mir erst, nachdem die Analyse begonnen hat. Sie ist verheiratet und hat ein Kind. Sie lebt mit ihrem Ehemann zusammen, mit dem sie seit einiger Zeit keine affektive Beziehung mehr hat. Die Sexualität zwischen den beiden Ehepartnern wurde auf seine Veranlassung hin beendet. Ihr Groll gegenüber ihrem Ehemann scheint von einem Gefühl der Überlegenheit und Verachtung überdeckt zu sein.

Zu Beginn ihrer Analyse scheint die Patientin das Gefühl zu haben, dem zweiten Teil ihres Lebens nicht gewachsen zu sein, weil sie sich von einem tiefen Gefühl der Zerstörung und Verfolgung bedroht fühlt. Diese innere Situation wird in den ersten Träumen, die sie zur Analyse mitbringt, anschaulich verdeutlicht; zum Beispiel:

> »Ich werde in einer mediterranen Stadt verhaftet und beschuldigt, zu schick gekleidet zu sein; ich befinde mich auf einer Straße, die an einen unbekannten Ort führt... es gibt ein letztes Gebäude und eine Kirche, aber eigentlich ist nur die Fassade einer Kirche vorhanden, wie bei einem Bühnenbild.«

Die Kirche assoziiert sie mit der Kirche, in der sie geheiratet hat, und die Stadt mit der, in der sie ihre Flitterwochen verbracht hat. Einige Monate nach Beginn ihrer Analyse entdeckt die Patientin, dass ihr Mann eine Affäre mit einer anderen Frau hat. Sie fühlt sich – wenn auch gegen ihren Willen – gezwungen, sich von ihm zu trennen, als ihr klar wird, dass er die Außenbeziehung nicht beenden will. In dieser Zeit tauchen bei ihr heftige Gefühle von Eifersucht und Ärger auf. In dieser Situation fühlt sich die Patientin als »Opfer ihres Mannes«, gesteht aber nicht die geringste Eigenverantwortung für das Scheitern ihrer Ehe ein. Sie hat jegliches Bewusstsein ihrer eigenen Untreue vollkommen ausgeblendet, welche die Ehe des Paares seit ihren frühesten Jahren geprägt hat.

Es dauert nicht lange, bis auch in der Übertragung eine sadomasochistische Beziehung entsteht. Die Patientin wirft mir zahlreiche Unzulänglichkeiten, Grausamkeiten und Unterlassungen vor und erhebt oft heftige »Anklagen« gegen mich. Ich bin Zielscheibe ständiger Streitigkeiten über Sitzungszeiten, Urlaub und den Preis der Sitzungen. Sie geht an einer Stelle so weit, zu behaupten, sie sei »entschlossen, mich bei meiner nächsten Analyse besser zu schützen«! Ihrer Ansicht nach ist mein Verhalten als Analytiker eine ständige Übung in Grausamkeit: Wenn ich es nicht deute, dann weil ich sie erniedrigen will, wenn ich es aber deute, dann mit dem Ziel, ihr ein schlechtes Gefühl zu geben.

Ich als Analytiker möchte sie ihrer Vergnügungen zu berauben, ihrer Beziehungen zu ihrem Partner oder zu anderen Männern, die sie zufällig trifft, und am Ende werde ich sie dazu bringen, ein Leben als Nonne zu führen. Offensichtlich hält die Patientin eine Beziehung von extremer Grausamkeit zu dem Objekt aufrecht, das sie gleichzeitig für ihren Sadismus verantwortlich macht (in der Analyse bin ich selbst das Objekt und in ihrem Leben außerhalb des Behandlungszimmers sind es die Mitglieder ihrer Familie).

In der Gegenübertragung nehme ich bei mir selbst ungewöhnlich große Schwierigkeiten wahr, ihr gegenüber Mitgefühl und warmherzige Gefühle zu haben, und ich werde mir der Gefahr bewusst, dass sich in der analytischen Beziehung »die Modelle« ihres bisherigen Lebens wiederholen, mit den Eltern in ihrer Kindheit und später mit ihrem Mann – ein Leben, das mit vorwiegend negativ besetzten Begriffen analysiert wird.

Diese Beziehungssituation spiegelt sich in der inneren Welt der Patientin wider, zu der ein Elternteil gehört, der ihr ständig vorwirft, sie sei zu nichts zu gebrauchen, und sie ist mit der Beziehung zu ihrem Vater in der Kindheit verbunden, den sie als einzigen der beiden Eltern als Respektsperson erlebte.

Sie erinnert sich an ihren Vater als eine sehr strenge Person; in ihrer inneren Welt wirft er ihr vor, völlig unfähig zu sein und über keine persönlichen Eigenschaften zu verfügen. Die Patientin fügt allerdings hinzu, dieser Vater habe eine Achillesferse: Er wolle sexuelle Handlungen mit ihr vollziehen. Auf dieser Grundlage entwickelt sie eine sexuell verführerische Abwehrstrategie gegen die Grausamkeit des Über-Ichs, aber diese Abwehrstrategie ändert nichts an der Qualität der Beziehung zu ihrem inneren Objekt, da auf die Verführung immer eine Verschärfung der endlosen Vorwürfe des Über-Ichs folgt, sie sei »nichts als eine Hure…«.[7] Das Über-Ich-Objekt ist widersprüchlich und verwirrend: Es verherrlicht sie und gibt ihr das Gefühl, etwas Besonderes zu sein, nur um sie danach anzugreifen und zu verunglimpfen – wodurch sie sich unsicher fühlt und verwirrt ist.

Diese Stimmung, die eine Mischung aus Erregung, Verfolgung und projizierter Schuld darstellt, löst sich allmählich auf. Als meine Patientin beginnt, ein besseres, persönliches Verhältnis zu ihrer Umwelt aufzunehmen, und nicht mehr immer neidisch und voller destruktiver Wünsche ist, hat sie folgenden Traum:

> »Ich schaue auf meine Hände und stelle fest, dass mein Ringfinger, der gebrochen war, verheilt ist und eine Narbe zurückbehalten hat.«

Sie bringt den Traum in Verbindung zu ihrem Bruder. Ihm wurde ein Finger amputiert, nachdem eine Kriegsbombe, die in seinem Garten gefunden wurde, explodiert war. Die Patientin ist mit ihrem Bruder identifiziert und sagt sich selbst im Traum, dass doch etwas übriggeblieben ist und sie ihre anderen Finger noch benutzen kann. Außerdem stellt sie Assoziationen zu ihrer gescheiterten Ehe her und dem Aufkeimen freundlicherer Gefühle gegenüber ihrem Ehemann.

Darüber hinaus scheint sie in dieser Phase zu bedauern, was sie in ihrem früheren Leben verloren hat – weil sie von einem »unechten und unberechenbaren« Persönlichkeitsanteil beherrscht wurde. Und es wird ihr nun möglich, eine ausgewogenere Sichtweise einzunehmen, in der sie das, was sie hat, besser nutzen kann. Nach fünf Jahren Analyse hat sich diese neue konstruktive Atmosphäre sowohl in ihren Beziehungen außerhalb des Behandlungszimmers als auch in der Kommunikation mit ihrem Analytiker fest etabliert.

* * *

Dieser klinische Bericht verdeutlicht den ständigen Austausch von Anschuldigungen zwischen dem Über-Ich, der Patientin und ihrem Objekt. Vom ersten Traum an

7 Während der Analyse tauchte eine stark zensierte Erinnerung auf, dass sie in ihrer Jugend das Objekt sexueller Annäherungsversuche ihres Vaters gewesen war. Die Zensur war zum Teil darauf zurückzuführen, dass sie das Gefühl hatte, sie sei schuld an dem, was geschehen war. Später erfuhr sie, dass dasselbe auch ihrer jüngeren Schwester passiert war.

lässt sich ein Zusammenhang zwischen Anklage und Schuld nachweisen (»zu schick gekleidet« zu sein und die narzisstische Wahl in ihren Beziehungen und ihrer Ehe).

Ungeachtet der schwierigen analytischen Transaktionen sieht es so aus, dass dieser Fall wahrscheinlich einen günstigen Ausgang nehmen wird (was tatsächlich auch eingetreten ist).

Die destruktive Organisation des Über-Ichs

In anderen Situationen ist der Zusammenhang zwischen Schuld und Sünde weniger offensichtlich: Das Über-Ich wird durch die Etablierung einer narzisstischen und destruktiven Organisation in eine »Reinkultur des Todestriebes« (Freud, 1923b, S. 283) verwandelt.

* * *

Der folgende kurze Bericht handelt von einer etwa fünfunddreißigjährigen Ärztin, die um ein Beratungsgespräch über die Möglichkeit einer analytischen Therapie bittet, eine Entscheidung, über die sie sich völlig im Unklaren ist. Vor einigen Jahren verfiel sie in eine Depression, der sie mit einer Alkoholabhängigkeit begegnete, die es ihr möglich machte, irgendwie weiterzuarbeiten. Sie hat drei ältere Brüder und wurde geboren, als ihre Eltern schon in die Jahre gekommen waren; ihr Vater, mit dem sie als kleines Kind eine warmherzige Beziehung hatte, starb an einem Herzinfarkt, als sie erst sieben Jahre alt war. Ihre Mutter sagte ihr damals nicht, dass er gestorben war; auf die Frage, warum er nicht da sei, sagte man ihr, er sei auf einer Reise nach Amerika. Erst einige Monate später nahm eine der Nonnen ihrer Schule es auf sich, ihr die Wahrheit zu sagen. Gleichzeitig schärfte sie ihr ein, dass es wichtig sei, ein gutes Mädchen zu sein, um ihre Mutter nicht zu beunruhigen.

Bei den beiden Erstgesprächen sagt die Patientin, dass sie gerne sterben würde und dass es ihr schwerfalle, sich vorzustellen, dass ihr so etwas wie eine Psychoanalyse helfen könne. Der Hauptgrund für ihre Depression besteht darin, dass der Mann, mit dem sie sich eine dauerhafte Beziehung erhofft hatte, sie verlassen hat. Da sie sich selbst immer für unwichtig hielt, hat die Patientin das Gefühl, dass sie keine Hoffnung hat, einen anderen Partner zu finden. Im ersten Gespräch erscheint mir ihre Situation besonders ernst, auch wegen ihres ausdrücklichen Wunsches, ihr Leben zu beenden, aber ich bin irgendwie erleichtert über unser zweites Treffen, als sie etwas ruhiger erscheint und mir sagt, sie habe sich für eine analytische Behandlung entschieden.

Sie erscheint allerdings nicht zu dem vereinbarten dritten Termin. Als ich sie zu Hause anrufe, um mich zu erkundigen, warum sie nicht gekommen ist, erzählt mir ihre Mutter, dass sie einen Selbstmordversuch unternommen habe. Sie habe eine Überdosis Drogen genommen und sei im Koma auf die Reanimationsstation des Krankenhauses gebracht worden. Zwei Wochen später ruft sie mich aus der psychiatrischen Klinik, in die sie eingewiesen wurde, an und fragt, ob sie bei mir noch eine Analyse beginnen könne.

Die Gründe für ihren Selbstmordversuch sind der erste Aspekt, der in der Analyse erkundet wird.

Die Patientin erklärt ihren Sprung in Richtung Tod als gerechte Strafe für das Scheitern ihres Lebens. Im Lauf der Analyse stelle ich fest, dass immer dann, wenn Schwierigkeiten auftauchen, eine innere Stimme zu meiner Patientin sagt, sie sei unfähig und habe kein Recht, in dieser Welt zu existieren. Diese Stimme ihres Über-Ichs entspringt einer hoch strukturierten narzisstischen Organisation, die sich jeder Wahrnehmung von Not und Leid widersetzt und die Ausrottung der Schwachen fordert. Würde sie ihr Leiden zum Ausdruck bringen oder um Hilfe bitten, würde sie angegriffen. Tatsächlich wird gerade in dem Moment, in dem die Patientin um Hilfe bittet und sich der Analyse anvertraut, ihr Über-Ich, das auf Aufopferung beharrt, am gefährlichsten. Dies war nach den ersten beiden Gesprächen der Fall, als die Hoffnung auf Hilfe durch die Analyse aufkam.

In der Übertragung scheint die Patientin völlig gefügig zu sein; sie äußert weder Schuldzuweisungen noch Beschwerden, ist nie aggressiv und neigt auch nicht dazu, bewusst unter Trennungen zu leiden, die durch die Einwilligung in das vollständige Verschwinden des Objekts bewältigt werden. Dieses passive Akzeptieren der Erfahrung der Verlassenheit scheint mit immer wiederkehrenden, tatsächlichen traumatischen Erfahrungen in der Kindheit zusammenzuhängen. Auf jeden Fall muss die Wahrnehmung von Bedürfnissen getilgt werden, da diese Schmerz verursacht, auf den die Patientin nicht reagieren kann. Ich nehme an, dass sie eine depressive Mutter verinnerlicht hat, welche die Bedürftigkeit mit Schuldgefühlen belegt und auf der Basis »moralischer« Gebote Unabhängigkeit und Selbstgenügsamkeit fordert.

* * *

Die narzisstische Organisation, die Bedürftigkeit und jede Bitte um Hilfe bestraft, besitzt die Eigenschaft eines idealen Über-Ichs mit einem destruktiven Potenzial, das vom Patienten nicht als solches wahrgenommen wird. Ein wesentlicher Teil der analytischen Arbeit bestand darin, die Macht dieser Organisation aufzudecken und ihre Vorherrschaft nach und nach zu reduzieren.

Folgendes gilt es zu beachten: In Bezug auf die Behandlungstechnik ist wichtig, den Patienten zunächst dem Einfluss der pathologischen Organisation zu entziehen, da jede Deutung sonst Gefahr liefe, verzerrt und vom destruktiven Über-Ich verschlungen zu werden.

Die Pathologie des Ich-Ideals

»Gutartiger« Narzissmus

Jede Diskussion über Ideale und Idealisierung erinnert unweigerlich an die einschlägigen Beiträge von Winnicott (1971) und Kohut (1971), da diese Autoren trotz ihrer unterschiedlichen Modelle und Inspirationsquellen neue Perspektiven eröffneten, was die strukturierende Rolle betrifft, die Idealisierungsprozesse spielen. Beide Autoren vertreten die Ansicht, dass Kinder in einem frühen Entwicklungsstadium die Erfahrung der Illusion positiver Omnipotenz brauchen und durch die Idealisierung des Selbst und des Objekts ihr Gespür für Individualität und persönliche Bedeutsamkeit entwickeln müssen.

Diese Erkenntnisse haben bekanntlich nicht nur zu einem besseren Verständnis bestimmter Phasen der primitiven Entwicklung beigetragen, sondern auch zu Veränderungen in der Technik geführt, die – insbesondere bei den Nachfolgern Kohuts – auf der Nutzung einiger Aspekte narzisstischer Beziehungen beruhen. In unserer täglichen klinischen Praxis legen wir inzwischen mehr Wert auf primitive, idealisierende Übertragungen, die als mögliche Etappenziele auf dem Weg zu einer reiferen und integrierten Objektbeziehung betrachtet werden.

Den zweiten Teil meines Beitrages widme ich der Veranschaulichung der Rolle der Idealisierung, die als Übergangsphase von einer infantilen Beziehungswelt zu einer reiferen Objektbeziehung verstanden wird. Gleichzeitig werde ich versuchen, diese psychische Verfassung von der Art und Weise der narzisstischen Idealisierung zu unterscheiden, die die Bildung von Idolen begünstigt.

* * *

Ein einundzwanzigjähriger Patient kommt aufgrund einer schweren Notlage, die sich durch den Abbruch einer Beziehung verschlimmert hat, in die Analyse; er ist nicht in der Lage zu studieren und nimmt weiche Drogen. Nach einem schwierigen Beginn der Analyse verbessert sich sein Zustand, sodass er seine Studien wieder aufnehmen kann, wobei dieser Prozess von einer positiven, idealisierten Bindung an mich begleitet wird.

Die Träume aus dieser Zeit zeichnen sich durch wunderschöne Tropenwälder, farbenprächtige Pflanzen und prähistorische Tiere (Mammuts) aus. In diesen Träumen verschwinden Pflanzen und Tiere plötzlich und auf geheimnisvolle Weise, als ob sie vom Nichts verschluckt würden. Die Assoziationen zu dem Traummaterial, die eine Personifizierung der Schönheit der Natur suggerieren, offenbaren eine idealisierende kindliche Leidenschaft, die den Patienten veranlasst, sich Objekte zu eigen zu machen, die sich als kurzlebig und vergänglich erweisen.

Narzisstische Verschmelzung und die Beziehung zwischen Idealisierung und Falsifizierung werden in einem Traum beschrieben, dessen Thema die Faszination der Schönheit ist. In dem Traum wird der Patient von einer sehr schönen Frau geblendet, die ihn sanft verführt; er lässt sich blenden, merkt dann aber, dass er sehen kann; er weiß, dass er, um weiterhin wenigstens ein bisschen sehen zu können, der Frau dies nicht sagen darf.

Die im Traum geschilderte Erfahrung ist weder destruktiv noch pervers, sondern verrät letztlich eine gefährliche Einschränkung der Wahrnehmung des Patienten. Er vermeidet dieses Risiko, indem er sich der totalen Herrschaft des faszinierenden Bildes entzieht, das ihn völlig blind machen würde.

* * *

Dieser Patient beschreibt meines Erachtens eine Verzerrung, was die Freude an Schönheit betrifft, die mit narzisstischer Identifizierung verknüpft ist. Die Verblendung spielt auf die Macht eines Objekts an, das die Wahrnehmung verzücken und transformieren kann: Das Ideal wird zur narzisstischen Idealisierung, damit das Bedürfnis nach Verschmelzung mit einem Objekt befriedigt werden kann, das als begehrenswert und überlegen erlebt wird.

Dieser letzte Punkt macht es uns einfach, zu den Problemen überzugehen, die sich bei der Entstehung eines Idols ergeben.

Die Entstehung eines Idols

Das Idol stellt keine Fortsetzung des Ideals dar, sondern ist in Wirklichkeit dessen pathologische Verzerrung. Dies wird durch das folgende Beispiel eines dreißigjährigen Patienten deutlich, eines sadomasochistischen, homosexuellen Pädophilen, der sich zu Kindern oder noch häufiger zu männlichen Jugendlichen hingezogen fühlt. In dieser knappen Darstellung werde ich alle sadomasochistischen Aspekte mit dem unvermeidlichen Übertragungs- und Gegenübertragungsgeschehen außer

Acht lassen und mich auf den pädophilen Kern konzentrieren, der in den Augen des Patienten den Status einer realen Welt und die Qualität eines verehrungswürdigen Idols besitzt.

* * *

Michele[8] war ein intelligentes, frühreifes Kind; er wuchs, was den Austausch von Gefühlen betrifft, in großer Distanz zu seinem Vater auf; er hasste dessen Härte und autoritäres Verhalten, während er eine besondere Beziehung der gegenseitigen Verführung mit seiner Mutter genoss.

Der Patient verbringt einen Großteil seines Tages in Gruppen mit Jugendlichen und wird dabei unwiderstehlich von den Körpern der Jungen angezogen, von ihren Beinen, die in ihren Shorts besonders zur Geltung kommen, von ihrem seidigen Haar und ihrer glatten Haut. Für ihn ist der Anblick eines heranwachsenden Jungen ein Grund, sich zu erfreuen, eine Gelegenheit, die man ergreifen muss, und ein einzigartiges Erlebnis, das umso einladender erscheint, wenn es von dem Jungen selbst hervorgerufen wird. In den Augen des Patienten ist es der Junge, der den Spaß an Sexualität ausstrahlt, die er mit seinen Altersgenossen auslebt. Der Patient ist darauf bedacht, so viel Zeit wie möglich mit den Jungen zu verbringen, damit die Verbindung zu ihnen, die er als lebensspendend erlebt, nicht unterbrochen wird. Die Gesellschaft von Gleichaltrigen weckt in ihm keine Neugierde oder Lust und ist insbesondere kein moralischer Imperativ, wie bei den Jungen.

Im dritten Jahr seiner Analyse stellt der Patient kurz vor den Sommerferien einen Angsttraum vor:

In einer Atmosphäre erotischer und spielerischer Intimität sitzt er auf dem Schoß eines jungen Mannes namens Mario. Dieser entfernt sich allmählich von ihm und verschwindet. Der Patient fühlt sich einsam und verzweifelt. Er glaubt, für Marios Verschwinden verantwortlich zu sein: Er hätte sich mehr um ihn kümmern sollen und seine gesamte Energie darauf verwenden müssen, Mario bei sich zu behalten.

Er hat das Gefühl, dass die Schuld für das Scheitern ganz allein bei ihm liegt. Mario, sagt der Patient, sei weise: Er kenne das Geheimnis des Lebens und wisse, wie man glücklich ist. Er glaubt, Mario hätte ihn glücklich machen können. Er ist selbst schuld, weil er sich nicht die ganze Zeit um ihn gekümmert hat. Angst vermischt sich mit Schuldgefühlen.

8 Dieser Fall wird in Kapitel 10 ausführlicher beschrieben.

Ohne die bevorstehende Unterbrechung der Analyse deuten zu wollen (ein Ferienabschnitt stand bevor), beachte ich den Kontext des Traums und das pädophile Universum, das die Psyche des Patienten beherrscht. In seiner inneren Welt geben ihm nicht der Analytiker oder seine Eltern Kraft, sondern das Objekt eines Jungen-Idols. Der Traum schildert tatsächlich die Erfahrung der Angst, wenn die wahnhafte Illusion des Idols verschwindet. Das Idol, so der Traum, verlangt totale Unterwerfung und Hingabe, und sobald der Patient das Idol verliert, stürzt er in Unglück und Schuldgefühle. Das Idol ist von einem Mythos umgeben. In der Fantasie des Patienten ist »der Junge« das verehrungswürdige Idol. Im Traum gibt er die Illusion des vollkommenen Glücks auf, das er durch die Verehrung des Idols erfährt, und die ideale Welt weckt bei ihm nun Schuldgefühle.

* * *

Die Entstehung eines Idols, einer pathogenen Struktur, ist sehr weit von einer Idealisierung entfernt. In diesem Fall vergöttert der Patient das Fetisch-Objekt, das die Form einer Welt ohne Beziehungen annimmt (in der die Lust an Sexualität weiterhin eine wichtige Rolle spielt), die eine Erhabenheit über Bedürfnisse sowie die alltäglichen Ereignisse des Lebens verspricht. Die Realitätsverweigerung in der Pädophilie, die die Negation von Zeit, Alter und Tod beinhaltet, hat den Charakter einer wahnhaften Faszination und ist die Voraussetzung für den Eintritt in eine Scheinwelt, die über die sexuelle Anziehung direkt zu Inzest und Perversion führt. Während Idealisierung mit Liebe, wenn auch einer primitiven Form der Liebe, zu tun hat, wird das Idol aus Machtgründen verehrt. Deshalb fordert es seinerseits Unterwerfung, die es dann auch erreicht. Die Kollusion zwischen dem Idol und dem Ich erklärt sich aus dem Versprechen von Vergnügen und Wohlbefinden, das vom Idol ausgeht.

Das Idol ergreift Macht über die Persönlichkeit, indem es sie zuerst verzaubert und dann beherrscht; es resultiert aus einer Verfälschung, bei der ein verführerisches Element – Macht oder Überlegenheit – idealisiert wird; psychodynamisch ausgedrückt kann das Idol als abgespaltener, antiemotionaler Persönlichkeitsanteil des Patienten betrachtet werden, der Verwirrung auslöst und das Paradies verspricht, wenn dieser sich den Jungen unterwirft. In solchen Fällen handelt es sich um eine wahnhafte Konstruktion, bei der die Einsicht nicht stark genug ist, weiter vorzudringen, und auf die Barriere eines psychotischen Gedankens stößt.

Es bedurfte einer langen Phase analytischer Arbeit, bevor mein Patient in der Lage war, die illusorische Konstruktion »zu sehen«, ohne von ihr geblendet und abhängig zu werden. Um diesen Punkt zu erreichen, war es notwendig, nach und nach eine Welt der Beziehungen und Gefühle aufzubauen, die den Patienten stärkte und ihn von der Herrschaft der illusorischen Versprechen des Idols befreite.

Die Perversion des Über-Ichs

Der Hinweis erscheint mir wichtig, dass die Psychoanalyse von Anfang an von zwei Ausprägungen des Über-Ichs gesprochen hat; die erste kann der Einfachheit halber als *ödipal* bezeichnet werden, während die zweite zur Psychopathologie der Melancholie gehört. Nach Freud ist das normale, ödipale Über-Ich auf die Überwindung der kindlichen Omnipotenz zurückzuführen, wenn das Kind allmählich die steuernde und schützende Funktion des Vaters akzeptiert. Das melancholische Über-Ich hingegen fällt von Anfang an in den Bereich der traumatischen, mütterlichen Beziehungserfahrungen.

In *Trauer und Melancholie* (1917e, S. 435) schreibt Freud:

> »Es hatte eine Objektwahl, eine Bindung der Libido an eine bestimmte Person bestanden; durch den Einfluß einer *realen Kränkung oder Enttäuschung* von Seiten der geliebten Person trat eine Erschütterung dieser Objektbeziehung ein. [...] Der Schatten des Objekts fiel so auf das Ich, welches nun von einer besonderen Instanz wie ein Objekt, wie das verlassene Objekt, beurteilt werden konnte. Auf diese Weise hatte sich der Objektverlust in einen Ichverlust verwandelt, der Konflikt zwischen dem Ich und der geliebten Person in einen Zwiespalt zwischen der Ichkritik und dem durch Identifizierung veränderten Ich.«

Der kritische Aspekt des Über-Ichs ergibt sich also aus einer traumatischen Erfahrung. Diese muss sehr früh stattgefunden haben und mit der primitiven Eigenart der Beziehung übereinstimmen, damit sich ein pathologisches Über-Ich bilden kann. Diesen Punkt betonte Abraham (1973 [1924]) in seinem Kapitel über Melancholie; dort hebt er die Bedeutung des Bodens hervor, auf den das Trauma fällt, und betont das Bedürfnis des Kindes nach Liebe, um den Hass zu überwinden. Der Hass auf das Objekt der Enttäuschung durchdringt das melancholische Über-Ich und die Frühzeitigkeit des Traumas fällt mit der Primitivität der Objektbeziehungen zusammen.

Soweit Freud und Abraham. In der späteren Sichtweise Melanie Kleins verschmelzen das primitive Über-Ich und das pathologische Über-Ich immer mehr, aufgrund des Bedeutungsverlustes des mütterlichen Traumas, auf das Freud aufmerksam machte und das von Abraham betont wurde. Es war Klein, die postulierte, dass mit zunehmender Strenge und Erbarmungslosigkeit des Über-Ichs das Ausmaß der Primitivität des Über-Ichs größer wird.

Dadurch, dass Klein die Verwandschaft von Pathologie und primitiven seelischen Zuständen hervorhebt, verbindet ihr Modell die Erbarmungslosigkeit des Über-Ichs mit dem Ausmaß der Aggression, das im primitiven Ich vorhanden ist. Klein vertritt die Ansicht, dass der Kampf gegen das Über-Ich, dem ersten bösen Objekt, schon früh beginnt: Aus Furcht vor Bestrafung und Rache hasst und fürchtet das Kind die Mutter, die als äußerst strenges Über-Ich erlebt wird. Nach Kleins Ansicht kann nur die stabile Introjektion des guten Objekts die Unerbittlichkeit und Härte des Über-Ichs mindern.

In Anbetracht dessen, was für ein Über-Ich einem melancholischen Patienten zur Verfügung steht, welcher Richter oder welche »moralische Instanz« ihn beurteilt und welches »gute« Objekt ihn unterstützt (ein Objekt, das außerdem verehrt und geliebt wird), müssen wir feststellen, dass dieses Objekt perfekt und unerbittlich ist. Das pathologische Über-Ich verlangt, dass das Ich selbst ideal ist; dadurch bewahrt es sich eine Unerbittlichkeit gegenüber ambivalenten Aspekten des Ichs, die nicht geduldet werden. Ein Großteil der Verehrung des idealen Objektes und der Furcht vor ihm ist auf die Drohung zurückzuführen, dass das Individuum vom Unglück verfolgt und bestraft wird.

Daraus folgt, dass ein Kind erst dann Zugang zur ödipalen Erfahrung erhalten kann, nachdem es das verfolgende, bedrohliche Über-Ich elaboriert und transformiert hat. Gelingt dieser Prozess nicht, kann das Kind die ordnende väterliche Funktion nicht verinnerlichen, die das ödipale Über-Ich charakterisiert, wie es von Freud beschreiben wurde.

Primitivität und Mitleidlosigkeit sind jedoch nicht die einzigen Aspekte der komplexen Pathologie des Über-Ichs. Wenn auch nicht explizit – das Element des Traumas taucht in den postkleinianischen Theorien aufgrund des Fehlens einer empathischen Antwort des Primärobjekts in der Gestalt eines affektiven Traumas wieder auf; einige der relevanten Autoren betonen eher das Versagen der ersten Objektbeziehungen als die Primitivität.

Bion (1959) vertritt die Ansicht, dass die systematische Ablehnung der projektiven Identifizierung durch die Mutter zu einem Über-Ich führt, das Neugierde und kindlicher Lebensfreude von seinem Wesen her feindlich gesinnt ist. Rosenfeld (1971) dagegen beschreibt den destruktiven Narzissmus, der den gesunden Teil der Persönlichkeit ausschließlich durch den Einfluss idealisierter, »moralischer« Propaganda beherrscht. In diesen Fällen fehlt eine Wachstumserfahrung, die sich auf der Grundlage einer guten Beziehung entwickelt, und eine pathologische Struktur ergreift von der Persönlichkeit Besitz.

Das ideale Objekt, das dem pathologischen Über-Ich innewohnt, führt zu einer narzisstischen Moral – einem »moralischen Narzissmus« –, bei der die Identifikation mit dem idealen Objekt pathologische Schuldgefühle hervorruft, was auf der

Verehrung eines Gefühls der »Überlegenheit« beruht. Unter diesem Gesichtspunkt ist Moral nichts anderes als eine Grausamkeit, die sich in das ideale Objekt einschleicht und zu einem moralischen Verhalten führt, das auf der Unterwerfung unter das »moralische«, ideale Objekt und dessen Verehrung basiert.

Betrachtet man die pathologische Organisation des Über-Ichs unter diesen Gesichtspunkten, so entspricht sie demnach nicht ihrer primitiven, sondern ihrer tödlichen Wesensart. Es handelt sich dabei weniger um eine primitive Erbarmungslosigkeit (»Auge um Auge, Zahn um Zahn«) als vielmehr um eine Perversion und die Einschüchterungspropaganda seitens einer »moralischen« Instanz.

Dies legt die Existenz eines Über-Ichs nahe, das kein Interesse daran hat, Schuldgefühle zu erzeugen oder Schmach zuzufügen, vielmehr ist es um Verführung und Einschüchterung bemüht, damit seelisches Wachstum unterdrückt und verzerrt wird. Über-Ich und Ich-Ideal sind dann keine inneren Objekte mehr, wie primitiv sie auch immer sein mögen, sondern psychopathologische Strukturen, die Macht über den Rest der Persönlichkeit ausüben.

In diesem Beitrag wollte ich zeigen, dass die pathologischen Formen des Über-Ichs und des Ich-Ideals sich nicht mit Primitivität decken, sondern die Gestalt besonderer Arten von psychischen Strukturen annehmen. Sie entsprechen pathologischen Strukturen, die in der Persönlichkeit verborgen sind und besondere Macht besitzen, weil sie geschätzt und verehrt werden.

Für klinische Zwecke müssen diese pathologischen Organisationen als Strukturen betrachtet werden, die weder eine Weiterentwicklung des normalen noch des primitiven Über-Ichs repräsentieren.

Es ist sinnvoll, sich nicht nur auf das Über-Ich, sondern auch auf das Ich-Ideal zu beziehen, um die magnetische Anziehungskraft und Euphorie zu erklären, die von der Macht des Idols über den Rest der Persönlichkeit ausgeht.[9] Aus diesem Grund ist es meiner Ansicht nach besser, sich auf eine pathologische Organisation des Ich-Ideals zu beziehen als auf eine Pathologie des Ich-Ideals. Dies ist dann der Fall, wenn sich die Pathologie zwar aus einem Primärtrauma ergibt, aber zu ihm der Bezug verloren geht und die Pathologie durch neue Konstruktionen verstärkt wird. Das Idol, das zum Preis der Pervertierung der Wahrnehmung menschlicher Realität Rettung versprochen hat, kann zukünftig nur als pathologische Organisation bezeichnet werden.

Es ist nicht unüblich, dass wir bei ein und demselben Patienten das normale Über-Ich, das primitive Über-Ich und das aus der psychopathologischen Struktur resultierende Über-Ich wahrnehmen, wobei alle zur gleichen Zeit auf verschiedenen Ebenen und in verschiedenen Bereichen agieren. Während das primitive Über-Ich

9 Vgl. den zuvor beschriebenen Patienten, der von dem Jungen-Idol abhängig war.

durch die Akzeptanz, das Verständnis und die deutenden Reaktionen des Analytikers allmählich transformiert werden kann, lässt sich die pathologische Organisation weder integrieren noch transformieren. Sie muss vielmehr wie ein wahnhaftes Gebilde *dekonstruiert* werden, damit ihre Macht über den Rest der Persönlichkeit nach und nach geringer wird.

Psychopathologische Konstruktionen des Über-Ichs

Um die Entstehung der schwerwiegendsten Verzerrungen des Über-Ichs und des Ich-Ideals zu verstehen, müssen wir die psychischen Strukturen untersuchen, die aus frühen traumatischen Bereichen stammen und sich ohne Kontakt zur Außenwelt sowie aus Mangel an Beziehungen entwickeln. Mein zweites klinisches Beispiel zeigt: Das Über-Ich, das von einer destruktiven Organisation herrührt, hat sich ohne innere Eltern strukturiert und drückt einen narzisstischen Hass auf Bedürftigkeit und Abhängigkeit aus. Diese unausgearbeiteten Bereiche werden zu psychischen Strukturen – virtuellen »Neukreationen« –, die von Aggression, Verführung, Terror und Faszination beherrscht werden. Man kann folgende Behauptung aufstellen: Solche Strukturen haben sich *anstelle des Über-Ichs und des Ich-Ideals* entwickelt, sodass sie keine reiferen Formen annehmen können, wie dies bei primitiven Formationen der Fall ist.

Genetisch unterscheiden sich die psychopathologischen Über-Ich-Strukturen stark von primitiven Über-Ich-Strukturen. Obwohl die Begriffe »pathologisch« und »primitiv« in der traditionellen psychoanalytischen Theorie oft synonym verwendet werden, verwechselt man häufig die beiden unterschiedlichen Bereiche der Pathologie und Primitivität, da beide Bereiche Elemente der Spaltung, Idealisierung, Gegenständlichkeit und Grandiosität beinhalten. Psychopathologischen Organisationen mangelt es jedoch im Gegensatz zu primitiven Strukturen völlig an Entwicklungspotenzial (Caper, 1998). Wer diese Unterscheidung nicht trifft, verliert den negativen Einfluss aus den Augen, der seelisches Wachstum bekämpft und in psychopathologischen Über-Ich-Strukturen seinen Ursprung hat, die durch Einschüchterung und die Illusion seelischen Wohlbefindens die Oberhand gewinnen.

In extremen pathologischen Organisationen unterliegt die Persönlichkeit einem kriminellen oder psychotischen Über-Ich-Kern, der diese in Schach hält, indem er das Gewissen pervertiert (Über-Ich) und die Ideale verzerrt (Ich-Ideal).

Bei einigen magersüchtigen und psychotischen Patienten ist kein Unterschied zwischen dem Über-Ich und der Idealisierung der eigenen körperlichen und seelischen Selbstvernichtung erkennbar (De Masi, 1996). Die Abhängigkeit des Über-

Ichs vom destruktiven Teil der Persönlichkeit veranlasst das Individuum, lebensverneinende Ziele zu verfolgen, die durch »moralische« Gebote verschleiert werden. Auf diese Weise zerstören die pathologischen Kräfte nach und nach die Beziehung zu einem menschlichen Objekt und errichten an dessen Stelle psychische Strukturen – die psychopathologischen Organisationen –, die Illusionen beim Patienten hervorrufen, der dadurch verführt und von dem Versprechen, omnipotent zu sein, gefangen genommen wird.

Angesichts schwer gestörter psychischer Zustände, wie Magersucht, Drogenabhängigkeit oder Perversionen, gewinnen die Idole Macht über die Persönlichkeit, indem sie diese erst verhexen und dann brutal dominieren. Die postkleinianischen Autoren (z. B. Meltzer, 1973; Rosenfeld, 1971) haben wiederholt darauf hingewiesen, dass diese Art der pathologischen Organisation in Träumen durch eine kriminelle Bande, die den Patienten beherrscht und in Angst und Schrecken versetzt, repräsentiert wird: Das Idol ist letztendlich das Ergebnis von Fälschung und Einschüchterungspropaganda.

In einem solchen Fall lässt sich schwer sagen, ob dies auf eine Perversion der moralischen Instanz oder auf pathologische Strukturen zurückzuführen ist, die an die Stelle des Über-Ichs getreten sind.

Jedes perverse System nimmt die Form einer hypermoralischen Organisation an, und umgekehrt neigt das Über-Ich in jedem hypermoralischen System dazu, Leben zu zerstören; diese Tatsache erklärt die paradoxe Eigenart der Moral und bestätigt die Verwandtschaft zwischen dem Über-Ich und der Destruktivität psychopathologischer Strukturen.

Kapitel 7
Das Unbewusste bei neurotischen, psychotischen und Borderline-Patienten[10]

»In dieser Phase lebte ich praktisch mein ganzes Leben nicht wie ein Leben im eigentlichen Sinn, sondern wie einen Film oder den Spiegel eines Films, den meine Psyche auf die Leinwand meines Unbewussten projiziert. Leider fühlt das Unbewusste nur und sieht nicht, so wie die Augen nur sehen und nicht fühlen…«

(Ein Patient, der einen psychotischen Schub beschreibt, der während seiner Analyse aufgetreten ist.)

Viele zeitgenössische Forschungsarbeiten haben die Bedeutung der frühesten gegenseitigen Mutter-Kind-Beziehungen, die der Strukturierung des Selbst dienen, hervorgehoben; sie finden in den ersten Lebensmonaten statt und sind auf einer vorsymbolischen Ebene angesiedelt. Dieser nachahmende, visuelle und gestikulierende Austausch gilt als Grundlage für die Entwicklung der allerersten Elemente, die den Nährboden für das unbewusste Gefühlsleben des Kindes darstellen. Das unbewusste System ist nicht von Anfang an als solches vorhanden, sondern entwickelt sich, wenn die notwendigen emotionalen Voraussetzungen für seine erste Etablierung und sein Wachstum vorhanden sind. Ist dies nicht der Fall, so wird das gute seelische Funktionieren des Individuums irreversibel geschädigt. Meine Hypothese lautet: Den schwersten Psychopathologien liegt ein Verfall der unbewussten emotional-rezeptiven Funktionen zugrunde.

Die Psychoanalyse als Forschungsmethode und Therapie (das Freud'sche *Junktim*) basiert auf der Entdeckung der Funktion des dynamischen Unbewussten, eines strukturierten und komplexen Systems, das im Verlauf eines psychischen Konflikts in der Lage ist, mit dem Bewusstsein unvereinbare Affekte oder Emotionen zu verdrängen und aus dem Bewusstsein zu entfernen.

10 Eine kürzere Version dieses Beitrags wurde erstmals auf dem Kongress der Internationalen Psychoanalytischen Vereinigung in Mexiko-Stadt im August 2011 vorgestellt.

Die Deutungsarbeit, durch die der Analysand die Möglichkeit bekommt, das Verdrängte zu verstehen, stellt die verloren gegangene Bedeutung von Wünschen, Gedanken oder Impulsen wieder her und stärkt demzufolge das Ich.

In diesem Kapitel werde ich mich eingehender mit den Schwierigkeiten befassen, die bei Patienten auftreten, die nicht die erforderlichen intuitiv-emotionalen Fähigkeiten entwickelt haben, um sich selbst zu verstehen, und die nicht in der Lage sind, ihre Emotionen zu containen oder sie durchzuarbeiten. Diese Patienten werden im Allgemeinen als *ernsthaft krank* bezeichnet, da sie auf die übliche analytische Vorgehensweise nicht ansprechen und nicht in das Schema passen, das auf dem Funktionieren der Gesetze des dynamischen Unbewussten beruht.

Lässt sich eine Korrelation zwischen verschiedenen Ebenen der Pathologie und den Verzerrungen einiger unbewusster Funktionen herstellen, die für ein gutes seelisches Funktionieren notwendig sind?

Meine Hypothese lautet: Die psychische Gesundheit hängt von der Möglichkeit ab, einen Apparat zu benutzen, der es uns ermöglicht, Emotionen in uns aufzunehmen und sie wachzuhalten sowie unserer Existenz einen Sinn zu geben. Dieser Apparat funktioniert die ganze Zeit und geht über das individuelle Bewusstsein hinaus. Einige Patienten verfügen über diesen Apparat oder sind zumindest in der Lage, ihn zu entwickeln, während anderen Patienten dieser Apparat anscheinend völlig fehlt.

Obwohl sich die Kriterien für die Annahme eines Patienten geändert haben, hat der Begriff der »Analysierbarkeit« – ein wichtiges Thema der Debatte in der Vergangenheit – seine Wurzeln in diesem Unterschied.

Ich gehe davon aus, dass das Unbewusste in den verschiedenen analytischen Modellen, wie sie beispielsweise von Freud, Klein oder Bion vorgeschlagen wurden, auf unterschiedliche Weise konzipiert wurde und dass jedes Modell auf eine spezifische klinische Situation und eine spezifische unbewusste Funktion zutrifft.

Ich fasse nun die Ansichten zusammen, die von diesen Autoren über das Unbewusste vertreten werden. Meine rudimentäre Darstellung wird der Komplexität und Tiefgründigkeit der Ideen dieser Autoren nicht gerecht; ich beschränke mich darauf, die verschiedenen Ansätze zu vergleichen, um die Unterschiede hervorzuheben, anstatt die einzelnen Modelle eingehend zu diskutieren und zu analysieren.[11]

11 Diese kurze Zusammenfassung der Modelle des Unbewussten von Freud, Klein und Bion ist meinem Buch *Vulnerability to Psychosis* (De Masi 2009 [2006]) entnommen.

Freuds dynamisches Unbewusstes

Freud verwendet den Begriff »unbewusst«, um auf zwei verschiedene Arten von psychischen Erfahrungen Bezug zu nehmen, derer sich das Subjekt nicht bewusst ist: die vorbewussten Denkprozesse, die dem Bewusstsein leicht zugänglich sind, und diejenigen, die nur unter großen Schwierigkeiten erinnert werden können und zum eigentlichen Unbewussten gehören. Von einem deskriptiven Standpunkt aus gibt es zwei Arten des Unbewussten, was seine Dynamik betrifft, gibt es allerdings nur eine (Freud, 1923b).

Hinsichtlich seiner Verortung bezieht sich der Begriff »unbewusst« auf ein System des psychischen Apparats, das sich aus Inhalten zusammensetzt, denen der Zugang zum vorbewussten System mittels Verdrängung verwehrt wurde; die Objekte bleiben als unbewusste Repräsentationen erhalten, die durch mnemonische Überreste miteinander verbunden sind.

Das Freud'sche Unbewusste ist daher ein psychischer Ort mit spezifischen Mechanismen und Inhalten. Letztere sind »unmaskierte« Triebe, Instinkte, Affekte, die durch den Primärprozess, durch Verdichtung und Verlagerung, gesteuert werden und nur an ihren Derivaten erkennbar sind. Diese Derivate können sich als Gebilde, die aus einer Kompromissbildung hervorgehen und durch Zensur ihre Form verändert haben, Zugang zu den vorbewussten-bewussten Systemen verschaffen.

Das Unbewusste ist das Reservoir primitiver Wünsche und Triebe aus der persönlichen und phylogenetischen Vergangenheit, aber es ist auch der Ort ursprünglicher Fantasien, die die kindlichen Erfahrungen des Individuums strukturieren; diese Fantasien sind unbewusste psychische Repräsentationen der Triebe.

Die infantile Verdrängung führt zu einer ersten Spaltung zwischen dem Unbewussten und dem Vorbewussten. Die Merkmale des Unbewussten sind identisch mit denjenigen des Primärsystems: das Nichtvorhandensein von Verleugnung und Zweifel, Gleichgültigkeit gegenüber der Realität und Steuerung auf der Grundlage des Lust-Unlust-Prinzips.

In Freuds zweitem topografischen Modell umfasst das Unbewusste nicht nur das Es, sondern auch Teile des Ichs und Über-Ichs. Verdrängung ist nicht der einzige Mechanismus, der das Unbewusste entstehen lässt; es gibt viele andere Wege. Spaltung, Verneinung und Verleugnung sind Abwehrmechanismen, welche die Konflikte zwischen den verschiedenen psychischen Strukturen oder zwischen dem Ich und der Realität unterstützen und zwischen ihnen vermitteln; sie sind außerdem an der Entstehung des Unbewussten beteiligt, da sie selbst unbewusste Mechanismen darstellen. Bei einer Perversion zum Beispiel führt die Spaltung des

Ichs dazu, dass zwei gegensätzliche Vorstellungen von der Realität nebeneinander existieren, ohne dass sie voneinander wissen.

Neben dem dynamischen Unbewussten, dessen Grundlage Verdrängung und der Konflikt zwischen Trieb und Kultur sind, beschrieb Freud weitere Formen unbewussten Funktionierens. In *Das Ich und das Es* (Freud, 1923b) schreibt er, dass zwar alles Verdrängte unbewusst ist, aber dass sich nicht alles Unbewusste mit dem Verdrängten deckt. Auch ein Teil des Ichs ist unbewusst – nicht in dem Sinne, dass er vorbewusst ist, sondern dass er zu dem nicht verdrängten Unbewussten gehört. Freud (1912b, 1915e) hat zwar die hoch komplexen, unbewussten Funktionen der emotionalen Kommunikation vor Augen, entwickelt aber diese Gedanken nicht kohärent weiter, und auch andere nach ihm werden dies noch lange Zeit nicht tun. In der psychoanalytischen Theorie wird stattdessen der Schwerpunkt auf das verdrängte Unbewusste gelegt, das im tierischen Erbe verankert ist. Dies geschieht beispielsweise auch in *Das Unbehagen in der Kultur* (Freud, 1930a), einem Aufsatz, in dem Freud das Unglück des Menschen als eine Folge des unwiderruflichen Unterschieds zwischen Natur und Kultur betrachtet.

Das kleinianische Unbewusste

Klein übernahm Freuds Theorie des Unbewussten, trug aber zwei wichtige Neuerungen bei: den Gedanken der unbewussten Fantasie und die Einführung des Konzepts der Objektspaltung sowie später der Spaltung und Projektion (projektive Identifikation). Eine unbewusste Fantasie unterscheidet sich in ihrer Theorie von einer unbewussten Repräsentation; sie ist nicht nur die psychische Repräsentantin des Triebes, sondern auch eine psychische Repräsentation, die physische Wahrnehmungen (die als Beziehungen zwischen Objekten gedeutet werden) und die entsprechenden Ängste und Abwehrmechanismen einschließt. Das kleinianische Unbewusste setzt sich aus den Beziehungen zwischen den inneren Objekten, die konkret wahrgenommen werden, und den Fantasien über diese Objekte zusammen (Isaac, 1952).

Die Fantasien können durch Manipulation des Körpers bearbeitet bzw. modifiziert (masturbatorische Fantasien) oder durch Imagination aktiv erzeugt werden; sie sind unbewusst, da sie uns – im Einklang mit Freuds Annahme – nicht direkt, sondern nur durch das klinische Material bekannt sind (durch die Deutung von Tics, Fantasien und Spielen). Die Beziehungen und die Bedeutung der inneren Objekte (gute und böse) werden – entsprechend der Qualität der körperlichen Empfindungen – in der unbewussten Fantasie durch Spaltung strukturiert.

Vor allem die räumliche Metapher wird in Kleins Beschreibung des Unbewussten betont: Bei der projektiven Identifikation werden unerwünschte Inhalte, einschließlich der Teile des Selbst, die aus dem Bewusstsein verbannt wurden, nach außen projiziert, in einem Objekt deponiert und mit diesem vermischt sowie anschließend reintrojiziert. Mit der projektiven Identifikation findet außerdem eine Erweiterung des Konzepts des Unbewussten statt, es umfasst den Bereich von zwei Personen: Die Projektion, die innerhalb einer anderen Person stattfindet, verändert die Wahrnehmung des projizierenden Subjekts und verzerrt die Wahrnehmung des Objekts, auf das projiziert wird.

Bions Unbewusstes

Bei Bion büßt das Unbewusste die ontische Konnotation des Ortes ein: Es ist eine Funktion der Psyche und kein Raum für die Ablagerung von Verdrängtem. Wenn wir beispielsweise gehen, sind wir uns dessen bewusst, wir sind uns aber nicht der einzelnen Schritte bewusst, die wir beim Gehen ausführen. Wäre dies der Fall, wäre unsere Psyche mit Wahrnehmungen überfrachtet und wir könnten nicht gehen.

Die Kontaktschranke und die *Alpha-Funktion* dienen dazu, die Psyche von einem Übermaß an Sinnesreizen zu befreien und diese zu transformieren. Träume sind in unserem Leben der *Modus Operandi* der Psyche: Ihre Funktion besteht darin, eine Kontaktschranke einzurichten, durch die *Beta-Elemente* in *Alpha-Elemente* umgewandelt werden und Empfindungen zu Emotionen werden. Zu Beginn des Lebens wird diese Funktion von der Mutter durch ihre Fähigkeit zur Reverie erfüllt. Das Konzept der Verdrängung wird durch das einer semipermeablen Membran ersetzt, einer Art unbewusstem Bewusstseinsorgan, das die Verarbeitung sowie das Wissen um die Welt und die Emotionen ermöglicht.

Es geht nicht um den Konflikt zwischen dem Verdrängten (Freud) bzw. dem abgespaltenen Unbewussten (Klein) und dem Bewusstsein, sondern zwischen Wachen und Schlafen, zwischen wissendem und unwissendem Bewusstsein. Im Unbewussten finden die Transformationsprozesse psychischer Erlebnisse statt; gelingen diese Transformationen nicht, kann die Psyche keine Gedanken produzieren (die semipermeable Membran und die Alpha-Funktion).

Dank der Theorie der Gedanken ohne Denker kann ein Patient sich einer Sache bewusst sein, aber gleichzeitig von ihr nicht wissen. Darüber hinaus fällt für Bion »Denken« mit der Möglichkeit des »Träumens« zusammen: Träumen ist ein Prozess, durch den das Unbewusste bewusst wird; außerdem besteht durch das Träumen die Möglichkeit, von der paranoid-schizoiden Position (Ausschluss) in die depressive

Position (Assimilation) zu gelangen. Das vorsprachliche unbewusste Material muss ständig in Träumen verarbeitet werden, die außerhalb des Bewusstseins funktionieren. Der Traum stellt wie auch das Unbewusste eine Kommunikationsform dar, die sowohl innerhalb der Psyche als auch in Beziehungen abläuft; er erfüllt die Funktion, Emotionen eine Gestalt zu geben und sie zu speichern – eine allgegenwärtige tägliche Aktivität (Bion, 1992).

Ein Patient

Die fünfundzwanzigjährige Anna beginnt eine Analyse, weil sie von Panikattacken und ständigen hypochondrischen Erfahrungen gequält wird, die zu häufigen und dringenden Krankenhausaufenthalten führen. Die Tatsache, dass sie kürzlich von ihrem Freund verlassen wurde, und vor allem der Tod ihres Vaters vor etwa einem Jahr sind vermutlich die Ereignisse, die ihre Vitalität und Lebensfreude erschüttert haben. Es scheint seltsam, dass Anna einen solchen Zusammenbruch erlebt; denn sie, das einzige Kind in ihrer Familie, wurde von ihrem Vater sehr geliebt und war ein überaus kluges und mutiges Mädchen. Aber ein Traum in den ersten Monaten ihrer Analyse macht die Gründe für ihren Zusammenbruch deutlich. In dem Traum verkörpert sie eine Fremdenführerin, die ausgezeichnet und detailliert die Denkmäler auf einem Platz beschreibt. Im Traum ist sich Anna jedoch bewusst, dass sie noch nie in dieser Stadt war und nichts über die Denkmäler weiß, von denen sie spricht.

* * *

Grotstein (1981) stellte fest, dass Träume eine grundlegend wichtige Funktion erfüllen, denn sie geben uns die Möglichkeit, unser psychisches Leben zu beobachten und zu verstehen. Damit dies jedoch geschehen kann, muss ein unsichtbarer Beobachter vorhanden sein, der die Handlung kommentiert und deren Wahrheiten und Botschaften bestätigt und überprüft. Der Träumer, der einen Traum träumt, und derjenige, der ihn versteht, können zusammen als eine Einheit betrachtet werden. Diese Einheit hält das beständige Gespür für die persönliche Identität des Träumers aufrecht, indem sie andauernd seine emotionalen Erfahrungen integriert und ihnen einen Sinn verleiht. Der Träumer, der den Traum versteht, ist die Repräsentation einer intuitiv verinnerlichten Funktion, die die narrative Bedeutung aufgreift und die Geschichte so integriert, dass sie verständlich wird.

Wir können davon ausgehen, dass Anna, um einen solchen Traum zu konstruieren, beide Funktionen erfüllen muss: Sie muss in der Lage sein, sowohl zu »träumen«, das heißt, die Gedanken zu formulieren, die diesen Traum repräsentieren, als auch diese Gedanken im Nachhinein zu verstehen.

Im Traum entwirft Anna vor der Gruppe von Touristen (ihren Eltern und in der Übertragung dem Analytiker) ein idealisiertes Selbstbild, aber in Wirklichkeit »weiß« sie, dass sie ein falsches Wissen vorführt. Der Traum spricht mit der Träumerin und sagt ihr, dass es ihr in ihrem Leben gelungen ist, sich vorzumachen, sie sei erwachsen, ohne im echten Leben tatsächlich eine wirkliche Erfahrung gemacht zu haben. Unbewusst scheint Anna eine seelische Wahrheit zu erahnen, die sie selbst betrifft und über die sie sich nun bewusst werden kann. Bei dieser Patientin scheint es eine Fähigkeit zu geben, den Kern der Wahrheit zu »sehen«, der sie verstehen lässt, was die Gründe für ihr Leiden sein könnten. Mit anderen Worten, das Unbewusste spricht zu der Patientin mit der Sprache der seelischen Wahrheit. Die therapeutische Herausforderung besteht darin, von Augenblick zu Augenblick zu beurteilen, in welchem Umfang die Patientin die Wahrheit erkennen kann (Money-Kyrle, 1968).

Das emotional-rezeptive Unbewusste

Die psychoanalytische Therapie behandelt alle psychischen Vorgänge (die sich im Laufe der Zeit entwickeln und von affektiven Primärbindungen gesteuert werden), die unsere Erkenntnisprozesse strukturieren und einen Zusammenhang zwischen uns und der Welt herstellen. Sie macht sich eine natürliche psychische Funktion zunutze, das heißt, die *emotional-intuitive* Funktion, die den Einzelnen in die Lage versetzt, seine eigenen psychischen Prozesse zu beobachten. Diese unbewussten Funktionen sind potenziell in jedem Menschen vorhanden, außer wenn sie im Falle psychischer Erkrankungen verzerrt oder geschwächt sind.

Einer der bedeutendsten Beiträge der zeitgenössischen Psychoanalyse hat gezeigt, dass sich intuitiv-emotionales Denken nur dann entwickelt, wenn ein Kind empathische Reaktionen vom Primärobjekt erfährt; ich beziehe mich auf die Aufnahmefähigkeit und Rückgabe seiner ersten kommunikativen Projektionen durch die Mutterfigur. Da das Kind wie eine eigenständige Person behandelt wird, lernt es die menschliche Welt der Bedeutungen kennen und kann seinerseits zu einer Person werden, die in der Lage ist, ihren eigenen Erfahrungen Bedeutung zu verleihen, ihre Mitmenschen zu verstehen und mit ihnen zu kommunizieren (Bordi, 2009).

Der psychoanalytische Prozess kann daher als eine Methode zur Entwicklung intuitiv-emotionaler Fähigkeiten verstanden werden. Der Analytiker muss über die Fähigkeit zur *Reverie* verfügen oder, anders ausgedrückt, er muss seine eigene intuitive Vorstellungskraft angemessen einsetzen, um seine eigenen und die Emotionen seines Gegenübers zu verstehen. Diese ständige intuitive Erkundung bildet den Rahmen, ein Experimentierfeld, das sich für die Entwicklung der potenziellen Erkenntnisfähigkeit des Patienten eignet.

Meiner Ansicht nach gehört die Funktion, welche die unbewusste Wahrnehmung der eigenen inneren Welt ermöglicht, zu einem emotional-rezeptiven Unbewussten. Es ist dasselbe Unbewusste, das Freud in seinem Aufsatz *Ratschläge für den Arzt bei der psychoanalytischen Behandlung* (1912e) beschrieben, aber in der Theorie nie vollständig weiterentwickelt hat. Dort schreibt er, der Analytiker

> »soll dem gebenden Unbewußten des Kranken sein eigenes Unbewußtes als empfangendes Organ zuwenden, sich auf den Analysierten einstellen wie der Receiver des Telephons zum Teller eingestellt ist. Wie der Receiver die von Schallwellen angeregten elektrischen Schwankungen der Leitung wieder in Schallwellen verwandelt, so ist das Unbewußte des Arztes befähigt, aus den ihm mitgeteilten Abkömmlingen des Unbewußten dieses Unbewußte, welches die Einfälle des Kranken determiniert hat, wiederherzustellen« (Freud 1912e, S. 380).

Mit diesen Aussagen nimmt Freud meines Erachtens einige Gedanken zeitgenössischer Psychoanalyse vorweg, die sich mit den nicht bewussten Komponenten der emotionalen Wahrnehmung und den unbewussten Wurzeln des Selbst beschäftigen.

Emde (1989) beschreibt zum Beispiel ein affektives prä-repräsentatives Zentrum des Selbst, das in frühen Erfahrungen mit der Mutter seinen Ursprung hat (Erfahrungen, die auch in verschiedenen anderen Lebensformen und Kulturen zu finden sind). Dieses Zentrum vermittelt im Laufe der Entwicklung trotz der ständigen Veränderungen, denen wir alle unterworfen sind, ein Gefühl der Kontinuität des Selbst.

Stolorow und Atwood (1992) erweitern das Konzept des Unbewussten, um den Teil der persönlichen Biografie einzubeziehen, der nie bestätigt wurde und deshalb nicht zu einer bewussten Erfahrung werden kann. Die beiden Autoren gehen davon aus, dass nicht nur die omnipotenten und destruktiven Teile, sondern auch die guten und konstruktiven Impulse ins Unbewusste gelangen, wenn sie mit den Ansichten der Person, die das Kind betreut, in Konflikt geraten; auf diese Weise wird ein großer Teil der Wahrnehmung und »Weisheit« des Kleinkindes unbewusst und unzugänglich.

Bollas (1987, 1992) spricht von der *existenziellen Erinnerung* und vom *ungedachten Bekannten*. Mit dem Begriff der existenziellen Erinnerung spielt er auf den Zusammenhang an, der sich der Repräsentation entzieht, einer Erinnerung, die in jedem Wesen verankert ist. Er behauptet, dass Kinder das »mütterliche Idiom« der

Fürsorge verinnerlichen, was eine komplexe Daseinsform und komplizierte Art und Weise des Umgangs miteinander bedeuten würde.

In seinem Buch *Die unendliche Frage* (2009) behauptet Bollas, dass das kommunikative Potenzial des Unbewussten in der analytischen Tradition zugunsten des verdrängten Unbewussten vernachlässigt wurde: »[Wir sehen], dass alle theoretischen Schulen Freuds Theorie der Verdrängung übernahmen und seine Theorie des empfangenden Unbewussten fallen ließen« (Bollas, 2009, S. 39). Und nochmals: »Indem die Verdrängungstheorie in der Geschichte der Psychoanalyse einen einzigartigen Platz als *die* Theorie des Unbewussten erhielt, wurden unbewusste Wahrnehmung, unbewusste Organisation und unbewusste Kommunikation letztlich aus der psychoanalytischen Theorie verbannt« (Bollas, 2009, S. 39).

Unter diesem Gesichtspunkt können wir zwei Systeme des Unbewussten unterscheiden: das *dynamische* und das *emotional-rezeptive* Unbewusste.

Ersteres entspricht dem, was Freud (1915e) entdeckt und beschrieben hat, es ist das *verdrängte* Unbewusste; Letzteres ist das, was Bion intuitiv erfasst hat und Gegenstand der Untersuchungen zeitgenössischer Psychoanalyse ist, die sich mit dem befasst, *dessen wir uns nicht gewahr sind.*

Angenommen, das emotionale Unbewusste existiert neben dem dynamischen Unbewussten, so wissen wir von Freud, was passieren würde, wenn das »darunterliegende System« (das psychisches Leben zulässt) funktioniert: Nur in diesem Fall kann sich ein persönliches dynamisches Unbewusstes entwickeln, das von Beziehungskonflikten und Wünschen durchdrungen ist.

Das emotional-rezeptive Unbewusste wäre die notwendige Voraussetzung für die Existenz und das Funktionieren des dynamischen Unbewussten, auf das es sich ständig beziehen würde.

Unbewusste Bewussheit

Um auf den zuvor beschriebenen Traum zurückzukommen: Es ist klar, dass die Patientin zur Formulierung des im Traum enthaltenen Gedankens ein Unbewusstes benutzt, das Augen hat, um zu sehen. Diese nicht bewusste Wahrnehmung zeugt von der Fähigkeit, den eigenen seelischen Zustand und den der anderen durch das emotionale Unbewusste richtig zu erfassen. Auch wenn einige Patienten offensichtlich viel Leid ertragen müssen, verfügen sie doch über eine hoch entwickelte unbewusste Rezeptivität, die während des Analyseprozesses genutzt und gewürdigt werden muss.

Vorsprachliche emotionale Kommunikation

Unter den vielen zeitgenössischen Beiträgen erwähne ich nur die Arbeit von Beatrice Beebe und Kollegen (1997). Die Autoren versuchen, die interaktiven Strukturen näher zu erforschen, die ihren Ursprung in der Art und Weise haben, wie Mutter und Kind im ersten Lebensjahr emotional kommunizieren, bevor der Gebrauch von Worten möglich ist. Der gegenseitige Austausch strukturiert die Erfahrung und schafft Muster, die das Kind allmählich erkennt, erwartet und an die es sich erinnert. Später bilden diese dyadischen Erfahrungen die unbewussten Organisationsstrukturen, die die Grundlage der Persönlichkeit bilden. Die Autoren beschreiben eher ein »präreflexives« als ein dynamisches Unbewusstes; sie glauben auch, dass die Repräsentationen des Neugeborenen vor allem in das System der nonverbalen Repräsentation transkribiert werden.

Diese Beobachtungen können mit den Annahmen von Schore (2003) in Verbindung gebracht werden, die auf neurowissenschaftlichen Daten beruhen. Sie zeigen, dass die nonverbale emotionale Kommunikation zwischen Mutter und Kind (Prosodie, Gestik, Mimik), die in den ersten Monaten der Pflege ständig stattfindet, die Bildung von Hirnkreisläufen ermöglicht, die sich im orbital-frontalen Kortex und in den subkortikalen Kernen der rechten Hemisphäre befinden; diese Erkenntnisse bestätigen aus biologischer Sicht das emotionale unbewusste Leben des Individuums.

Folglich können wir das Unbewusste jetzt nicht als von Anfang an gegeben begreifen, sondern eher als ein System verstehen, das sich schrittweise entwickelt, wenn die notwendigen emotionalen Voraussetzungen gegeben sind. Dieser Prozess findet nicht immer automatisch statt und hat, wenn er ausbleibt, wichtige Konsequenzen in Bezug auf die psychische Gesundheit des Individuums.

Emotionale Rezeptoren

Das dynamische (verdrängte) Unbewusste und das emotional-rezeptive Unbewusste arbeiten parallel. Bevor eine Emotion verdrängt werden kann, muss sie von einem psychischen Rezeptor erfasst und registriert werden. Mit anderen Worten, das dynamische Unbewusste kann seine Funktion der Verdrängung des unvereinbaren Affekts erst dann erfüllen, wenn dieser von den emotionalen Rezeptoren erfasst wurde. Zuerst registriert das Individuum – ohne es zu wissen – die Emotionen, dann verlagert es sie, wenn sie sich inkompatibel anfühlen, ins Unbewusste. Ich möchte gerne hervorheben: Verdrängung kann nur stattfinden, wenn zuvor eine Emotion registriert wurde, das heißt, wenn ein Unbewusstes existiert, das noch vor dem dynamischen Unbewussten in Aktion tritt.

Allerdings sind die Dinge etwas komplizierter. Wie emotionale Erlebnisse registriert werden, lässt sich nicht so einfach beschreiben. Größtenteils hängt der Verdrängungsprozess von der Entwicklung eines rezeptiven Organs ab, das Emotionen registrieren kann. Meine Hypothese ist, dass diese Voraussetzungen bei schwierigeren (psychotischen und Borderline-) Patienten nicht vorhanden sind.

Was ist bei schwierigen Patienten unbewusst?

Ich gehe davon aus, dass schweren Pathologien eine Beeinträchtigung der unbewussten Funktionen zugrunde liegt; dies betrifft vor allem diejenigen Funktionen, auf denen das emotionale Bewusstsein basiert.

Während eine Neurose die Folge einer nicht-harmonischen Funktion des dynamischen Unbewussten ist, trägt eine Veränderung des emotional-rezeptiven Unbewussten zur Entwicklung von psychotischen oder Borderline-Strukturen bei: Das heißt, die Veränderung bezieht sich auf den psychischen Apparat, der Affekte symbolisieren und die emotionale Funktion der Kommunikation innerhalb der Psyche und in Beziehungen nutzen kann.

Würden wir das emotional-rezeptive Unbewusste mit Sprache vergleichen, kämen wir zu dem Schluss, dass bei Neurosen die Sprache, die es uns ermöglicht, den Inhalt zu lesen, erhalten bleibt. Es geht dann darum, den Inhalt besser auszudrücken, sodass er verstanden werden kann. Im Falle von Borderline-Patienten sind wir mit einer zivilisatorischen Stufe konfrontiert, deren Entwicklung hin zur Sprache – also der Möglichkeit, die eigene Geschichte zu strukturieren und zu verstehen – nicht stattfinden konnte.

Eine ähnliche Verzerrung tritt bei der Psychose auf, wo eine kommunikative Struktur, wie das Unbewusste, ständig missbraucht wird, um eine solipsistische und grandiose Welt aufzubauen, in der die rezeptiven und kommunikativen Beziehungskanäle ausgelöscht werden.

Borderline-Pathologie

Bei der klinischen Arbeit mit Borderline-Patienten fehlen die Voraussetzungen, die wir gewöhnlich bei neurotischen Analysanden vorfinden; dies betrifft sowohl die Übertragung als Ausdruck eines Konflikts oder eines kindlichen Wunsches als auch die Fähigkeit zu träumen, das heißt, emotionale Erfahrungen in eine narrative Sequenz einzubringen und eine Art Bindung an ein Objekt mit einer gewissen Beständigkeit einzugehen.

Betrachtet man alle Manifestationen der Borderline-Symptomatik, zum Beispiel die Tatsache, dass diese Patienten in ihren Beziehungen und in der Übertragung ständig zwischen Momenten extremer Abhängigkeit und der Flucht in ihren Beziehungen hin und her pendeln, so können wir davon ausgehen, dass ihnen in ihrer Kindheit und Jugend die Voraussetzungen für eine Entwicklung der Symbolisierung und des Containments emotionaler Zustände gefehlt haben (Garland, 2010).

Es gelingt dem Patienten nicht, Beziehungen zu schaffen und aufrechtzuerhalten sowie diese in Form von Erinnerungen, Träumen, Erzählungen oder Symbolen zu repräsentieren. Rey (1994) beschreibt Borderline-Patienten als hartnäckige Bittsteller, als Kontrolleure, Manipulatoren und Menschen, die andere einschüchtern und schlecht machen. Sie machen die Gesellschaft für ihre Probleme verantwortlich, fühlen sich verfolgt und entwickeln unter Umständen Gefühle der Grandiosität. Wenn sie sich schwach oder schutzlos fühlen und in Gefahr sind, verteidigen sie sich möglicherweise mit unkontrollierten Wutausbrüchen und impulsivem Verhalten. Diese Patienten werden von gewalttätigen Emotionen beherrscht, sie sind aber nicht in der Lage, diese zu beschreiben oder zu verstehen und schon gar nicht sie zu verarbeiten.

Mit anderen Worten, das Unbewusste, wie wir uns dies normalerweise vorstellen, funktioniert nicht, nicht einmal in seiner Funktion als Filter der Verdrängung. Wenn Bewusstsein eine Fähigkeit darstellt, ein psychisches Ereignis zu registrieren, es sich einzuprägen und sich daran zu erinnern, dann bezieht sich die Wahrnehmung auf die Bedeutung und das Verstehen dieses Ereignisses. Bei solchen Patienten findet keine Wahrnehmung statt.

Fonagy und Target (1996) gehen davon aus, dass Patienten mit schweren Persönlichkeitsstörungen eine normale Entwicklungsstufe zur Verarbeitung psychischer Prozesse (die Reflexionsfunktion) nicht erreichen und damit kein Verständnis für die symbolischen Nuancen des Verhaltens anderer Menschen entwickeln. Fonagy und seine Mitarbeiter haben mehrfach auf dieses Problem hingewiesen. Es handelt in erster Linie von den Bedingungen, die die Strukturierung der Reflexionsfähigkeit erschweren, welche sich aus einer fehlenden mütterlichen Reaktion auf das Bedürfnis des Säuglings nach Spiegelung ergeben würde.

Im Verlauf des analytischen Prozesses mit diesen Patienten reicht es nicht aus, das Unbewusste bewusst zu machen, vielmehr ist es wichtig, die ursprünglich fehlenden, intuitiven Fähigkeiten zu entwickeln. Die Schwierigkeit besteht jedoch darin, dass diese Patienten nicht in der Lage sind, assoziativ zu denken, was ein intuitives Verständnis der psychischen Fakten ermöglichen würde.

Dieses Fehlen von Assoziationen, das für diese Patienten charakteristisch ist, zeigt sich auch in ihren Träumen, deren Bedeutungen dem Betrachter nur allzu offensichtlich erscheinen, dem Träumer aber verborgen bleiben.

Psychose

Das emotional-rezeptive Unbewusste lässt sich mit dem impliziten Wissen vergleichen, das als unverzichtbares prozedurales Gedächtnis für relationale und emotionale Erfahrungen dient. Bei Patienten, die mit großer Wahrscheinlichkeit an einer Psychose erkranken, ist der Erwerb dieses Wissens von Anfang an beeinträchtigt und erfährt weitere Beeinträchtigungen durch die psychopathologischen Strukturen, wie zum Beispiel Wahnvorstellungen, die sich im Laufe der Krankheit entwickeln.

Ein Patient, der zwangsläufig psychotisch wird, lebt schon sehr lange zurückgezogen und von der Realität abgekoppelt an einem geheimen Ort, an dem sich die Psychose entwickeln wird, deren Ursprung bis in die Kindheit zurückreicht. Bei einem solchen Rückzug benutzt der Patient seine Psyche nicht als Möglichkeit, sich einzufühlen und nachzudenken, sondern als ein Sinnesorgan, das durch Dissoziation Lust hervorruft. So erschafft er sich eine Welt, die aus visuellen Bildern und konkreten Fantasien besteht, und löscht die emotionalen Funktionen aus, die es ihm ermöglichen würden, seine psychische Realität zu verstehen.

Die psychischen Prozesse, die während des Rückzugs ablaufen, unterliegen nicht den Gesetzen, die normalen psychischen Funktionen entsprechen; sie können weder verdrängt noch ›geträumt‹ werden, um in Gedanken umgewandelt zu werden. Dies führt zu besonderen Problemen für den Therapeuten. Im Allgemeinen werden die Vorgänge, die während des Rückzugs stattfinden, dem Analytiker nicht beschrieben, da der Patient selbst ihre pathogene Kraft nicht wahrnimmt und die Folgen, wann beispielsweise die Wahnvorstellung eintritt, nicht vorhersehen kann.

Die Verwendung der Psyche als Sinnesorgan führt zunächst zu angenehmen und aufregenden psychischen Zuständen. Wenn der Patient aber danach diesen Prozess nicht mehr kontrollieren kann, entstehen verzerrte und Angst auslösende Wahrnehmungen wie Halluzinationen, die den Patienten später quälen.

Auch Borderline-Patienten kennen, wenn auch in geringerem Umfang, diese Art der sensorischen Erfahrung, die eine *sensorische Nutzung* des Gehirns betrifft und bei der die Erregung das Denken ersetzt. Bei beiden Patientengruppen erreicht die Manipulation der Wahrnehmungsorgane ein solches Ausmaß, dass sich die rezeptive und intuitive Funktion der Psyche zunehmend verschlechtert. Während Borderline-Patienten zwischen diesen psychischen Zuständen hin und her schwanken, in sie hineingeraten und wieder herauskommen, betreten psychotische Patienten einen Weg, der sich oft als Sackgasse erweist.

Der Ursprung der Probleme

Es ist hilfreich, sich Folgendes vor Augen zu halten: Sämtliche emotionalen Erfahrungen vor der Sprachentwicklung tragen dazu bei, dass Vorläufer eines verinnerlichten emotionalen Idioms entstehen können, das die Entwicklung einer unbewussten psychischen Erfahrung kennzeichnet.

Diese Patienten sind nicht fähig zu verdrängen, um zu verstehen, und sie sind gezwungen, ihre unangenehmen Zustände durch Handeln loszuwerden; diese Vorgehensweise beruht auf ihrer Veranlagung, sich zu isolieren, den eigenen Körper als Quelle von Reizen zu nutzen und die Welt der grandiosen Fantasien wie die reale Welt zu behandeln. Für den Analytiker ergeben sich hieraus Schwierigkeiten, denn er erwartet, mit seinen Patienten in einen Dialog zu treten, indem er versucht, die unbewusste Kommunikation zu nutzen und zu klären; außerdem kann er lange Zeit keine symbolischen Deutungen nutzen, die eine gewisse Ähnlichkeit zwischen manifestem und verdrängtem Inhalt, zwischen Bewusstem und Unbewusstem voraussetzen.

Es ist kein Zufall, dass diese Patienten nicht assoziativ denken können. Da ihre emotionalen Zustände nicht gedacht und contained werden können, reagieren sie mit Kurzschlusshandlungen und zeigen automatische und impulsive Reaktionen (Borderline), sie bauen in ihrer Fantasie eine Parallelwelt auf oder fliehen in dissoziierte psychische Konstruktionen (Psychose).

Anhand meiner Überlegungen versuche ich die Ursachen für die Komplexität bei der Behandlung einiger Patienten zu verstehen, die nur als *schwierig* bezeichnet werden können. Sie sind in der Tat schwer zu erreichen: Einige von ihnen schaffen es nicht einmal, den Aspekt der Zeit für unsere Treffen zu respektieren, indem sie regelmäßig zu spät zu den Sitzungen kommen; es gelingt ihnen nicht, ihre Zeit zu organisieren, und sie haben große Schwierigkeiten, sich daran zu erinnern, was im Laufe der Behandlung geschehen ist. Sie bringen vor allem nicht die notwendigen Voraussetzungen für eine Analyse mit, deren Arbeitsgrundlage das Vorhandensein einer greifbaren Aufgeschlossenheit seitens des Analysanden darstellt.

Fonagys Hypothese bezüglich eines Defizits, was die *Reflexionsfunktion* betrifft, ist sehr hilfreich; so lässt sich verstehen, welche Fähigkeiten diesen schwierigen Patienten fehlen; durch seine Definition findet allerdings eine Eingrenzung des Defizits auf diese spezielle Funktion statt, obwohl es offensichtlich ist, dass die Störung viel umfassender ist und sich auf sämtliche emotionale Funktionen auswirkt.

Auf den vorhergehenden Seiten versuchte ich aufzuzeigen, wie die psychotischen und Borderline-Organisationen zwar unterschiedliche psychopathologische Dynamiken aufweisen, aber hinsichtlich der unterschiedlichen Funktionsweise des emotional-rezeptiven Unbewussten übereinstimmen.

Eines der Ziele einer analytischen Behandlung besteht darin, die Funktionen zu entwickeln, die dem Patienten die Wahrnehmung seiner selbst und seiner Emotionen ermöglichen. Deshalb ist es wichtig, ein besonderes Setting vorzubereiten (und wir wissen, wie oft die Gegenübertragung schwierig zu handhaben ist), das solche Erfahrungen ermöglicht, die der Patient noch nie gemacht hat und sich auch noch nie darum bemüht hat, sie zu machen. Anders ausgedrückt: Es ist unerlässlich, dem Patienten zu helfen, durch seine Beziehung zu einem neuen Objekt eine wirkliche Identität aufzubauen.

Teil 2

Kapitel 8
Sexuelle Pathologien

»Es ist mir die Einsicht aufgegangen, daß die Masturbation die einzige große Gewohnheit, die ›Ursucht‹, ist, als deren Ersatz und Ablösung erst die anderen Süchte nach Alkohol, Morphin, Tabak etc. ins Leben treten.«
(Brief von Freud an Fließ vom 22. Dezember 1897, in: Masson, 1986, S. 312)

Perverse Sexualitäten sind das Ergebnis frühzeitiger Abweichungen von der normalen kindlichen Entwicklung; sie sind wie pathologische Organisationen aufgebaut, die das Entwicklungspotenzial eines Kindes zerstören. Es ist wichtig, dass wir das Konzept der *Sexualisierung* und nicht das der *Sexualität* zugrunde legen, um die wesentlichen Merkmale einer Perversion zu verstehen. Diese Unterscheidung impliziert, dass es verschiedene Kategorien sexueller Erfahrungen gibt, die sich auf psychische Zustände beziehen, welche wenig mit normaler Sexualität zu tun haben.

Seit den Anfängen der Psychoanalyse wurde der Sexualität eine zentrale Stellung innerhalb der Psychoanalyse als einer wissenschaftlichen Disziplin eingeräumt, sodass der Begriff Sexualität mit Freuds psychosexueller Theorie gleichgesetzt wurde. Nachdem die Objektbeziehungstheorie allerdings große Zustimmung erfahren hatte, veränderte sich die Bedeutung der Sexualität und sie spielte eine in affektiven Bindungsbeziehungen untergeordnete Rolle. Deshalb halte ich folgende Vorgehensweise für sinnvoll: Ich beschreibe die Rolle, die der Sexualität in den verschiedenen theoretischen Modellen zugewiesen wird, und unterscheide zwischen *Sexualität in der klinischen Arbeit* und *Sexualität in der Theorie*, wobei ich einen besonderen Schwerpunkt auf die pathologische Sexualität lege.

Bei den Personen, die im Erwachsenenalter eine sexuelle Störung entwickeln, liegt meiner Ansicht nach bereits im Säuglingsalter eine pathologische Verzerrung im Bereich der Sexualität vor.

Diese einleitenden Bemerkungen werden hoffentlich zu einer sinnvollen Diskussion beitragen, die die Entstehung, Entwicklung und Therapie bei schwerwiegenderen Verzerrungen der Sexualität (wie beispielsweise bei Perversionen) leichter verstehen lässt.

Findet eine Desexualisierung der Theorie statt?

Seit einigen Jahren findet in der internationalen psychoanalytischen Gemeinschaft eine lebhafte Debatte über Sexualität statt. Green (1997) war der erste, der das Thema zur Sprache brachte und erklärte, dass theoretische und klinische Modelle in der Zeit nach Freud psychoanalytisches Denken desexualisiert hätten. Aus analytischen Abhandlungen und Veröffentlichungen verschwindet in der Tat das Freud'sche Modell der Deutung psychischer Krankheiten, das diese als Stillstand oder Verzerrung der Libidoentwicklung betrachtete (bei Freud sind Seele und Körper eng miteinander verwoben).

Nach Ansicht des französischen Analytikers haben die Beobachtungen aus der Säuglingsforschung, die Konzeptualisierung von Objektbeziehungen und die Untersuchung von Borderline-Patienten die Bedeutung der Sexualität in der Psychoanalyse überschattet; Sexualität wird nicht mehr als entscheidender Faktor für die Entwicklung des Kindes oder als nützliches Kriterium für das Verständnis der klinischen Psychopathologie betrachtet. Die geringere Bedeutung, die der Sexualität zugesprochen wird, hat nach Ansicht von Green das psychoanalytische Denken ärmer gemacht.

Green ist der Ansicht, dass Kleins Theorien über die emotionale Entwicklung für diesen Wandel größtenteils verantwortlich sind: Ihre Objektbeziehungstheorie scheint jede Möglichkeit auszuschließen, dass »den intrapsychischen Folgen der sexuellen Triebe, die sich nicht ohne Weiteres beobachten lassen und die in den theoretischen Neuformulierungen nachweislich weniger wichtig sind«, eine angemessene Bedeutung zukommt (Green, 1997, S. 347; Übersetzung E. K.).[12]

Greens Argumentation trägt zweifellos dazu bei, dass eine deutlich erkennbare Kluft tatsächlich seit einiger Zeit immer größer wurde: auf der einen Seite Freuds ursprüngliche Hypothese, die die psychische Entwicklung mit sexueller Reife in Verbindung brachte, und auf der anderen Seite die sich daran anschließende psychoanalytische Forschung, die in sehr unterschiedliche Richtungen führte.

Die Diskussion, die von dem französischen Analytiker angestoßen wurde, streifte auch die Frage nach der Beziehung zwischen klinischer Arbeit und Theorie. Ist es nur eine Verlagerung der theoretischen Schwerpunkte, weshalb die Vorstellung von Sexualität in der Psychoanalyse an Bedeutung verloren hat oder gibt es wirklich eine Divergenz zwischen dem psychosexuellen Modell und wahrer Sexualität?

12 Trevor Lubbe kritisiert Greens These in einem Artikel aus dem Jahr 2008, in dem er nicht nur Kleins Gedanken aufgreift, sondern auch die Bedeutung der Sexualität im Werk Donald Meltzers hervorhebt.

Diesbezüglich gab Stein (1998) folgenden Hinweis: Das Thema des Kongresses der Internationalen Psychoanalytischen Vereinigung (IPA) in Barcelona (1997), *Psychoanalyse und Sexualität*, bei dem der Begriff Sexualität durch Psychosexualität ersetzt wurde, vermittelte den Eindruck, dass Psychoanalyse von Sexualität getrennt werden könnte, ein Phänomen, das zum Nachdenken einlädt. Auch Fonagy (2006) fügte hinzu, dass der Begriff Psychosexualität sehr wichtig sei, da sich die wichtigsten psychoanalytischen Theorien nicht auf der Grundlage von Sexualität entwickelt hätten; er bestätigte, dass in der psychoanalytischen Literatur der letzten Jahrzehnte der Begriff Sexualität und entsprechende Bezeichnungen immer mehr verschwinden würden.

Psychosexualität

Freud stellte mehrfach fest, dass die Suche nach Lustbefriedigung ein Wesensmerkmal des Menschen darstellt, das sich von den frühesten Lebensphasen an zeigt; selbst das Baby sucht und erfährt Lustbefriedigung, wobei Sexualität etwas Grundlegendes ist, da es die Entwicklung des psychischen Lebens anregt und organisiert.

Da Sexualität ein Ziel und ein Objekt hat, ist sie das bestimmende Element jeder psychosexuellen Theorie; ihre Phasen lassen sich quantitativ beschreiben und darstellen. Darüber hinaus können wir auf der Grundlage der Sexualität die verschiedenen psychopathologischen Syndrome in ein hierarchisches System einordnen, von den schwerwiegendsten Syndromen, die in den frühesten Entwicklungsstufen auftreten, bis hin zu den weniger schwerwiegenden Syndromen der späteren Phasen.

Auch wenn Freud Sexualität positiv betrachtete, so hat er doch deren pathogene Kraft nicht unterschätzt; in einem Brief vom 22. Dezember 1897 an seinen Freund und Kollegen Fließ behauptete er, dass Masturbation die erste dem Menschen bekannte Droge sei. Dies sind seine Worte:

> »Es ist mir die Einsicht aufgegangen, daß Masturbation die einzige große Gewohnheit, die ›Ursucht‹, ist, als deren Ersatz und Ablösung erst die anderen Süchte nach Alkohol, Morphin, Tabak etc. ins Leben treten.« (Brief von Freud an Fließ vom 22. Dezember 1897, in: Masson, 1986, S. 312)

In Freuds Denken lassen sich sehr schematisch drei aufeinanderfolgende Phasen unterscheiden, die drei theoretischen Standpunkten über Sexualität entsprechen.

In der ersten Phase, die mit *Studien über Hysterie* (1895d) abschließt, sieht Freud in der Sexualität den pathogenen Grund für Neurosen, den er in seiner Theorie als traumatische Ätiologie (später modifiziert) bezeichnet. Freud bezieht sich hierbei auf die Sexualität des *herkömmlichen* Sprachgebrauchs, der verdrängten sexuellen und liebevollen Lust.

In der zweiten Phase erarbeitete Freud eine allgemeine Theorie der Entwicklung des Individuums, die sich auf Psychosexualität gründet, wobei die Libido ein Ausdruck des Triebes ist. In seiner Libidotheorie hält Freud an der überragenden Bedeutung des Lustprinzips fest, außerdem erfährt die Vorstellung von Sexualität eine Erweiterung und umfasst jegliche Form körperlichen Lustgewinns. Alle sinnlichen Formen der Lust sind primitive Bestandteile der Libido; auch die sinnliche Lust des Babys am Saugen ist ein Ausdruck von Sexualität. In diesem Triebmodell wird Sexualität als ein einheitlicher Prozess betrachtet: Der quantitative Unterschied – der Grad der Erregung – erklärt die verschiedenen psychopathologischen Auswirkungen.

Die dritte Phase fällt mit dem Wendepunkt zusammen, der 1920 (Freud, 1920g) stattfand: Sexualität steht jetzt im Gegensatz zum Todestrieb und entspricht der positiven Triebkraft der Liebe, die der Zerstörungswut entgegenwirkt, die ihrerseits Trennung und Spaltung zum Ziel hat. Sexualität ist nicht länger eine primitive aggressive Kraft, ein pervers-polymorpher Partialtrieb, sondern Eros in ständigem Kampf mit Thanatos.

Der Prozess der Desexualisierung der Psychoanalyse wurde sozusagen von Freud selbst initiiert. Nachdem er die Theorie des Todestriebes entworfen hatte (1920g), modifizierte er seine Auffassung von der Bedeutung und Rolle der Sexualität im seelischen Leben des Menschen. Es handelte sich hierbei jedoch nicht um einen vollständigen Bruch, sondern um einen kontinuierlichen Prozess, der sich aus einer Abfolge von Modellen ergab, welche die Entwicklung von Freuds Denken begleiteten.

Die Nachfolger Freuds (z. B. Klein, Bion und Winnicott) maßen den relationalen und emotionalen Aspekten der Entwicklung größere Bedeutung bei. Die sexuelle Erfahrung des Kindes wurde nicht geleugnet, verlor aber an Bedeutung für seine Entwicklung.

Folglich, wenn es zu einem Verlust der Bedeutung gekommen ist, welche die Sexualität in der analytischen Theorie ursprünglich hatte, ist dies zurückzuführen auf eine Verschiebung der Paradigmen in Bezug auf die kindliche Entwicklung und auf die Einführung theoretischer Parameter, die sich von dem ursprünglichen Parameter unterscheiden. Der theoretische Wandel ermöglichte es, dass sich eine Reihe verschiedener Konzepte erfolgreich durchsetzen konnten, in denen Sexualität anderen wichtigen Entwicklungsfaktoren Platz machte.

Schließlich muss man zwischen der theoretischen Ebene, deren Parameter sich verändert haben, und der klinischen Ebene unterscheiden: Bei Letzterer begegnet man in der Tat häufig erotischen und sexuellen Erfahrungen pathologischer Natur (sexualisierten Übertragungen und Rückzügen, perversen Fantasien usw.), die in ihrer vielfältigen Bedeutung verstanden werden müssen.

Sinnlichkeit und Sexualität

Im Verlauf der andauernden Veränderung der Freud'schen Theorie wurde Sexualität immer als eine einheitliche Kraft konzipiert, aber ihre Ausdrucksformen sind unterschiedlich: Sie hat aggressive und sanfte Aspekte, sie kann sich mit dem Zerstörungstrieb verbinden und ihm entgegenwirken, aber sie wird im Rahmen eines einheitlichen Modells betrachtet. Freud begreift Sexualität als einen einheitlichen Prozess, auch wenn er zwischen verschiedenen Phasen der psychosexuellen Entwicklung unterscheidet und den Wandel der Libidoorganisation (oral, anal, phallisch) beschreibt. In ähnlicher Weise stellt jeder sinnliche Aspekt einen Teil der Lust an Sexualität dar. Diese Formulierung wirft jedoch einige Fragen auf: zum Beispiel die Frage nach der theoretischen Gleichsetzung von Sinnlichkeit und Sexualität.

Ich möchte eine vollständige Textstelle aus *Drei Abhandlungen zur Sexualtheorie* (Freud, 1905d) zitieren, um Freuds Denkprozess besser zu verdeutlichen:

> »Der Verkehr des Kindes mit seiner Pflegeperson ist für dasselbe eine unaufhörlich fließende Quelle sexueller Erregung und Befriedigung von erogenen Zonen aus, zumal da letztere – in der Regel doch die Mutter – das Kind selbst mit Gefühlen bedenkt, die aus ihrem Sexualleben stammen, es streichelt, küßt und wiegt und ganz deutlich zum Ersatz für ein vollgültiges Sexualobjekt nimmt. Die Mutter würde wahrscheinlich erschrecken, wenn man ihr die Aufklärung gäbe, daß sie mit all ihren Zärtlichkeiten den Sexualtrieb ihres Kindes weckt und dessen spätere Intensität vorbereitet. Sie hält ihr Tun für asexuelle ›reine‹ Liebe, da sie es doch sorgsam vermeidet, den Genitalien des Kindes mehr Erregungen zuzuführen, als bei der Körperpflege unumgänglich ist. Aber der Geschlechtstrieb wird nicht nur durch Erregung der Genitalzone geweckt, wie wir ja wissen; was wir Zärtlichkeit heißen, wird unfehlbar eines Tages seine Wirkung auch auf die Genitalzonen äußern. Verstünde die Mutter mehr von der hohen Bedeutung der Triebe für das gesamte Seelenleben, für alle ethischen und psychischen Leistungen, so würde sie sich übrigens auch nach der Aufklärung alle Selbstvorwürfe ersparen. Sie erfüllt nur ihre Aufgabe, wenn sie das Kind lieben lehrt […]. Ein Zuviel von elterlicher Zärtlichkeit wird freilich schädlich werden, indem es die sexuelle Reifung beschleunigt […]. […] andererseits werden gerade neuropathische Eltern, die ja meist zur maßlosen Zärtlichkeit neigen, durch ihre Liebkosungen die Disposition des Kindes zur neurotischen Erkrankung am ehesten erwecken.« (Freud, 1905d, S. 124)

In diesem Textausschnitt tauchen zwei Gedankengänge auf, die eng miteinander verbunden sind, aber möglicherweise divergieren. Der Erste betrifft die Entwicklung der normalen Sexualität. Freud spürt, dass die liebevolle Wärme der Mutter für das emotionale Wachstum des Kindes notwendig ist, da dies ihm ermöglicht, als Erwachsener eine gute Sexualität zu genießen. Gleichzeitig weist er auf die Gefahr hin, dass die Sexualität des Erwachsenen in die Psyche des Kindes eindringt. Wenn die Mutter ihr Kind dazu benutzt, sich selbst zu erregen (neuropathische Eltern), kann es leicht zu einer frühreifen Entwicklung der Sexualität des Kindes kommen. In diesem Fall nimmt der Elternteil das Bedürfnis des Kindes nach Zuneigung nicht wahr, sondern projiziert seine eigene erotisierte Erregung auf das Kind.

Eine implizite Verbindung zu Freud besteht in Ferenczis Vortrag »Sprachverwirrung zwischen den Erwachsenen und dem Kind«, den er viel später verfasst hat (1933). Freud nimmt auch Khans (1963) Konzeptualisierung des kumulativen Traumas vorweg; Khan schreibt, dass ein Übermaß an erotischer Stimulation seitens der Eltern das Kind auf den Pfad der Perversion führt.

Die Vielschichtigkeit des Textauszugs ergibt sich aus der Tatsache, dass Freud in seinem Konzept der Sexualität *Sinnlichkeit* und *Sexualität* miteinander vermischt. Dadurch, dass er nicht zwischen den beiden Begriffen unterscheidet, läuft er Gefahr, diejenigen Momente zu vereinheitlichen, die *aus emotionaler Sicht* eine unterschiedliche Bedeutung haben. Auch wenn Liebkosungen ein vorläufiges Vergnügen darstellen, das erwachsener Sexualität vorausgeht, sind sie auch Zeichen des Austausches von Zuneigung außerhalb eines sexuellen Kontextes.

Freuds Vorstellung von Sexualität als einer Einheit führte ihn dazu, die Perversionen bei Erwachsenen als Folge mangelnder Hemmung der kindlichen Sexualität zu begreifen. Bereits in seinem Brief vom 6. Dezember 1896 an Fließ stellte er fest: »Eine andere Folge der vorzeitigen Sexualerlebnisse ist nämlich auch die Perversion, deren Bedingung es scheint, daß die Abwehr nicht erfolgte, ehe der psychische Apparat komplettiert worden ist, oder ausbleibt« (Brief von Freud an Fließ vom 6. Dezember 1896, in: Masson, 1986, S. 220).

Auf der Grundlage seines später entwickelten Modells der Psychosexualität konnte Freud sämtliche Perversionen dem Einflussbereich des Sexualtriebes zuordnen.

Entwicklung ohne Sexualität

Balint (1956) nennt zwei Möglichkeiten der Klassifizierung von Perversion. Die erste Möglichkeit, die sich auf die Freud'sche Theorie der Partialtriebe und die verschiedenen Organisationen der Libido bezieht, verbindet Perversion mit den infantilen Formen der Sexualität. Aber diese Definition scheitert sowohl in Bezug auf Homosexualität (wenn man sie als Perversion betrachtet) als auch in Bezug auf Sadomasochismus (der schwerlich als infantile Form der psychosexuellen Entwicklung betrachtet werden kann).

Die zweite Möglichkeit, die auf der relationalen Theorie basiert, hebt den Unterschied zwischen genitaler Liebe und Perversion hervor und gibt an, dass bei Letzterer eine Form der Liebe zu einem menschlichen Objekt fehlt.

Klein stellte eine neue Betrachtungsweise kindlicher Sexualität vor und behauptete, dass die psychisch-emotionale Entwicklung anders verläuft als die sexuelle Entwicklung. Introjektion und Identifikation – die beiden Vorgänge, die für die Entwicklung notwendig sind – finden statt, ohne dass sexuelle Fantasien beteiligt sind. Während Freud behauptete, dass Sexualität die Psyche strukturiert, glaubte Klein, dass die Psyche die Art der Sexualität strukturiert. Nach der kleinianischen Theorie sind Liebe und Hass die Beweggründe kindlichen Handelns; die Prävalenz einer der beiden Positionen wird darüber entscheiden, welche Richtung die Sexualität nimmt. Im Besonderen behauptete Klein: Wenn der Angstpegel des Kindes zu hoch ist, stellt das Eintreten der Sexualität keinen wirklichen Entwicklungsschritt dar, sondern vielmehr eine Form der Abwehr, eine Flucht vor einem Übermaß an Angst.

Dieser Gedanke eröffnete den Weg für die Unterscheidung zwischen einer normalen sexuellen Entwicklung und einer *Flucht in die Sexualität* oder – mit anderen Worten – einer Sexualität, die nicht auf einer Beziehung, sondern auf Selbststimulation gründet.

Inhärente Probleme des einheitlichen Modells

Auch Analytiker, die originelle Beiträge zu sexuellen Problemen verfasst haben und die nicht vollständig am psychosexuellen Modell festhalten, gehen in ihren Theorien davon aus, dass die Sexualität der Erwachsenen nichts anderes ist als eine Akzentuierung einiger Aspekte der kindlichen Sexualität.

Kernberg (1995) ist der Ansicht, dass jede sexuelle Befriedigung unbewusste Fantasien mit sadistischen, masochistischen, exhibitionistischen und voyeuristischen Elementen enthält. Sadomasochismus ist nicht bloß eine Pathologie, die auf perverse Personen beschränkt ist, sondern ein wesentlicher Bestandteil sexueller Fantasien im Allgemeinen. Kernberg glaubt in der Tat, dass sexuelle Erregung, sobald sie ein erhöhtes Niveau erreicht, an die Fantasiewelt von Perversion und Pornografie grenzt.

Indem sie erotische Erregung und Perversion miteinander in Verbindung bringen, sind andere Analytiker (Chodorow, 1992; McDougall, 1995) der Meinung, dass zumindest in der Fantasie kaum ein Unterschied zwischen Sexualität und Perversion besteht. McDougall (1995) erklärt zum Beispiel die Mischung aus Normalität und Perversion mit den stets gegenwärtigen prägenitalen Triebwünschen und der Organisation der primitiven inneren Objekte.

Mit anderen Worten: Diese Modelle gehen auf Freuds Hypothesen zurück, die vom Monismus der Psychosexualität ausgehen und keinen Unterschied zwischen Perversion und infantiler polymorpher Sexualität machen.

Perversion beruht meines Erachtens auf Sexualität, aber im Gegensatz zum infantilen Polymorphismus enthält sie eine pathologische Komponente, die sich von der normalen Suche des Kindes nach sinnlicher Lust unterscheidet. Insofern fühle ich mich Meltzer (1973) verbunden, der klar zwischen *polymorpher, perverser* und *unreifer* Sexualität unterscheidet, denn die Unterscheidung zwischen primitiv und pathologisch ist recht unwichtig, wenn man versucht, die problematischen Annahmen sexueller Störungen aus der richtigen Perspektive zu betrachten.

Fonagy (2005) stellt fest, dass in der Psychoanalyse ein ungerechtfertigtes Vertrauen in die Möglichkeit besteht, bestimmte Psychopathologien mit bestimmten Entwicklungsstadien in Verbindung zu bringen. Freud selbst begriff Krankheit als eine quantitativ anomale Entwicklung von Strukturen und physiologischen Funktionen, die in den frühesten Wachstumsphasen eines Individuums wirksam sind.

Die infantile Sexualität ist ein Beispiel für die Äquivalenz zwischen dem Primitiven und dem Pathologischen; sie spielt nach Freud bei vielen neurotischen psychischen Prozessen und insbesondere – wie im psychosexuellen Modell behauptet wird – bei Perversionen eine wichtige Rolle.

Sogar Klein verfolgte das gleiche Prinzip und behauptete: Der Sadismus, der bei ihren Therapien mit Kleinkindern in den Fantasien vorkommt, die ein Kind im Behandlungszimmer kommuniziert, hat in der anal-sadistischen Phase der physiologischen Entwicklung seinen Ursprung.

Im Gegensatz zu der Auffassung, aus der hervorgeht, dass das Primitive und Pathologische sich decken, gibt es keinen Beweis dafür, dass eine Störung bei Erwachsenen die Wiederholung einer normalen kindlichen Entwicklung darstellt; im Gegenteil, verschiedene Studien haben gezeigt, dass einer Erkrankung bei Erwachsenen in 75% der Fälle offensichtliche Störungen bei Kindern vorausgehen (Kim-Cohen et al., 2003).

Ein sehr wichtiger Beitrag zu diesem Thema stammt von Caper (1998), der die Äquivalenz zwischen dem Primitiven und dem Pathologischen in Frage stellte und eine klare Unterscheidung zwischen den beiden Begriffen vornahm. Er fragte sich, ob die Krankheit des Erwachsenen als Fixierung oder als Regression in einen primitiven seelischen Zustand aufgefasst werden kann – mit der Absicht, durch die

Krankheit eine frühreife Stufe der normalen psychischen Entwicklung zu erreichen – oder ob ein klarer Unterschied zwischen normaler und pathologischer Entwicklung besteht.

Er geht davon aus: Ein kranker Erwachsener ist das Ergebnis eines bereits erkrankten Kindes, und es ist falsch zu behaupten, dass die Psychopathologie eine Regression oder Fixierung auf eine normale primitive Phase darstellt; denn hierbei besteht die Gefahr, die destruktiven psychischen Phasen mit normalen und primitiven Phasen zu verwechseln, die Entwicklungspotenzial enthalten.

Drei Paradigmen

Insgesamt lassen sich die psychoanalytischen Theorien, die sich mit sexuellen Störungen befassen, in drei Gruppen einteilen, die sich grundlegend unterscheiden.[13]

Die Theorien der ersten Gruppe basieren auf dem psychosexuellen Modell; sexuelle Störungen werden im Sinne Freuds als die Kristallisation libidinöser und aggressiver Tendenzen betrachtet, die die Entwicklung der menschlichen Sexualität kennzeichnen. Der Beitrag von Chasseguet-Smirgel (1985) ist die aktuellste und kohärenteste Version dieses theoretischen Ansatzes.

Autoren der zweiten Gruppe legen in ihren relationalen Theorien den Schwerpunkt auf die Abwehrfunktion der Sexualität, da ihrer Auffassung nach die Ängste, die die personale Identität bedrohen, für das Verständnis einer Perversion grundlegend sind. Sie halten sich an die Ideen von Winnicott und anderen, wie zum Beispiel den nordamerikanischen Analytikern, die in die Fußstapfen von Kohut getreten sind. Für Letztere ist Perversion eine narzisstische Objektbeziehung, die potenziell auf stärker integrierte Formen der Strukturierung des Selbst gerichtet ist.

Zur dritten Gruppe gehören andere Strömungen, die von Melanie Klein inspiriert wurden. Sie betrachten Perversion, die sich als psychopathologische Organisation der Persönlichkeit strukturiert, als eine Sexualisierung von Macht und Grausamkeit. Sexualität als Ausdruck einer inneren Welt kann nur dann als pervers gelten, wenn Komponenten überwiegen, die an der Ausübung von Macht und der Herabsetzung des Objekts interessiert sind.

13 Diese Einteilung findet sich in meinem Buch *Die sadomasochistische Perversion* (De Masi, 2010).

Kindliche Sexualität und orgastische Lust

In seinem Aufsatz »Ein Kind wird geschlagen« beschreibt Freud (1919e) eine Reihe von jungen Patienten, die in sehr frühem Alter (vier oder fünf Jahre) einen Orgasmus haben, indem sie sich mit der Person, die das Kind schlägt, oder mit dem geschlagenen Kind identifizieren. Mit anderen Worten, diese Kinder sind noch sehr jung und kommen auf der Grundlage sadomasochistischer Fantasien zu einem Orgasmus, einem psychischen Zustand, der normalerweise außerhalb des kindlichen Erfahrungsbereichs liegt.

Das Vorhandensein bzw. Nichtvorhandensein von Orgasmen beim Kind sollte die Unterscheidung zwischen normaler und pathologischer »kindlicher Sexualität«, zwischen *Sinnlichkeit* und *Sexualisierung* erleichtern.

Kindliche Sexualität, deren wesentliches Merkmal körperliche Lust ist, sollte nicht zum Orgasmus führen, der erst nach der Reifung der Geschlechtsorgane möglich ist. Die normale kindliche Lust ist auf den *sinnlichen Bereich* begrenzt, wenn ein Teil des Körpers oder seiner Öffnungen dazu benutzt wird, die sinnliche Lust des Kindes hervorzurufen. Sie dauert bis ins Erwachsenenleben an, um den sexuellen Genuss vorzubereiten, der seinen Höhepunkt im Orgasmus hat.

Wie kommen diese Kinder zum Orgasmus, wenn dieser normalerweise erst dann erreicht wird, nachdem die Genitalien biologisch ausgereift sind und manipuliert werden? Befinden wir uns im Bereich von Sexualität oder von sexualisierten Prozessen der Psyche?

Diese Kinder erleben tatsächlich orgastische Lust ohne Manipulation der Genitalien und nur durch Erregung, die durch Fantasien (in diesem Fall sadistischer oder sadomasochistischer Natur) erzeugt wird.

Auch Erwachsene können ohne körperliche Stimulation einen Orgasmus haben. Komisaruk und Kollegen (2006) haben im Labor gezeigt, dass einige Personen nur durch den Einsatz ihrer Fantasie – ohne jegliche körperliche Stimulation – zum Orgasmus gelangen. Sie können also im Wachzustand etwas tun, was normalerweise beim Träumen auftritt, wenn der Träumer während eines erotischen Traums ejakuliert. Die im Labor gesammelten Daten zeigen, dass während eines Orgasmus, der durch die Vorstellungskraft hervorgerufen wird, dieselben Hirnregionen aktiviert werden, die beim Orgasmus durch genitale Stimulation ins Spiel kommen.

Deshalb können wir auch verstehen, warum manche Kinder einen Orgasmus haben können, obwohl sie noch sexuell unreif sind: Sie erreichen ihn durch die Kraft der Fantasie, da sie über eine *sexualisierte* psychische Realität verfügen. In diesem Fall ist die *erwachsene (orgastische) Sexualität* in das Leben des Kleinkindes eingedrungen und bestimmt von diesem Zeitpunkt an seine Entwicklung (und seine Psychopathologie). Diese Kinder können als Erwachsene in einer Beziehung keine Sexualität erleben und bleiben in einem Rückzug perverser Erregung gefangen.

Die Unterscheidung zwischen kindlicher *Sinnlichkeit, Sexualität und Sexualisierungsprozessen* ist in unserer klinischen Arbeit äußerst wichtig, um die Dynamik sexueller Störungen und Perversionen zu verstehen; kindliche Sexualisierungsprozesse sind genau die Elemente, auf denen der Kern perverser Strukturen aufbaut.

Diese wichtige Differenzierung hat Einfluss auf die gesamte, systematische klinische Darstellung in den folgenden drei Kapiteln. Ihnen allen liegt der wesentliche Gedanke zugrunde, dass Perversion nicht der Entwicklung der kindlichen polymorphen Sexualität entspricht, sondern eine Flucht und einen Rückzug darstellt, der im Alter des Kleinkindes beginnt, wenn bei ihm sexualisierte psychische Zustände hervorgerufen werden; das vernachlässigte Kind entdeckt leicht masturbatorische psychische Zustände und benutzt seinen Körper, um sich bei depressiven Schüben abzustützen und sie abzuwehren.

Kapitel 9
Die erotische Übertragung: vom Traum zum Wahn[14]

»Wir glauben, dass die Liebe alle Probleme lösen wird, wenn die Liebe der Preis dafür ist, dass sie alle Probleme gelöst hat.«
(Verfasser unbekannt; Übersetzung E. K.)

Man kann sich die erotische Übertragung als den doppelgesichtigen Januskopf der analytischen klinischen Arbeit vorstellen: Sie kann durch positive Emotionen ausgelöst werden, die für den Aufbau neuer gemeinsamer Realitäten notwendig sind, oder sie kann sich auf der Grundlage verzerrter, verfälschter Konstruktionen entwickeln.

Im ersten Fall drückt die erotische Übertragung die Fähigkeit aus, eine emotionale Beziehung zum Objekt zu antizipieren bzw. »zu träumen«. Aus diesem Grund schätzte Freud den Aspekt der Übertragung als treibende Kraft in Richtung auf Veränderungen. Im Gegensatz hierzu führt sie im zweiten Fall zu einer Flucht vor der psychischen Realität und kann zu einer echten Wahnvorstellung werden.

In diesem Kapitel sollen die verschiedenen klinischen Formen der erotischen Übertragung und die verschiedenen Arten ihrer Behandlung dargestellt werden. Es ist nicht einfach, zwischen den psychischen Zuständen zu unterscheiden, die im Verlauf einer erotischen Übertragung auftreten, und es ist auch nicht einfach, sie von anderen analytischen Phänomenen zu unterscheiden. Denn diese Art der Übertragung scheint keine isolierte klinische Tatsache zu sein, vielmehr scheint sie in einem Grenzbereich stattzufinden, in dem sich sehr unterschiedliche klinische Erfahrungen überschneiden. Die erotische Übertragung lässt sich bei einer Reihe psychopathologischer Syndrome beobachten, wie beispielsweise bei Neurosen (besonders bei der Hysterie), Depressionen, Borderline-Zuständen und sogar Psychosen.

Wir können zwei Arten von klinischen Situationen unterscheiden. Die erste Situation entspricht einer analysierbaren Übertragung, die potenziell veränderbar ist, sie

14 Dieser Beitrag wurde erstmals auf dem Kongress der Internationalen Psychoanalytischen Vereinigung in Chicago, 21. Dezember 2009, präsentiert.

ähnelt einem traumartigen Zustand und erinnert an eine ideale kindliche Liebe. In der zweiten Situation ist die Übertragung bösartiger Natur und lässt sich mit einem Zustand vergleichen, bei dem jemand unter Drogeneinfluss steht oder an Wahnvorstellungen leidet. Diese Art der Übertragung erweist sich als viel schwieriger, was die Behandlung betrifft. Ich werde einige klinische Beispiele vorstellen, um die Unterschiede und möglichen therapeutischen Ansätze aufzuzeigen.

Freud und die Übertragungsliebe

Erotische Übertragung ist ein fest etablierter Begriff, der sogar bis in die Anfänge der Psychoanalyse zurückreicht: Die Geschichte unserer Disziplin (Jones, 1953) zeigt, dass Breuer der erotischen Offenheit von Anna O. nicht widerstehen konnte und dies der Hauptgrund für die Trennung Freuds von seinem Kollegen war.[15] Folgt man dieser Darstellung, so hat die Psychoanalyse paradoxe Ursprünge, denn die erotische Übertragung hat einen ihrer Pioniere veranlasst, die Psychoanalyse aufzugeben.

Die Bedeutung der erotischen Übertragung wurde 1914 von Freud teilweise erklärt. Später erörtert er sie systematisch in *Bemerkungen über die Übertragungsliebe* und betont: »Wer dies als Arzt zum erstenmal erlebt, hat es nicht leicht, die analytische Situation festzuhalten und sich der Täuschung zu entziehen, daß die Behandlung wirklich zu Ende sei« (Freud, 1915a, S. 310). Freud fügt hinzu, dass dieses Phänomen eines der »besondere[n] Äußerungen des Widerstandes« sei, und vor allem, dass der Patient versuche, »die Autorität des Arztes durch seine Herabsetzung zum Geliebten zu brechen« (ebd., S. 311). Mit anderen Worten: Freud stellt eindeutig klar, dass die erotische Übertragung ein Versuch des Patienten ist, dem zu entkommen, was später abhängige infantile Übertragung genannt werden sollte (»die Autorität des Arztes […] brechen«). Diese analytische Situation ist jedoch nicht nur Ausdruck des Widerstandes, sondern sie birgt tatsächlich das Potenzial für Entwicklung in sich. Freud (1915a, S. 313) schreibt, dass

> »man Bedürfnis und Sehnsucht als zur Arbeit und Veränderung treibende Kräfte bei der Kranken bestehen lassen und sich hüten muß, dieselben durch Surrogate zu beschwichtigen«,

15 Nach Sulloway (1979) ist diese Version zu einer Art Mythos geworden; nicht nur, weil es tatsächlich Anna O. war, die die Therapie abbrach, sondern auch weil – wie durch Dokumente belegt ist – die Geburt von Breuers Tochter, die angeblich auf seiner zweiten Hochzeitsreise gezeugt wurde, der Liebesübertragung der Patientin vorausging.

indem man zum Beispiel vorschlägt, die Angebote der Liebe zurückzustellen oder, andererseits, sie anzunehmen, wenn auch nur platonisch.

Der Analytiker muss auf jeden Fall vermeiden, dass er wie der Pfarrer in Freuds berühmter Anekdote endet: Der Pfarrer eilt zum Bett eines sterbenden Versicherungsagenten, um ihn zu bekehren, reist aber mit einer Versicherungspolice ab, während der Agent seinen Überzeugungen treu bleibt.

Für Freud geht es also darum, die erotische Übertragung aufrechtzuerhalten, damit ihre Wurzeln in der Kindheit aufgedeckt werden können. Er empfiehlt, die Liebe des Patienten als etwas *Unwirkliches* zu behandeln, was – wie er hinzufügt – bei bestimmten Frauen nicht einfach ist, »die nur ›für Suppenlogik mit Knödelargumenten‹ zugänglich sind« und keine »Surrogate vertragen«. »Bei diesen Personen steht man vor der Wahl: entweder Gegenliebe zeigen oder die volle Feindschaft des verschmähten Weibes auf sich laden« (Freud, 1915a, S. 315f.).

Als Gefangener zwischen Skylla und Charybdis – zwischen Befriedigung und Frustration – muss der Analytiker auf seine analytischen Fähigkeiten vertrauen, wenn er sich nicht von den Sirenen des Patienten verführen lassen will (Hill, 1994, S. 485).

Für Freud hat es etwas *Unwirkliches*, dass die Liebe eine geradezu stereotype Wiederholung der Erfahrungen des Patienten in seiner Vergangenheit und seiner Kindheit ist; auch wenn diese Liebe letztlich nicht dem Analytiker gilt, so stellt sich doch die Frage: Welche Liebe ist in Wirklichkeit keine Wiederholung der Vergangenheit?

Am Ende des genannten Aufsatzes fragt Freud, ob die Liebe zum Analytiker tatsächlich als unwirklich angesehen werden kann, und er unterbricht an dieser Stelle seine Untersuchung, da er sich der außergewöhnlichen Besonderheit dieses analytischen Phänomens bewusst wird.

Freud zögert zwischen den beiden Alternativen, die liebevolle Übertragung als Abwehr eines Abhängigkeitsverhältnisses oder als echte Liebe zu verstehen. Ist diese Übertragung ein Zwang, das Vergangene zu wiederholen, eine Abwehr des Neuen, oder ist sie andererseits ein starkes analytisches Bündnis, eine Kraft, die die Patientin »zur […] Veränderung [treibt]«, also dazu, das Neue anzunehmen?

Die Realität der neuen Beziehung wird durch die Beobachtung bestätigt, dass Deutungen, die den Patienten in die Vergangenheit zurückversetzen sollen, ihn oft nur verletzen, gerade wenn er seine uralten Abwehrmechanismen zugunsten liebevoller Erfahrungen aufgibt und sich mit Leidenschaft dem Analytiker zuwendet.

Ein historisches Intermezzo

Ich möchte zu Beginn an ein bekanntes Ereignis aus der Geschichte der Psychoanalyse erinnern. Im Jahr 1977 wurde in den Gewölben des Genfer Palastes Wilson eine Kiste mit privaten Dokumenten entdeckt, darunter das Tagebuch von Sabina Spielrein und der Briefwechsel zwischen Freud und Jung. Einige dieser Dokumente wurden in einem interessanten Band veröffentlicht, der von Aldo Carotenuto (1982) herausgegeben wurde; er hatte als erster die Liebe zwischen Sabina und Jung aufgedeckt.[16]

1904 wurde die noch nicht achtzehnjährige Sabina Spielrein mit Symptomen, die als hysterische Psychose oder schizophrene Krise diagnostiziert wurden, in die psychiatrische Klinik Burghölzli in Zürich eingewiesen. Dort unterzog sie sich einer zweimonatigen analytischen Behandlung bei Jung, der sich einer Technik bediente, die zwar zugegebenermaßen ihrer Zeit entsprach (Assoziationen und Abreagieren eines traumatischen, infantilen Komplexes), aber von der Leidenschaft des Pioniers und der Großzügigkeit dieses Mannes getragen war. Tatsache ist, dass Sabina bald das Krankenhaus verließ und sich an der Universität immatrikulierte, um Medizin zu studieren. Jung unterstützte sie und ließ es im Laufe ihrer Therapie zu, dass die Beziehung immer intimer wurde, wobei eine ständig wachsende, wechselseitige Idealisierung dazukam. In ihren Sitzungen verkörperte Jung allmählich das Modell von einem Helden, sodass er in Sabinas Fantasie den Namen Siegfried – Wagners mythischer Heros – bekam. In dem in Genf entdeckten Tagebuch beschreibt Sabina ausführlich die Atmosphäre der Euphorie und mystischen Vereinigung mit der Figur ihres Helden. Folglich entwickelte sich eine leidenschaftliche Übertragung von enormem Ausmaß, die Sabina eine intensive Vitalität verlieh und ein grandioses Schicksal für beide Protagonisten vorwegnahm.

Jung rief bei Sabina eine Begeisterung hervor, indem er ihr gestand, dass er ähnliche Gedanken wie sie hatte. Dies deutet stark darauf hin, dass sie die Gedanken ihres Analytikers und Freundes lesen konnte und aufgrund ihrer vorausahnenden Träume spürte, dass auch er sich ein Kind von ihr wünschte. Jung schwankte jedoch zwischen einem idealisierten Eingeständnis seiner eigenen Liebe und dem Versuch, eine prekäre Beziehung, deren Ausgang unvorhersehbar war, zu begrenzen.

Das Tagebuch enthüllt die hartnäckigen und unerbittlichen Bemühungen der jungen Patientin, ihrem Analytiker die Besonderheit und Bedeutung ihrer leidenschaftlichen Fantasie verständlich zu machen, die sie reizte und zu ihm führte. Der Traum,

16 Siehe Kerrs (1993) faszinierende Darstellung der betreffenden Ereignisse und der Beziehungen zwischen Freud, Jung und Sabina.

sich mit einem Helden zu vereinen, entsprach Sabinas Neigung zu mystischem Gedankengut, die ihrer Kreativität zugrunde lag. Sie verfasste auch einige persönliche Aufsätze, in denen sie als kaum einundzwanzigjährige Frau mit Jung in einen Dialog trat, der einige der Themen vorwegnahm, die sie später in ihren wissenschaftlichen Beiträgen entwickeln sollte. Jung, der diese Fantasien zuvor angefacht hatte, wollte nun die Intensität ihrer Beziehung reduzieren, indem er sie deutete; Sabina ihrerseits kämpfte mit aller Kraft gegen ihn und seinen Versuch, sich zurückzuziehen und alles auf die »Triebschicksale« der Libido zurückzuführen.

Sabina wurde im Kreis der Schülerinnen und Schüler Freuds berühmt und sogar als Lehrerin für Psychoanalyse an das Rousseau-Institut in Genf entsandt, wo der junge Piaget seine Ausbildung machte und einer ihrer Analysanden werden sollte.

Die erotisch-leidenschaftliche Übertragung auf Jung, die nicht analysiert und nicht transformiert wurde, ließ Sabina nicht los und begleitete sie über die Jahre hinweg. In einigen der überlieferten Briefe an Jung – Sabina war nun verheiratet und mit ihrem zweiten Kind schwanger – beklagte sich Sabina Spielrein darüber, dass Siegfried, der Sohn, den sie in der Fantasie von Jung gehabt hatte, in ihrem Inneren wieder auftauchen und die bevorstehende Geburt möglicherweise behindern könne.

Einige analytische Beiträge

Blum (1973) beschreibt die verschiedenen möglichen Konfigurationen der erotischen Übertragung, die von relativ unbedeutenden Formen mit positiven und liebevollen Aspekten bis zu den Extremfällen reichen. Er bezeichnet sie als erotisierte Übertragungen, die häufig in Verbindung mit expliziten Sexangeboten auftreten.

Blum widerspricht Rappaports (1959) Ansicht, dass es sich bei der erotischen Übertragung immer um eine mangelnde Realitätsprüfung oder um eine für psychotische und Borderline-Patienten typische Ich-Störung handelt. Er behauptet, dass Fortschritte in der Therapie nicht von den manifesten Symptomen, sondern von der Entwicklungsfähigkeit des Patienten abhängig sind.

Ein weiterer wichtiger Beitrag zu diesem Thema stammt von Schafer (1977), der die Realität oder Irrealität der Liebeübertragung untersucht und zu dem Schluss kommt, dass die Übertragungsliebe einer Art Übergangszustand entspricht. Er ist gleichzeitig real und irreal, progressiv und regressiv, wobei der Patient versucht, seine Fantasie mit der Realität und eine alte Einstellung mit einer möglichen neuen in Einklang zu bringen. Schafer weist darauf hin, dass jede Übertragung mehrere Realitäten und Bedeutungen beinhaltet und dass dies besonders für die erotische Übertragung gilt.

Bei der Untersuchung der Natur von Liebe und Sexualität, die in der Liebesübertragung anzutreffen sind, möchte ich (De Masi, 1988) die Diskontinuität zwischen Idealisierung, Erotisierung und Sexualisierung hervorheben, die verschiedene Formen der erotischen Übertragung mit unterschiedlichen klinischen Ergebnissen kennzeichnet.

Auch Bolognini (1994) untersucht die erotische Übertragung, die er in vier verschiedene Formen unterteilt: die erotisierte Übertragung, die erotische Übertragung, die Liebesübertragung und die liebevolle Übertragung. Die erste Form wird von psychotischem, die zweite von neurotischem Funktionieren begleitet, während die Liebesübertragung und die liebevolle Übertragung klinische Formen darstellen, die einer gesunden Entwicklung ähneln und sich hinsichtlich der Entwicklungsstufe des Ödipuskomplexes voneinander unterscheiden.

Mit diesen Beiträgen im Hinterkopf versuche ich in diesem Kapitel, die Bedeutung der erotischen Übertragung in Bezug auf die verschiedenen psychischen Zustände zu erklären, wobei ich besonders berücksichtigen werde, ob die sexuelle Komponente im engeren Sinne vorhanden ist oder fehlt. Ich werde die Formen ohne tatsächliche sexuelle Elemente *Liebesübertragungen* oder *idealisierende Übertragungen* nennen und die zusätzliche Bezeichnung *erotisch* oder *sexualisiert* der Übertragung vorbehalten, bei der der Wunsch eindeutig sexueller Natur ist. Außerdem werde ich die »Irrealität« dieser Übertragung berücksichtigen, die zwischen dem Traum von »Liebe« und tatsächlichem Wahn wechselt.

Idealisierung in der Liebesübertragung

Die etwa dreißigjährige Madeleine stammt aus Frankreich; sie begann eine Analyse, da das Leiden, das sie seit ihrer Adoleszenz erfahren hat, im Laufe der Jahre zunahm. Sie lebt allein und konzentriert sich auf ihre Karriere, die ihr allerdings nur wenig Freude macht. Ihre Familie, zu der zwei ältere Brüder gehören, ist in Frankreich geblieben. Madeleine leidet nicht unter Einsamkeit und strebt bisher auch keine Liebesbeziehung an, da alle Beziehungen, die sie in der Vergangenheit eingegangen ist, gescheitert sind.

Im ersten Teil ihrer Analyse scheinen Träume von Sümpfen und engen Räumen, denen sie entkommen möchte, den Wunsch auszudrücken, der Isolation zu entfliehen, in der sie seit vielen Jahren gefangen ist.

Es ist lange Zeit schwierig, bei ihr eine emotionale Bindung an mich festzustellen. So stoßen beispielsweise meine Versuche, bei Madeleine irgendeine Form von Beunruhigung zu erkennen, wenn es um zukünftige Unterbrechungen der Analyse geht, auf Skepsis und Ungläubigkeit.

Ich bin überrascht und gleichzeitig überrumpelt, als sie nach mehreren Sitzungen, in denen sie mir von den Städten, Parfüms und Kasbahs Marokkos erzählt hat, verkündet, dass sie sich in mich verliebt habe; sie fügt hinzu, dass sie gerne mit mir an diese Orte reisen würde. Bei meinem Versuch, ihre Liebeserklärung richtig einzuordnen, bin ich offensichtlich sehr verlegen, denn die Patientin erwähnt das Thema nicht mehr; außerdem erzählt sie mir in der nächsten Sitzung, dass sie am Vorabend den sexuellen Avancen eines Mannes, den sie im Haus einiger Freunde kennengelernt hatte, beinahe nachgegeben hätte. Auch in den folgenden Sitzungen verhält sie sich so, als ob die Liebeserklärung nie ausgesprochen worden wäre.

Ich bin überzeugt, dass es wichtig ist, diese Angelegenheit nach einigen Wochen erneut aufzugreifen. Deshalb versuche ich, mit ihr zusammenzuarbeiten, um den Grund für das Schweigen zu verstehen, das auf ihre Liebeserklärung folgte. Madeleine erzählt mir, dass sie durch meine Reaktion auf das Eingeständnis ihrer Liebe verletzt wurde und sie deshalb alle damit verbundenen Gefühle ausgeblendet habe. Ihre Hingezogenheit zu mir war wie ein Traum, der verflogen war, als ich nicht bereit war, ihn mit ihr zu teilen. Als wir die Situation erörtern, wird klar, dass die Liebesübertragung nicht ödipal ist, sondern mit dem Streben zu tun hat, mit ihrer Mutter eine Einheit zu bilden und in Kontakt mit der sinnlichen Schönheit der Natur zu sein. Dies muss das zugrundeliegende Defizit in ihrer Kindheit gewesen sein, das sie in ihrer Jugend zu einer privilegierten Beziehung mit ihrem Vater zwang, als sie mit ihm sowohl in der Arbeit als auch in der Freizeit zusammen war.

Mit fortschreitender Analyse wird es allmählich möglich, die verschiedenen Aspekte der Erfahrung der Liebesübertragung eingehend zu betrachten.

Madeleine erklärt, dass ein wichtiger Bestandteil ihres Traumes von Liebe der Wunsch war, mit mir eine Einheit zu bilden: Wir wären zusammen gereist und sie hätte die Welt durch meine Augen sehen können. Jetzt wird ihr klar, wie sehr sie viel eher danach strebt, eine eigene Identität zu erlangen und die Dinge aus erster Hand zu erleben. Sie bestreitet nicht, dass ihre Liebeserklärung auch das Eingeständnis einer Frau war, die auf der Suche nach einer Liebesbeziehung ist, aber sie hat das Gefühl, dass der Aspekt des Träumens überwog und dass sie von mir erwartete, dass ich in gleicher Weise antworten würde. Meine Reaktion habe sie verletzt und sie habe sich deshalb zurückgezogen. Trotzdem ist es ihr wichtig, zum ersten Mal in ihrem Leben so ein Gefühl der Leidenschaft erlebt zu haben.

In einem fortgeschrittenen Stadium ihrer Analyse sagt die Patientin, sie hätte nicht mehr das Gefühl, in mich verliebt zu sein, wie in jener Phase zu Beginn der Analyse; sie hat mich gerne, respektiert mich und ist mir dankbar für die Erfahrung der Analyse, aber sie ist sich der Unterschiede, die uns trennen, sehr wohl bewusst. Außerdem betrachtet sie mich nicht mehr als jemand, der ihr ähnlich ist, und sie weiß, dass sie ihr Leben nicht in gleicher Weise mit mir teilen kann. Madeleine ist tatsächlich zum ersten Mal in der Lage, den Unterschied zwischen den Generationen wahrzunehmen; jetzt kann sie mich als eine Elternfigur sehen – im Gegensatz zu der Erfahrung mit ihrem Vater, zu dem sie eine sowohl privilegierte als auch verwirrende Beziehung hatte.

* * *

Eine Besonderheit der Liebesübertragung dieser Patientin ist das Fehlen einer sexuellen Komponente; sie behauptet von sich, ihre erotischen Fantasien in Bezug auf mich nicht zu zensieren – sie hat einfach keine. In der Vergangenheit hatte sie sexuelle Erfahrungen ohne emotionale Beteiligung. Eine Untersuchung der Sequenz mit der Liebeserklärung in der Sitzung, auf die das sexuelle Ausagieren in der Außenwelt folgte, macht deutlich: Das Ausagieren war ein Abwehrmanöver, das sich gegen diese Liebeserklärung (und gegen meine unempathische Reaktion) richtete, die sie zu sehr bloßgestellt hatte. Der Traum von Liebe, den sie in der Analyse zum ersten Mal erlebt hatte, scheint jedoch ein erster Versuch zu sein, endlich die emotionale Beteiligung zu erreichen, die für die echte, leidenschaftliche Objektbesetzung eines Liebesobjekts notwendig ist.

Was meine Gegenübertragungsposition betrifft, so muss ich zugeben, dass die Liebeserklärung meiner Patientin zunächst die einer erwachsenen Frau gegenüber einem erwachsenen Mann zu sein schien, weshalb ich sie auch für ein erotisches Angebot hielt. Mit anderen Worten, ich nahm die Kommunikation der Patientin für bare Münze; ich erwähnte sogar kurz, dass die Entwicklung einer Liebesbeziehung sich nicht mit ihrem Bedürfnis vereinbaren ließ, eine analytische Beziehung zu gestalten. Diese Fehleinschätzung meinerseits, glaube ich, war der störende Faktor, der die Patientin dazu veranlasste, sich nicht verstanden zu fühlen und sich von der Situation zu distanzieren. Inzwischen denke ich, dass meine Reaktion auf die Liebeserklärung der Patientin ein Beispiel für Ferenczis (1955 [1933]) *Sprachverwirrung* war. In unseren späteren Gesprächen wurde deutlich, dass sie die Sprache eines Kindes verwendet hatte, das die Liebe zu seiner Mutter zum Ausdruck bringt. Ich dagegen war nicht in der Lage gewesen, sie zu verstehen und empathisch zu reagieren, weil ich von der erwachsenen Vorstellung von Liebe eingenommen war, die eine erotische Komponente enthält.

Während die Perspektive, eine gemeinsame Reise zu machen, mir als ein Widerspruch zu unserer analytischen Arbeit erschien, stellte die Reise für die Patientin eine Primärerfahrung dar, was die Kontaktaufnahme zu der Psyche ihrer Mutter betrifft, und entsprach daher der Entwicklung ihrer Analyse. Einige Zeit zuvor hatte die Patientin einen Traum gehabt, in dem meine Frau sie einlud, in die Welt hinauszugehen und sie zu erkunden; mir hätte klar werden müssen, dass dieser Traum der Schlüssel zum Verständnis der Besonderheit ihrer »Liebeserklärung« war. Daher fehlte auch jegliche sexuelle Komponente, denn es handelte sich eigentlich um eine idealisierte Primärbeziehung zu einer Mutterfigur, die sie nie erlebt hatte. Ich hatte nicht auf der entsprechenden Ebene reagiert und sie dazu gezwungen, den Versuch zu unternehmen, weiterzumachen, gleichzeitig hatte ich sie bei diesem wichtigen Schritt in ihrem Reifungsprozess nicht begleitet. Die Form der Liebesübertragung, die ich hier beschreibe, entspricht einem schmerzhaften Zustand der emotionalen Exaltiertheit, der den Verlust des Objekts mit der Möglichkeit einer idealen Vereinigung mit dem Objekt vermischt. Da ein so allumfassendes Verlangen Ausdruck einer verstärkten Rückbesinnung auf die Primärbedürfnisse ist, zeigt es sich vielleicht am ehesten bei den Patienten, deren früheste Abhängigkeitserfahrungen von traumatischen Störungen geprägt sind.

Dieser Mischung aus Zuneigung und Sehnsucht begegnen wir bei einigen Patienten, die in schwierigen Phasen – wie etwa bei Unterbrechungen der Analyse – mit der analytischen Arbeit verbunden blieben, indem sie die sanfte, ideale und kontinuierliche Anwesenheit des Analytikers in ihrer Fantasie aufrechterhalten; in der Analyse entsteht ein prekäres Gleichgewicht zwischen einem idealisierten Zustand und einem ständigen, tieferliegenden Gefühl des Verlusts.

Ich gehe davon aus, dass solche idealisierenden Liebesübertragungen von ihrem Wesen her gutartig sind und die Grundlage emotionaler Erfahrungen bilden, die in der Kindheit unterdrückt wurden – vielleicht aufgrund mangelnder Aufnahmefähigkeit des Primärobjektes (der Mutter). Diese Emotionen tauchen in der Analyse wieder auf, nachdem geeignete Bedingungen für eine affektive Beziehung zu dem Analytiker geschaffen wurden. Diese Form der Übertragung, die von Sehnsucht und melancholischen Gefühlen geprägt ist, stellt zum Teil den Versuch dar, den Schmerz des Verlustes bei Unterbrechungen der Analyse zu kompensieren; sie ist aber auch Ausdruck dieses Schmerzes.

Sobald der Analytiker zu einem festen Bestandteil der inneren Welt des Patienten wird, kann die Erfahrung von Anwesenheit und Verlust aufgearbeitet werden und zum Modell einer guten emotionalen Beziehung werden.

Die idealisierte Liebesübertragung ist von ihrem Wesen her präödipal und existiert unabhängig von geschlechtsspezifischen Unterschieden; sie kann sich sowohl bei Patienten als auch bei Patientinnen entwickeln und weist auf die Sehnsucht nach der Beziehung zu einer Mutter, die zu Beginn des Wachstums anwesend war und plötzlich aus dem Leben des Kindes verschwand, wodurch das Kind gezwungen wurde, sich von der Welt der emotionalen Beziehungen zu distanzieren.

Eine Parallelrealität

Einige Analytiker, die sich mit dem Thema der erotischen Übertragung befasst haben (Gould, 1994; Person, 1985; Rappaport, 1959), haben zu Recht darauf hingewiesen, dass dieser psychische Zustand einen Verlust des Kontakts zur Realität mit sich bringt. Bei der erotischen Übertragung, betrachtet als eine Wiederholung der Beziehung zur Mutter oder zum Vater, verliert der Analytiker seine Rolle als Brücke zur Vergangenheit und wird zum Objekt der erotischen Begierde.

Ich möchte dieses Problem nun im Hinblick auf die Beziehung zwischen dem Rückzug in die Fantasie und der psychischen Realität betrachten. Winnicott (1973, S. 37) trifft hier eine wichtige Unterscheidung, auf der einen Seite sieht er den Vorgang des Träumens und die psychische Realität, auf der anderen Seite die Fantasie. Seiner Ansicht nach hat der Vorgang des Träumens mit der emotionalen Realität zu tun: »Wir sind – vor allem als Psychoanalytiker – damit vertraut, wie Träume mit Objektbeziehungen in der realen Welt und wie das Leben in der realen Welt mit der Traumwelt in Beziehung stehen. Dagegen bleibt das Phantasieren ein isoliertes Phänomen, das Energie abzieht, ohne dem Leben oder den Träumen zugeordnet zu sein.«

Träume und reale Erlebnisse können verdrängt werden, während Fantasien ein anderes Schicksal haben: »[...] beim Phantasieren mit all seinen Unzulänglichkeiten [...] finden wir viel eher Spaltung als Verdrängung« (1973, S. 37). Winnicott weist in einer Fußnote (1973, S. 39) darauf hin, dass dieser psychische Zustand der Omnipotenz vom »Omnipotenzerleben« unterschieden werden muss, das mit abwechselnden Erlebnissen des »Ich« und des »Nicht-Ich« zu tun hat. Die zuletzt genannten Erlebnisse gehören zur Abhängigkeit, während Erstere ihren Ursprung in der Hoffnungslosigkeit angesichts von Abhängigkeit haben.

Mit anderen Worten: Winnicott weist auf die Notwendigkeit hin, zwischen der Welt der Fantasie sowie der kreativen Vorstellungskraft einerseits und dem *Rückzug in die Fantasie* andererseits zu unterscheiden, wie dies einige Patienten tun. Es scheint in der Tat so zu sein, dass einige Patienten ein Leben des Rückzugs in die Fantasie der Möglichkeit vorziehen, die Realität menschlicher Beziehungen zu erleben. Die Existenz dieser Fantasiewelt ist der Grund für den Realitätsverlust, der die erotische Übertragung kennzeichnet: Der Rückzug in die Fantasie wird der psychischen Realität entgegengesetzt und ersetzt sie. Diese beiden Realitäten existieren gleichzeitig über lange Zeiträume hinweg, ohne jemals aufeinanderzutreffen.

Ich verdeutliche diese Situation anhand der folgenden Fallgeschichte aus einer kürzlich erfolgten Supervision.

* * *

Nach einer schwierigen Kindheit verließ Fausta früh ihr Zuhause und heiratete einen Mann ihres Alters. Es stellte sich jedoch schnell heraus, dass er sich nicht für ein gemeinsames Eheleben eignete, nachdem er ihr gestanden hatte, dass er homosexuell sei. Dies führte zu einer Krise im Leben der Patientin, in deren Folge sie in die Analyse kam. Sie litt ganz offensichtlich an einer schweren Depression.

Obwohl die Analyse anscheinend gut verlief und die Patientin davon profitierte, wurde dem Analytiker zunehmend bewusst, dass sie ihn sehr stark idealisierte. Er erschien ihr in ihren Träumen oft als ein Führer oder als jemand, der sich auf den Austausch von Intimitäten mit ihr einlassen wollte. Die Idealisierung des Analytikers ging mit der Abwertung ihrer gegenwärtigen Partner einher (sie wählte immer Partner aus, die charakterlich viel zu wünschen übrigließen und leicht abgewertet werden konnten).

Der Analytiker hatte – vielleicht ohne die notwendige Überzeugungskraft – wiederholt versucht, die Aufmerksamkeit der Patientin auf diese stark idealisierte Beziehung zu lenken. Aber seine Versuche zeigten keine Wirkung, obwohl sie das, was er sagte, zu akzeptieren schien.

Die erotische Übertragung wurde im vierten Jahr der Analyse offensichtlich, als es am Ende einer Sitzung bei der Übergabe des monatlichen Umschlags zu einer dramatischen Situation kam. Als die Patientin ihr Honorar für den Monat bezahlte, bemerkte der Analytiker, dass nur sein Vorname auf den Umschlag mit dem Geld geschrieben war. Sie reagierte auf seinen kritischen Gesichtsausdruck und sagte, dies sei eine Möglichkeit, dass der Therapeut anonym bleibe. In ihrem Tagebuch erschien auch nur der Vorname des Analytikers und nicht sein Nachname. Der Analytiker äußerte sich dazu und sagte, dass es sich anscheinend auch um die Aufzeichnungen einer geheimen Beziehung handeln würde; sein Kommentar war beabsichtigt, er sollte die Patientin dazu ermutigen, sich in ihren Sitzungen mit dem Thema auseinanderzusetzen. Beim nächsten Mal sprach die Patientin es jedoch nicht an und redete stattdessen über die Probleme an ihrer Arbeitsstelle.

Sie begann die übernächste Sitzung, indem sie einen Traum mitbrachte:

> »Gestern Abend hatten Sie und ich zum ersten Mal Sex. Ich habe noch nie geträumt, dass wir Sex haben, sondern höchstens, dass Sie mich küssen. Sie waren sehr sanft und einfühlsam, und das hat mir sehr gefallen. Sie haben meine Brustwarzen berührt, und ich hatte Oralsex mit Ihnen. Ich habe vor allem bemerkt, dass Sie es genossen haben, aber so, dass ich nicht wusste, ob es echt oder übertrieben war.«

Die Patientin selbst brachte den Traum mit der Übergabe des monatlichen Umschlags in Verbindung, die auf eine mögliche geheime Beziehung hindeutete. Sie

sagte, ihr habe die Berührung ihrer Brustwarzen sehr gefallen, und stellte fest, dass das Vergnügen des Analytikers / Partners in dem Traum sehr intensiv gewesen sei, fast so, als ob er mir in gewisser Hinsicht etwas vormachen würde. Sie merkte an, sie könne jetzt relativ ruhig mit ihm über diese Dinge sprechen, während ihr dies früher nicht möglich gewesen sei.
Dann erinnert sie sich an den ersten Teil des Traums vor der erotischen Szene:

> »Ich kam zu Ihnen nach Hause und Sie waren verheiratet. Eine der Personen dort war Ihre Frau ... ich fühlte mich wohl, aber ich bemerkte, dass Sie mich auf eine bestimmte Art und Weise ansahen, wie wenn Sie mir zuzwinkern würden ... dann änderte sich die Atmosphäre, und all das passierte ... das überraschte mich, denn obwohl Sie noch keine erotische Erfahrung mit mir gemacht hatten, schienen Sie zu wissen, wie Sie mich befriedigen konnten, und ich wusste auch, wie ich es für Sie tun konnte ... aber es war nicht wirklich eine sexuelle Beziehung; es war etwas anderes…«

* * *

Obwohl die Übergabe des monatlichen Umschlags mit dem Honorar am Ende der Sitzung teilweise den Anstoß zu dem erotischen Traum gab, löste die Anmerkung des Analytikers die Parallelrealität aus, die die Patientin seit Langem kultiviert hatte: ein flüchtiger, suggestiver Blickwechsel, der ausgereicht hatte, dass sie in diese erotische Situation eintauchte.

Der Traum ist meiner Ansicht nach wichtig, weil beide Realitäten vorkommen: die ödipale Realität (da die Frau des Analytikers auch im ersten Teil des Traums vorkommt) und die dissoziierte erotisierte Realität. Die Patientin zeigt im Traum, wie einfach es ist, sich zwischen den beiden Realitäten hin und her zu bewegen.

Ein näherer Blick auf die im Traum beschriebene erotische Situation deutet darauf hin, dass die Patientin es genießt, den Analytiker zu erregen, der seinerseits seine Erregung gerne zur Schau stellt, um die Performance der Patientin zu steigern und sie zu erregen. Durch die Arbeit an diesem Aspekt des Traums verstand die Patientin, dass sie der Faszination, ihren Partner zu erregen, nicht widerstehen konnte und dass es deshalb letztendlich immer dazu kam, dass sie sich leicht verführbare Partner suchte.

Sie akzeptierte die Deutung des Analytikers und erkannte ihre – im Traum auf den Analytiker projizierte – Neigung, ein Vergnügen vorzutäuschen, das es manchmal gar nicht gab. Die Patientin gab zu, dass sie möglicherweise auch bei der Analyse Dinge übersprang, die ihr nicht gefielen. Mit anderen Worten: Es wurde immer offensichtlicher, dass es ein besonderes Merkmal dieser Patientin war, in einer oberflächlichen Beziehung zu bleiben, ohne mit ihrem Gegenüber Kontakt aufzunehmen. Sie hatte sich noch nie in ihrem Leben dazu verleiten lassen, eine echte Liebesbeziehung einzugehen.

Liebe bedeutete für die Patientin weniger der Wunsch nach einer Beziehung zu einem Partner, den sie wertschätzte, als die Fähigkeit, in der Fantasie etwas zu erleben, was sie erregte. Aus diesem Grund musste sie Männer finden, die sich leicht beeinflussen und erregen ließen. In der Analyse gelang es jetzt der Patientin, sich die doppelte Realität vor Augen zu führen, in der sie lebte: die Realität der analytischen Beziehung, von der sie profitierte, und die Parallelrealität ihres geheimen Lebens in der Fantasie, das ihr so viel bedeutete.

Die Patientin führte in ihrer Fantasie schon immer ein dissoziiertes Leben. In ihren Kindheitserinnerungen gab es wundervolle Tage, an denen sie mit ihrem Vater reiten durfte – auch wenn er schweigsam war und vor allem Tieren gegenüber eine grausame Ader hatte. In diesen Situationen konnte sie davon träumen, seine privilegierte Begleiterin zu sein, und sie schien durch die bloße Tatsache erregt, ein Objekt der Begierde zu sein. Im Traum ist dies ganz offensichtlich das gemeinsame Ziel der beiden Protagonisten, des Analytikers und der Patientin.

Diese Art der erotischen Übertragung verriet offensichtlich, dass in dieser Patientin ein tiefes Gefühl der Verzweiflung und des Mangels an persönlichem Sinn vorhanden war. Sie benutzte schlicht und einfach die Liebe – ob nun in aller Offenheit oder in der Fantasie – als Kompensation für diese tieferliegende Leere.

Die Erschaffung einer fantasierten erotischen Wirklichkeit, die sie dann für real halten würde, schien ihr eine geeignete Möglichkeit, dem schmerzhaften Gefühl zu entkommen, sie würde nicht existieren. Durch die Therapie wurde der Patientin bewusst, dass ihr bisheriges Leben auf Verfälschungen beruht hatte; auf diese Weise konnte sie eine größere Integration erreichen und ihrem realen Leben einen Sinn geben.

Die sexualisierte Übertragung

Sexualisierung ist nicht nur ein Abwehrmechanismus, anderenfalls gäbe es keine Erklärung dafür, dass sie zu einer stabilen, psychopathologischen Struktur werden kann, die sich gegen Beziehungen richtet und letztendlich die innere Welt eines Patienten beherrscht.

Mit seiner Beschreibung der analen Masturbation gibt Meltzer (1966) hierfür ein hervorragendes Beispiel. Er zeigt dies exemplarisch an einem Baby, das versucht, die Wahrnehmung seiner Angst beim Weggehen der Mutter zu vermeiden, indem es seinen eigenen Po idealisiert; die Erregung, die durch die anale Masturbation entsteht, macht die Wahrnehmung des Verlusts zunichte und ersetzt sie durch eine sexuelle Kurzschlussreaktion.

Meltzer (1973) beschreibt auch den Prozess der mentalen Sexualisierung, der bei bestimmten psychotischen Zuständen, Perversionen und Fällen von Drogenabhängigkeit auftritt. Hierbei gelingt es dem Patienten, durch Masturbation einen Erregungszustand zu erzeugen, der ihn von der Realität entfernt; dieser Transformationsprozess ist so angenehm, dass der Patient sich dessen Gefahren nicht bewusst ist und deshalb nicht um Hilfe bittet.

Sexualisierung entspricht einem Rückzug der Psyche in den erregten Körper und ist typisch für den perversen psychischen Zustand. Die psychopathologische Organisation bereitet anscheinend unwiderstehliche perverse Vergnügungen.

Bei der sexualisierten erotischen Übertragung, die ich als eine *maligne Übertragung* bezeichne, versucht der Patient, den Analytiker in den gleichen psychischen Zustand zu versetzen.

Einige Aspekte dieser Situation werden durch die folgende klinische Vignette aus den ersten zwei Jahren der Analyse einer jungen Patientin deutlich, die eine besonders langwierige sexualisierte Übertragung in die analytische Beziehung einbrachte.

* * *

Vor ihrer Analyse lebte die Patientin Aurelia mit einem drogenabhängigen jungen Mann zusammen; er war auch der Vater des kleinen Mädchens, das sie zur Welt gebracht hatte. Während sie selbst sporadisch zu Drogen griff, war er ein hartnäckiger Drogenkonsument und starb schließlich an einer Überdosis. Zu Beginn der Therapie wirkte Aurelia besorgt und depressiv, aber nach etwa einem Jahr der Analyse änderte sich unerwartet die Atmosphäre zwischen uns. Aurelia schien all ihr Leiden, einschließlich des Todes ihres Partners, vergessen zu haben und fühlte sich ständig erregt, was sie als eine Rückkehr ins »Leben« wahrnahm. In der Übertragung dagegen erlebte sie mich als zu »langsam« und »angepasst« und ich war oft das Ziel provozierender Kommentare, die sowohl mich selbst als auch die Analyse lächerlich machten. An diesem Punkt begann sie, offenkundige, unmissverständliche und aufdringliche sexuelle Avancen zu machen. Als Aurelia zur Sitzung kam, streckte sie sich, anstatt sich auf die Couch zu legen, manchmal sogar auf dem Boden aus und tat so, als wolle sie sich ausziehen. Als ich sie selbstverständlich bat, dies nicht zu tun, machte sie sarkastische Bemerkungen über meine Schüchternheit und Scheinheiligkeit. Bei anderer Gelegenheit lobte sie die Vorzüge von Drogen und bot mir eine kleine Dosis an. Während dieser Zeit schien Aurelia tatsächlich selbst unter Drogen zu stehen, wobei die vorherrschende Droge ihre mentale Sexualisierung war. In der Gegenübertragung fühlte ich mich verstört und besorgt. Ich war verstört, weil ich sozusagen bombardiert wurde und einer ständigen projektiven Identifizierung ausgesetzt war, denn die Patientin verfolgte die Absicht, meinen psychischen Zustand zu verändern und mich in ihren eigenen Erregungszustand zu versetzen. Gleichzeitig war ich besorgt, weil Aurelia sich nicht nur in ihren Sitzungen ausagierte, sondern sich auch außerhalb immer gewaltsameren und gefährlicheren promiskuitiven sexuellen Aktivitäten hingab.

Meiner Überzeugung nach versuchte ein sexualisierter, drogensüchtiger Kern, die Analyse und unsere analytische Beziehung zu zerstören, indem er sie als banal und heuchlerisch darstellte, die im Vergleich zu dem sexuellen Vergnügen, das wir gemeinsam hätten erreichen können, wertlos war. Der Kampf fand nicht nur zwischen mir und ihr statt, sondern auch und vor allem zwischen zwei verschiedenen Anteilen der Patientin, da der sexualisierte Anteil von ihrem gesunden Anteil Besitz ergreifen wollte.

In der analytischen Arbeit tat ich deshalb mein Bestes, ihren gesunden Anteil zu unterstützen, damit er von dem starken Einfluss ihres sexualisierten Anteils befreit wurde. Nach einer langen Phase intensiver Arbeit wurde diese aggressive, gewalttätige Sexualität, welche die Patientin in ihren Träumen und Wachfantasien oft erschreckte, allmählich weniger virulent.

Diese Phase in der Analyse endete mit einem Traum, der den Zeitpunkt markierte, an dem es der Patientin gelang, diesem sexualisierten Wahnsinn bewusster zu entkommen:

> »In einem Traum, der mir wie ein Science-Fiction-Film vorkam, suchte ich mit meiner Tochter ein Haus. Ein paar Freunde wiesen mich auf eines hin, aber als ich mich ihm näherte, sah ich, dass es sich eigentlich um ein Grab mit einem weiß bemalten Sarg handelte; die eine einzige Möglichkeit, darin zu leben, bestand darin, sich in den Sarg hineinzulegen und mit einem Mann Sex zu haben. Ich beschloss, dies nicht zu tun, weil mir klar wurde, dass ich in diesem Fall meine Tochter für immer verlieren würde.«

* * *

Der Traum stellt eine Form der Sexualisierung dar, die eindeutig etwas sehr Gefährliches symbolisiert: Das sexualisierte Objekt, das in der Lage ist, von dem Selbst der Patientin Besitz zu ergreifen, zeigt ein unheimliches Gesicht. Die Patientin wird sich bewusst, dass diese wiederholte, gierige Sexualität Gefahr läuft, sie ein für alle Mal zu verschlingen und sie in einen irreversiblen, tödlichen psychischen Zustand zu versetzen. Der Traum verrät, dass etwas bewusst wurde, was solange unbewusst geblieben war, bis es innerhalb der analytischen Beziehung durchgearbeitet wurde.

Mit anderen Worten, die komplexe analytische Arbeit ermöglichte der Patientin eine klare Unterscheidung zwischen dem, was ihr guttat, weil es sie erregte und ihr

Vergnügen bereitete (etwas, was sich nun als destruktiv erwies), und dem, was nicht auf Vergnügen aus war, aber eigentlich konstruktiv und relational (in diesem Fall die Bindung an ihre Tochter).

Eine erotische Übertragung mit einer starken sexuellen Komponente, in der »die Suppenlogik mit Knödelargumenten« vorherrscht, unterscheidet sich von einer idealisierenden Liebesübertragung. Hier fehlt der Liebeserklärung der Patientin völlig der träumerisch-sanfte Aspekt, den ich zuvor im Zusammenhang mit der idealisierenden Liebesübertragung beschrieben habe. Verführung oder eine versuchte Projektion der Erregung auf den Partner ist gekennzeichnet durch ständigen Druck und löst beim Analytiker keine positiven Gefühle aus, sondern ruft bei ihm ein unangenehmes Gefühl hervor. Dies liegt daran, dass die Stärke der Projektion für den Analytiker wahrscheinlich ein Hinweis darauf ist, dass es sich um eine wahnhafte Idee handelt. Eine Idee ist teilweise wahnhaft, wenn sie die Fähigkeit besitzt, eine andere Idee zu vereinnahmen, die volle Aufmerksamkeit auf sich zu ziehen und alle weiteren Ideen aufzulösen, wodurch diese dann als falsch erscheinen.

Unter dem Druck der Projektion des Patienten und in einer daraus resultierenden irrealen Atmosphäre fühlt sich der Analytiker angesichts der »Knödel statt Argumenten« machtlos. Er muss gegen das lästige Gefühl ankämpfen, sein Glaube an seine analytischen Fähigkeiten oder an die Analyse stelle nur eine Illusion dar, die ihn bisher genährt hat. Der Analytiker ist durch den Patienten einer wahnhaften, halluzinatorischen Erfahrung ausgesetzt, wobei die illusionäre Macht des Patienten gerade von dessen Versuch ausgeht, das Gespür des Analytikers für seine analytische Identität zu untergraben.

Schließlich muss der Patient auch den Analytiker in den Garten Eden befördern; der in Bezug auf das Objekt angestrebte Zustand lässt sich mit einer vorübergehenden Bewusstseinsveränderung vergleichen, die von einer Fülle gegenseitiger, falscher Identifikationen geprägt ist.

Dieser Zustand unterscheidet sich insofern von einer tatsächlichen Psychose, als ein Psychotiker letztendlich glaubt, dass seine erotisierte Welt (die in der Regel auf seinen eigenen Körper ausgerichtet ist) jede Abhängigkeitsbeziehung zwischen ihm selbst und der Außenwelt durchtrennen kann. Im Gegensatz hierzu ist in unserem Fall die Patientin auf manipulierbare, abhängige Objekte angewiesen und sucht auch nach ihnen. Bei der Suche nach einem veränderbaren oder manipulierbaren Objekt im Analytiker kann die Allmacht dieser faszinierenden Fantasie den Patienten leicht zu der Annahme verleiten, dass er den Analytiker zu einem Objekt gemacht hat, das sich wirklich verführen lässt. Wenn der Analytiker tatsächlich so agiert oder der Patient annimmt, der Analytiker verhalte sich so und sei es auch nur in Bezug auf etwas scheinbar so Banales wie die Veränderung eines Sitzungstermins, könnte dies die Erregung des Patienten verstärken und von ihm so gedeutet werden, dass er sein Ziel erreicht hat.

Der Punkt ist jedoch, dass der Analytiker als ein potenziell erregbarer Gesprächspartner betrachtet wird (der durch andere Partner im Leben des Patienten leicht ausgetauscht werden kann) und außerdem die vom Patienten auf ihn projizierte Scheinwelt teilen kann und muss.

Die Verwirrung des Analytikers in Bezug auf seine Identität ist tatsächlich ein Beweis für das Dilemma des Patienten: Er weiß nicht, ob er ein sexueller Erwachsener oder ein kleines Kind ist, das durch seine eigene Omnipotenz erregt wird.

Ich behaupte, dass *die Sexualisierung der analytischen Beziehung* kein emotionales Entwicklungspotenzial enthält und in unserer analytischen Arbeit ganz anders betrachtet werden sollte als eine idealisierende Liebesübertragung. Eine sexualisierte Übertragung sollte als eine psychopathologische Struktur behandelt werden, deren Ziel es ist, die Psyche des Analysanden zu kolonisieren. Deutungen sollten dem Patienten helfen, dem Einfluss der psychopathologischen Struktur zu entkommen, indem sie deren Eigenart beschreiben und eine Verbindung zu dem gesunden Anteil des Patienten herstellen.

Die bei Aurelia angewandte Technik kann als eine der möglichen therapeutischen Vorgehensweisen betrachtet werden. Sie zielte in erster Linie darauf ab, Aurelia aus ihrer Verwirrung und dem verführerischen Einfluss zu befreien, den das pathologische Objekt auf sie ausübte.

Bei einer malignen Übertragung ist die Haltung des Patienten in der Regel von einem tiefsitzenden Unverständnis geprägt, was das Wesen und die besitzergreifende Macht dieses psychischen Zustandes betrifft: Für ihn ist die sexuelle Überhöhung eine angenehme und wünschenswerte Lösung, die dem Analytiker auch als solche unterbreitet wird.

Auch wenn die Patienten explizit glauben, dass dieser psychische Zustand ihnen guttut, so ist es nicht schwer, in ihren Träumen eine Symbolisierung des unheimlichen, angstauslösenden und tödlichen Wesens dieser Abhängigkeit zu erkennen, wie dies im Fall von Aurelia der Fall war.

Die wahnhafte Übertragung

Bisher habe ich einige Strukturen des komplexen Gebildes der erotischen Übertragung beschrieben. Das ungünstigste Ergebnis dieses psychischen Zustands ist seine Transformation in eine wahnhafte Übertragung.

Der Begriff »Tagträume« kann verwendet werden, um Fantasien zu bezeichnen, die ein Mensch heimlich entwickelt. Sie existieren zeitgleich mit der realen Beziehungswelt und dem Alltagsleben eines Individuums oder werden parallel dazu aufrechterhalten. Gelegentlich kann es jedoch dazu kommen, dass sich das Gleichgewicht zwischen den beiden Realitäten zugunsten der in der Fantasie entwickelten Realität verschiebt. In diesem Fall übernimmt die dissoziierte Realität die Wahrnehmung der psychischen Realität und wird zu einer Wahnvorstellung.

Der wahnhafte Zustand kann als eine Verfälschung verstanden werden; sie wird in der Fantasie vollzogen, die der Patient nicht wahrnimmt, die sich aber seinem Bewusstsein aufdrängt und so seinen Realitätssinn zunehmend verzerrt.

Der Wahn unterscheidet sich in seiner konkreten Ausprägung von anderen Formen der Imagination, wie Tagträumen, Fantasien aus der Kindheit oder dem Spiel, in denen Abwehraspekte, Neugierde oder die Erforschung der Welt eine wichtige Rolle spielen. Mit anderen Worten, es besteht ein qualitativer Unterschied zwischen den positiven Formen der Imagination einerseits, die notwendig sind, um gegenüber Zukünftigem aufgeschlossen zu bleiben oder neue gemeinsame Realitäten zu entwerfen (wie bei der idealen Liebesübertragung), und den wahnhaften Verfälschungen andererseits (wie bei sexualisierten oder wahnhaften Übertragungen). Der wahnhafte Zustand ist das Ergebnis eines anhaltenden psychischen Rückzugs, bei dem die Wahrnehmungsorgane dazu benutzt werden, künstliche Zustände des Wohlbefindens zu erzeugen. Genau dies geschieht bei der wahnhaften Liebesübertragung.

* * *

Eine derartige Erfahrung machte ich mit meiner Patientin Maria. Als ihre Therapie begann, war sie nicht wahnhaft, hatte keine psychotischen Schübe gehabt und zeigte keine offensichtlichen Symptome eines solchen Zustandes. Sie hatte mir erzählt, dass sie sich in der Vergangenheit unglücklich in ältere Männer – einmal sogar in einen Priester – verliebt hatte, aber ich hatte leider nicht vorhergesehen, dass sich diese Situation mit der Wucht eines Wahns wiederholen würde.

In meiner bisherigen analytischen Erfahrung genügte ein Traum oder eine Anspielung, um mich rechtzeitig vor dem Eintreten einer beginnenden erotischen Übertragung zu warnen, damit ich eingreifen konnte, um die Analyse in die richtige Richtung zu lenken. Ein Austausch hierüber fand in Marias Therapie allerdings nicht statt; stattdessen stießen wir häufig auf eine schmerzhafte Bindung, die analytische Trennungen schwierig und traumatisch machten. Ich sah Maria als eine benachteiligte und depressive Person, aber nicht als jemanden mit psychotischen Neigungen, wie sich später herausstellen sollte.

Nach einigen Monaten Analyse brachte die Patientin einen Traum mit, den ich nicht verstand, bis einige Jahre später die erotische Übertragung ans Tageslicht kam. In dem Traum war die Patientin mit einer Gruppe von Menschen zusammen und entschied sich dann, allein den Aufzug auf eine höhere Etage zu nehmen. Bei der

Ankunft stellte sie aber fest, dass sie die Steuerelemente nicht mehr bedienen konnte und im Aufzug eingeklemmt blieb.

* * *

Damals lag mir nichts ferner als der Gedanke – der mir erst viel später kam –, dass der Traum den Einstieg in eine Psychose darstellen könnte (der Aufzug beschrieb offensichtlich einen manischen Zustand), aus dem die Patientin befürchtete, nie wieder herauszukommen. Lange Zeit hatte ich geglaubt, dass Maria an einer melancholischen Depression litt; dies schien mir aufgrund der Art der aggressiven, schmerzhaften Bindung offensichtlich, die sich in der Übertragung zeigte. Aufgrund des frühen Todes ihres Vaters war die Geschichte ihrer Kindheit und Jugend von einer aggressiven und gewalttätigen Mutter geprägt. Obwohl ich dachte, diese kindliche Erfahrung habe die Entwicklung der Patientin belastet, war bisher jeder Versuch gescheitert, sie mit dem Leiden ihrer Kindheit in Berührung zu bringen.

Im Laufe der Zeit entwickelte Maria eine wahnhafte Beziehung zu mir, was sich in ihrem Vorhaben zeigte, mich zu heiraten. Diese Absicht war kein Traum – ihr fehlte der entsprechende emotionale und symbolische Aspekt –, sondern ein Ziel, das sie konkret und in vollem Bewusstsein verfolgte. Ihre »Träume« hingegen erwähnte die Patientin nicht; vielmehr verharrte sie in einem trotzigen Schweigen über diese wesentlichen Dinge, bei denen es sich eigentlich von ihrer Art her um äußerst illusionäre Tagträume handelte, denn Maria hatte beschlossen, mir diese »Träume« nicht mitzuteilen, damit sie nicht durch meine mangelnde Bereitschaft, sie mit ihr zu teilen, zerstört würden.

Jedenfalls handelte es sich nicht um die Träume einer neurotischen Patientin, die versucht, sich selbst und dem Analytiker etwas über das Wesen ihrer Emotionen mitzuteilen. Der Inhalt der Träume bezog sich stattdessen auf neu geschaffene Realitäten, die von der Patientin hartnäckig gehegt und um jeden Preis beschützt werden mussten.

Marias »Träume« waren gar keine Träume im eigentlichen Sinn. Es waren eher metaphorische Repräsentationen bzw. Realitäten, aus denen Maria ein besonderes narzisstisches Vergnügen schöpfte. Sie übermittelten auch keine unbewusste Bedeutung, die es aufzudecken galt; ihre Bedeutung war manifest, klar und konkret und deshalb waren sie auch aufregend und verführerisch.

Einer der komplexen und paradoxen Aspekte der analytischen Therapie von Psychosen besteht darin, dass der »psychotische Anteil« über lange Zeiträume hinweg abwesend, unsichtbar oder nicht fassbar ist; sobald er in Erscheinung tritt, geschieht dies unerwartet, wenn die Transformation zur Psychose bereits stattgefunden hat. Ich habe den Eindruck, dass Maria in ihrer Analyse lange Zeit ihre von der Realität dissoziierte Welt geheim hielt, dass die dissoziierte Realität schließlich die Oberhand gewonnen hat und zu einer Wahnvorstellung geworden ist.

Als die Entscheidung, mich zu heiraten, ans Tageslicht kam, behandelte ich ihre Absicht zunächst als ein Symptom, das analysiert werden kann, aber die Folge war, dass Marias Beziehung zu mir immer turbulenter wurde. In ihrer Verzweiflung sagte die Patientin, sie wolle die Analyse abbrechen und eine Analytikerin konsultieren, um eine neue Therapie zu beginnen.

Nach einer dieser therapeutischen Sitzungen brachte sie mir einen Traum, in dem sie Gast im Garten einer Kollegin in einer wunderbaren, zeitlosen Atmosphäre war; aber dann wurde alles von einem Wächter unterbrochen, der es auf sich nahm, das Tor zu schließen und das Rendezvous zu beenden.

Dieser Traum machte deutlich, dass die Patientin mich dafür hasste, dass ich versuchte, ihre Illusion zu zerstören, die sie jedoch geschickt verbarg, während sie diese Illusion in der Übertragung auf meine Kollegin, die parallel dazu stattfand, bereits wieder aufbaute. Aus dem Traum ging auch hervor, dass der verzauberte Garten einer Erfahrung aus ihrer Kindheit entsprach, die sie mir gegenüber nie erwähnt hatte. Ihre Großmutter mütterlicherseits nahm Maria sehr oft mit zu sich in eine Villa auf dem Land, wo sie monatelang zusammen waren. Die beiden zogen sich aus der Welt zurück, und die Patientin hatte keine Lust, zur Schule zu gehen, um ihre Freunde wiederzusehen. Diese Verführung durch die Großmutter, die Maria in eine ideale, zeitlose Atmosphäre versetzte (in Wirklichkeit eine Psychose *à deux*), hatte meines Erachtens die Grundlagen für ihre Suche nach einem besonderen, wahnhaften Zustand mit mir gelegt.

Wie bereits erwähnt ist Marias Material auch insofern klinisch wichtig, als die Besonderheit ihrer »Träume« einen Einblick in die Art und Weise bot, wie ihr psychotischer Anteil den Rest ihrer Persönlichkeit besiegt hatte, sobald er nicht mehr contained wurde.

Maria ging nicht zu meiner Kollegin in die Analyse, die keinen freien Platz für sie hatte, sondern suchte sich einen anderen männlichen Analytiker. Später erfuhr ich, dass sie drei offenkundig psychotische Schübe – alle mit wahnhaftem sexuellem Inhalt – gehabt hatte, weshalb sie ins Krankenhaus eingeliefert worden war.

Benigne und maligne Übertragungen

Meiner Ansicht nach ist es in der Regel möglich und sinnvoll, im klinischen Bereich zwischen einer *benignen* Liebesübertragung und einer *malignen* sexuellen Übertragung zu unterscheiden.

Der zuvor erwähnte Fall von Madeleine, die nach einer Zeit der emotionalen Distanz eine idealisierte Liebesbeziehung zu mir entwickelte, steht für eine benigne, liebevolle Übertragung. Der analytische Prozess war dadurch gekennzeichnet, dass in diesem Fall auf ein unvorhergesehenes Aufflammen der Emotionen normalerweise Phasen des Schweigens folgten. Die therapeutische Arbeit bestand darin, diese liebevolle Übertragungsbeziehung lebendig zu erhalten, sodass sie sich entwickeln konnte.

Eine ähnliche Situation wird von Gould (1994) beschrieben: Nach anfänglicher Desorientierung und Gegenübertragungsschwierigkeiten mit der stürmischen Liebesübertragung eines männlichen Patienten erkannte der Analytiker deren Entwicklungspotenzial und reagierte mit Empathie. Dies führte zu einer wichtigen Veränderung: Die anfängliche, auf Liebe basierende »Belagerung« wurde in eine tiefe emotionale Bindung umgewandelt, die für den Fortschritt der Analyse hilfreich war.

Aufgrund des Entwicklungspotenzials einer benignen Liebesübertragung wäre es eine unangemessene Reduzierung, sie im Hinblick auf den Widerstand gegen eine analytische Abhängigkeitsbeziehung zu betrachten. Es scheint auch nicht richtig, sie als eine Reaktivierung der Vergangenheit in der Gegenwart zu deuten; denn dies könnte vom Patienten durchaus als eine Abwehr des Analytikers gegen das Entstehen einer Bindung gedeutet werden, die ihn persönlich betrifft. In seinem bereits erwähnten Aufsatz lässt Freud (1915a) die Sache ungeklärt und betont nicht nur den regressiven oder der Abwehr dienenden Charakter der Liebesübertragung, sondern deren transformative, den Patienten zur Veränderung treibende Kraft.

Die benigne Liebesübertragung stellt für den Analytiker keinen übermäßig großen Störfaktor dar; er ist aufgefordert, mit seinem Analysanden eine ideale, infantile Form des Erlebens zu teilen, und muss in der Lage sein, seine Reaktion so abzustimmen, dass er die Entwicklung der Erfahrung des Patienten nicht beeinträchtigt und dessen Erfahrung so weit wie möglich unterstützt. Diese Form der Übertragung verweist auf die anfängliche Fähigkeit des Patienten, von einer affektiven Beziehung zu *träumen*, und zeigt seinen ersten Schritt in eine Welt der Emotionen und Beziehungen.

Die sexualisierte Übertragung dagegen kann in der Gegenübertragung zu einer Reaktion führen, die sich überhaupt nicht leicht kontrollieren lässt. Während der Patient bei der Liebesübertragung einen emotionalen Zustand mit dem Analytiker erleben möchte, strebt er bei der sexuellen Übertragung danach, die Psyche des Analytikers zu ändern. Eine solch hartnäckige und brutale Manipulation führt in der Gegenübertragung häufig zu einer alarmierten oder ablehnenden Reaktion.

Wenn sich die eigentliche Sexualität von ihrer pathologischen Version (d. h., der Sexualisierung) unterscheiden lässt, dann müssen selbst infantile sexuelle Manifestationen als anomale, abnorme Aspekte der Sexualität betrachtet werden, beispielsweise bei Kindern, die später eine Perversion entwickeln (DeMasi, 2003 [1999]).

Wenn das Kind keine emotionalen, sein psychisches Wachstum fördernden Reaktionen von seinen Primärobjekten erhält, wird es versuchen, sich selbst durch Formen der Erregung zu befriedigen, die einem tatsächlichen sexuellen Rückzug entsprechen. Diese Situation wiederholt sich bei der sexuellen Übertragung: Der Analysand distanziert sich von einer relationalen Erfahrung, indem er auf Formen der Erregung oder masturbatorische Aktivitäten zurückgreift. Dieser Prozess wird möglicherweise durch Defizite bei der Ausübung der analytischen Funktion des Analytikers gefördert, er kann aber auch stattfinden, wenn diese Defizite nicht vorhanden sind.

Es handelt sich hierbei um einen ähnlichen Teufelskreis wie bei Perversionen: Ein sexualisiertes Objekt wird mit dem Gefühl der Verzweiflung vermengt, idealisiert und gegen die nicht vorhandene Liebesbeziehung gestellt. Die sexualisierte Übertragung ist innerhalb dieses Teufelskreises angesiedelt und eine der Aufgaben des Analytikers besteht darin, sie aus diesem Kreis zu entfernen. Wichtig ist der Zeitpunkt der Deutung, die angemessen und kontinuierlich sein muss; dies gilt besonders für den Fall einer wahnhaften Übertragung, wo verhindert werden sollte, dass der psychotische Kern vom Rest der Persönlichkeit Besitz ergreift (Rosenfeld, 2001).

Eine Komplementarität der hier beschriebenen psychischen Zustände (Idealisierung, Erotisierung und maligne Sexualisierung) lässt sich nur erahnen, wenn sie unterbrochen werden. Je mehr die Beziehung gegenseitiger Aufnahmebereitschaft in der Analyse misslingt, desto schwächer wird das Element des Schutzes durch Idealisierung. Gleichzeitig wird der sexualisierte oder perverse Aspekt potenziert, wodurch der Patient von der anfänglich erotisierten Beziehung in die Form eines sexualisierten Wahnsinns verfällt.

Die Patienten selbst haben Angst vor einer sexualisierten Übertragung, da sie zur Qual werden kann. Für manche Patientinnen könnte sich die Analyse bei einem Mann letztendlich als unmöglich erweisen, sie müssten sich dann stattdessen – wenn überhaupt – an eine Analytikerin wenden.

Die Erregung, die durch diese »andere« (dissoziierte) Realität hervorgerufen wird, erklärt auch, warum die sexuelle Übertragung (wie im oben beschriebenen Fall bei Maria) unmerklich zu einer tatsächlichen Wahnvorstellung werden kann.

Darüber hinaus ist jedes sexuelle Agieren des Analytikers – abgesehen von ethischen Erwägungen – für die Patienten natürlich katastrophal. Im Falle einer idealisierenden Liebesübertragung besetzt der Analytiker mit seinem Begehren den *Übergangsraum für die Entwicklung* des Analysanden und macht ihn damit für den Analysanden unzugänglich, dessen Weiterentwicklung dadurch letztlich blockiert wird. In einer offenkundig sexualisierten Übertragungssituation befindet sich der Analytiker schließlich in der gleichen regressiven Position wie sein Patient, dessen pathologischer Anteil dadurch über den nun unwiderruflich unterlegenen, gesunden Anteil triumphiert.

Die Grundstruktur des Patienten (bei einer Depression, Hysterie, Borderline-Störung oder Psychose) korreliert wahrscheinlich mit der Qualität der erotischen Übertragung. Je stärker und tiefer die pathologische Struktur verwurzelt ist, desto geringer sind die Möglichkeiten der emotionalen Entwicklung in der Übertragung und desto schwieriger wird die Veränderung dieser Struktur.

Anhand meiner klinischen Beispiele wollte ich Folgendes verdeutlichen: Bei dieser Art der Übertragung können wir sämtliche Formen menschlicher Sexualität und Liebe antreffen; sie reichen von zärtlicher, infantiler und einfühlsamer Liebe, die einem traumähnlichen Zustand ähnelt, über außergewöhnliche Leidenschaft bis hin zu einem Erregungsgrad, der wie bei einer Drogenabhängigkeit zwangsläufig zur Sexualität führt.

Innerhalb dieses vielschichtigen und vielfältigen Spektrums muss sich der Analytiker orientieren und ständig zwischen Momenten der Entwicklung und Regression hin- und herwechseln, um den Patienten dauerhaft in die Bereiche des emotionalen Beziehungsgeschehens und psychischen Wachstums zu führen.

Kapitel 10
Ist Pädophilie heilbar?*

»Als Liebhaber von Jungen suche ich nicht nach Jungen zu meinem persönlichen Vergnügen. Ich mache einfach denjenigen Mut, die zu mir kommen und mit mir sexuelle Spiele spielen wollen; ich habe das immer so gesehen. Ich war noch nie gewalttätig gegenüber einem Jungen.«
(Erklärung eines siebenundvierzigjährigen Pädophilen, Übersetzung E. K.)

Pädophilie wird grundsätzlich mit Ich-Syntonie in Verbindung gebracht, das heißt, die Perversion wird vom Subjekt nicht als etwas Konfliktträchtiges oder Schuldhaftes angesehen. Pädophile Patienten kommen in der Regel nicht spontan zur Analyse, und wenn sie dies tun, ist es für den Therapeuten nicht einfach, eine klare Vorstellung von dem Behandlungsverlauf zu bekommen. In diesem Kapitel möchte ich das Wesen dieses krankhaften Zustands beschreiben und eine erfolgreich durchgeführte analytische Therapie vorstellen.

»Das einzig Anständige in meinem Leben ist meine Geburt. Der Rest ist nicht für die Öffentlichkeit.« Der englische Schriftsteller Norman Douglas, der sich im 20. Jahrhundert auf Capri niedergelassen hatte, sagte dies seinem Biografen. Douglas bezog sich dabei auf die Anziehungskraft, die junge Knaben auf ihn ausübten, und seine Liebe zu einem von ihnen, mit dem er lange Zeit zusammenlebte. Eine weitere Aussage von ihm lautet: »Umgeben Sie sich mit Kindern und Jugendlichen, allein das hält den Geist jung.« Für den Pädophilen (und Douglas war einer) ist das Kind in der Tat nicht nur ein sexuelles Wesen, sondern auch ein Objekt, das ihm Energie und Vitalität beschert (Lowenfels, 1962; Übersetzung E. K.).

* Erstmals veröffentlicht in *The International Journal of Psychoanalysis, 88*, 147–165, mit dem Titel »The paedophile and his inner world: theoretical and clinical considerations on the analysis of a patient«.

Pädophilie: Antike und Gegenwart

Es ist allseits bekannt, dass Pädophilie in manchen Kulturen einiger historischer Epochen erlaubt war. Sie konnte sogar ritualisierte und institutionalisierte Formen annehmen. Im klassischen Griechenland fanden sexuelle Beziehungen zwischen Erwachsenen und männlichen Jugendlichen häufig im Kontext der spirituellen und pädagogischen Entwicklung statt. Während die homosexuelle Liebe zu jungen Männern erlaubt war, wurde promiskuitive Homosexualität bestraft, sofern sie pornografisch oder käuflich war (Cantarella, 1992). In gleicher Weise wurden sexuelle Beziehungen mit vorpubertären Kindern streng bestraft: Ein an einer sexuellen Beziehung beteiligter Junge musste älter als zwölf Jahre alt sein. Das Phänomen der »gesellschaftlich akzeptierten« Pädophilie verschwand mit der Welt des antiken Griechenlands. Sie ist uns heute völlig fremd, da sich die Beziehung zwischen Erwachsenen und Kindern im Laufe der Zeit tiefgreifend gewandelt hat und sich auch die Vorstellungen von Sexualität und den Unterschieden zwischen den Generationen verändert haben.

Betrachtet man Pädophilie als ein modernes Problem, so ist Folgendes wichtig: Was als ein neues, für unsere Zeit charakteristisches Phänomen erscheint, ist in Wirklichkeit die soziale Organisation der Pädophilie (und der Perversion im Allgemeinen) und nicht die ihr zugrunde liegende psychische Struktur. Das Neue an der Pädophilie ist ihre Auffälligkeit. Im Internet werden auf Websites Produkte angeboten, die auf den Geschmack und die Vorlieben der Kunden zugeschnitten sind. Genauso wie entsprechende Gruppierungen, die sich mit anderen Formen der Perversion befassen, wollen pädophile Organisationen aus ihrem Versteck herauskommen, um frei zu kommunizieren und Bestätigung sowie Zustimmung zu erhalten. Diese Art der Selbstdarstellung bezweckt die Überwindung der Außenseiterrolle der Pädophilie und, durch die Legitimierung der sexuellen Wahl der Adepten, die Auslöschung des transgressiven Motivs und der anschließenden Haftung dafür.

Pädophilie ist gegenwärtig ein weit verbreitetes Phänomen mit tief verwurzelten finanziellen und touristischen Interessen. Das Aufeinandertreffen der westlichen Industriewelt mit den Entwicklungsländern macht es möglich, dass die Kindheit der armen und verletzlichen Heranwachsenden systematisch und global geschändet wird. Fernsehberichte zeigen uns kleine Mädchen, die von ihren Eltern aus abgelegenen, ländlichen Gegenden verkauft werden, oder kleine Jungen, die sich willfährig prostituieren. Nachdem sie sich frühzeitig im Überlebenskampf der Städte völlig verausgabt haben, bieten sie ihre Körper Menschengruppen aus dem Westen an, deren Taschen voller Geld sind.

Ein weiteres Merkmal zeitgenössischer Pädophilie ist der Umfang des erotischen und pornografischen Materials, das von der Veröffentlichung in den Printmedien bis zur Produktion von Videofilmen im Umlauf ist. Die Auffälligkeit pädophilen Verhaltens und die verstärkte Aufmerksamkeit, die der Pädophilie in den Medien und der Öffentlichkeit (man denke nur an die Ereignisse in der römisch-katholischen Kirche in den USA und in jüngster Zeit in Brasilien) geschenkt wird, machen deutlich: Wahrscheinlich wird auch in Zukunft für diese Art von Störungen ein Bedarf an psychoanalytischer Behandlung bestehen. In diesem Beitrag möchte ich über die möglichen klinischen Erfahrungen auf diesem Gebiet berichten.

Pädophilie und Psychoanalyse

Freud betrachtete Pädophilie anscheinend eher als eine gelegentliche Handlung und weniger als eine Perversion im eigentlichen Sinn. In seinen *Drei Abhandlungen zur Sexualtheorie* (1905d) stellt er fest, dass Kinder Ersatzobjekte für diejenigen sind, die keine sexuelle Beziehung mit anderen Partnern haben können: Nur in Ausnahmefällen sind sie die ausschließlichen Sexualobjekte (Freud, 1905d, S. 45). Seine frühen klinischen Fälle sind voller Geschichten über die Verführung von Kindern durch Bedienstete, Kindermädchen oder Verwandte. Dies konnte ihn zu der Annahme veranlassen, dass frühe sexuelle Traumata die Ursachen von Neurosen sind.

Dass es so wenig analytische Literatur zu diesem Thema gibt, liegt daran, dass Pädophile nur sehr selten von sich aus nach einer Therapie fragen. Selbst eine Behandlung, die per Gericht verordnet wurde, akzeptieren sie nur als Alternative, die einem Strafurteil vorgezogen wird. Nun bleibt bei einer Therapie, die nicht freiwillig gewählt wird und keine intensive und systematische Beziehung zwischen den Beteiligten zulässt, der pädophile Bereich oft abgespalten und abgekapselt. Selbst bei einer gewissen Verbesserung in einigen Bereichen der Persönlichkeit garantieren diese Therapien nicht, dass pädophiles Verhalten sich nicht wiederholen wird.

Definitionen

Zunächst stellt sich das Problem, wie Pädophilie zu betrachten ist. Ist die pädophile Handlung möglicherweise ein einmaliges, außergewöhnliches Ereignis, das nichts mit der Gesamtpersönlichkeit des Menschen zu tun hat, der sie begeht? Oder ergibt sich die pädophile Handlung aus der Persönlichkeitsstruktur des Pädophilen und es besteht die Tendenz, dass sie wiederholt auftreten wird? Ist der Pädophile auch in der Lage, eine sexuelle Beziehung mit einem Erwachsenen zu haben und ein scheinbar normales Eheleben zu führen, oder widmet er sich ganz der erotischen Beziehung mit einem Kind?

Ist der sexuelle Missbrauch des Kindes durch den Pädophilen immer mit Gewalt verbunden, die im Extremfall zu krimineller Aggression führt? Oder ist es notwendig, zwischen krimineller sexueller Aggression gegenüber Minderjährigen (wie sie bei krimineller sexueller Aggression gegenüber Frauen vorkommen kann) und echter Pädophilie zu unterscheiden, die für sich genommen nichts mit Gewalt zu tun hat? Sexueller Missbrauch von Minderjährigen bedeutet nicht immer dasselbe wie Pädophilie, sondern kann sich aus anderen psychopathologischen Zuständen ergeben (wie Schizophrenie und psychischer Verfall). In diesen Fällen spricht man von sekundärer Pädophilie.

Eine Studie in einem psychiatrischen Krankenhaus in Italien (Jaria, 1969) ergab, dass beinahe die Hälfte der 156 Patienten, die Minderjährige missbraucht hatten, geistig behindert war. Es folgte die Gruppe der Schizophrenen, dann Alkoholiker und schließlich Menschen mit psychischen Störungen, die auf ihr hohes Alter zurückgeführt werden können. Es ist klar, dass solche Statistiken eine Reihe von Personen erfassen, die verurteilt wurden und daher die eigentlichen Pädophilen nicht repräsentieren. Letztere entgehen in der Regel erfolgreich einer strafrechtlichen Verfolgung, da sie die juristischen Konsequenzen ihrer Handlungen sehr geschickt umgehen können.

Es ist auch wichtig, die eigentliche Pädophilie von sexuellen Übergriffen zu unterscheiden, die innerhalb einer Familie stattfinden. Trotz weitgehender Ähnlichkeiten zwischen diesen beiden Situationen (beide ignorieren das Inzesttabu und den Unterschied zwischen den Generationen), befindet sich der Elternteil, der die eigene Tochter oder den eigenen Sohn missbraucht, manchmal aufgrund eines echten psychopathologischen Zustands in einer regressiven Position. Glasser (1988) stellt zu Recht fest, dass Inzest komplexe intrafamiliäre Dynamiken impliziert, die der Pädophilie völlig fremd sind.

Es gibt zwei verschiedene Formen der Pädophilie: die *strukturierte* und die *okkasionelle* Pädophilie. Wenn es sich bei den Sexualobjekten ausschließlich um Kinder oder Jugendliche handelt, spricht man von strukturierter Pädophilie, die entweder hetero- oder homosexuell sein kann. Wenn der Pädophile ein scheinbar normales Leben führt und sexuelle Beziehungen auch zu Erwachsenen hat, sprechen wir von okkasioneller Pädophilie. In diesem Fall besteht ein gewisses Maß an Bewusstsein und Schuldgefühl hinsichtlich pädophiler Handlungen. Aber auch bei den in der Psychotherapie beobachteten okkasionellen Formen, bei denen der sexuelle Akt unter Stressbedingungen erfolgt zu sein scheint, lässt sich unter der Fassade einer scheinbar normalen Sexualität die Existenz einer pädophilen Vorstellungswelt erkennen (Glasser, 1988). Socarides (1959) ist der Ansicht, dass okkasionelle Pädophilie im mittleren Alter oder zu Beginn des hohen Lebensalters häufiger auftritt, wenn aufgrund wichtiger psychologischer Veränderungen die Abwehrstrategien gegen sexuelle Impulse neue Gestalt annehmen.

Pädophilie kann allein oder in Kombination mit anderen Perversionen auftreten, wobei die Kombination aus Pädophilie und Sadismus am gefährlichsten ist. Unter Berücksichtigung dieses letzten Aspekts neige ich dazu, zwischen zwei Formen der Pädophilie – der *romantischen* und der *zynischen* Pädophilie – zu unterscheiden.

»Romantische« Pädophilie wird durch die erotisierte und idealisierte Figur eines kleinen Jungen oder Mädchens genährt. Bei Norman Douglas, James Barrie (dem Autor von *Peter Pan*, 1995) und Lewis Carroll (*Alice im Wunderland*, 1971) könnte es sich um diese Form der Pädophilie handeln. Die Welt des »romantischen« Pädophilen ist in der Tat auf das Leben junger Menschen ausgerichtet, sowohl wegen seiner affektiven als auch wegen seiner imaginierten erotischen Aspekte: Das begehrte Objekt ist häufiger ein Adoleszent als ein Kind. Das bedeutet nicht, dass diese Form der Pädophilie auf die Sublimierung der Sexualität beschränkt ist: Sie gipfelt immer in einer konkreten sexuellen Annäherung.

Ein berühmtes literarisches Beispiel für »romantische« Pädophilie findet sich in dem Roman *Lolita* von Nabokov (1959), in dem ein einsamer, melancholischer Universitätsdozent sich leidenschaftlich in ein adoleszentes Mädchen verliebt. Dadurch, dass Nabokov das Aufeinandertreffen der erotischen Abhängigkeit des Erwachsenen mit dem Zynismus des Heranwachsenden beschreibt, lässt er es offen, welcher der beiden Protagonisten das Opfer ist.

Das Mädchen, das in einem zynischen bürgerlichen Umfeld schnell erwachsen geworden ist, erscheint viel widerstandsfähiger als der Akademiker, der völlig wehrlos und in seiner eigenen Leidenschaft gefangen ist. Bei dieser Form der pädophilen Liebe kann auch der Erwachsene als das Opfer enden, das beherrscht wird.

Bei der »zynischen« Pädophilie ist die zugrunde liegende Fantasie sadistisch; der Pädophile erreicht nur dann einen psychischen Erregungszustand, wenn er sich die Misshandlung oder Gewalt am Kind vorstellt. Die Erregung beruht nicht auf sexuellem Begehren, sondern darauf, dass der Pädophile mit einem unterwürfigen Objekt alles tun kann, was er will. Das Kind ist eher als andere dem Risiko ausgesetzt, zum Objekt krimineller sadistischer Fantasien zu werden. Oft wird dieses Ziel durch die Verwendung von Bildern oder Videos aus dem Handel mit illegalem pornografischem Material erreicht.

Es stellt sich die berechtigte Frage, ob Sadismus ein vermeidbarer Faktor oder ein wesentlicher Bestandteil der perversen Struktur der Pädophilie ist. Aus psychodynamischer Sicht lässt sich erahnen, warum die an Kinder gerichtete Sexualität ein fruchtbarer Boden für Sadismus sein kann: Das Kind ist begehrenswert, weil es gefügig und psychisch schutzlos ist. Tatsächlich kann die asymmetrische Beziehung

(Erwachsener – Kind, dominant – dominiert), die die pädophile Perversion kennzeichnet, eine dramatische Eskalation in Richtung sadistischer Erregung erfahren. Trotz der asymmetrischen Beziehung – ein Aspekt, der auch beim Sadomasochismus zu beobachten ist – führt Pädophilie nicht notwendigerweise zu Lust an sadistischer Gewalt. Deshalb müssen wir zwischen den Formen der kriminellen Sexualität an Kindern bzw. Jugendlichen und der Pädophilie als solcher unterscheiden, die für sich genommen nichts mit Gewalt zu tun hat. Auch wenn der pädophile Sexualakt immer ein Missbrauch ist, lassen »romantische« Pädophile in ihrer Beziehung zu Kindern oft altruistische Züge und kreative Fähigkeiten erkennen. Dies steht im Gegensatz zu »sadistischen« Pädophilen, die keine Beziehung zu den Kindern aufnehmen und sich von deren Welt überhaupt nicht begeistern lassen.

Merkmale der pädophilen Welt

Bei der Pädophilie handelt es sich um asymmetrische Beziehungen. Pädophile Liebe kann man als Abwehr der Beziehung zu einem Objekt verstehen, das als unabhängig wahrgenommen wird.

Die Idealisierung des Körpers eines Kindes oder Jugendlichen geht mit einer Abneigung gegen den physischen Aspekt und die psychische und emotionale Welt der Erwachsenen einher. Sobald das Kind irgendwelche Anzeichen sekundärer Geschlechtsmerkmale zeigt, zerstört die rasche und unerwartete Entwicklung zur körperlichen Form eines Erwachsenen die Idealisierung der kindlichen Schönheit.

Der Pädophile möchte ein Junge sein und mit anderen Jungen eine Welt des Spiels und der Fantasie teilen. Genau wie Peter Pan will er die Zeit anhalten und den Mythos der ewigen Jugend verwirklichen. Dies erklärt, warum Pädophile häufig Berufe wählen, die ihnen ein ständiges Eintauchen in die Welt der Kindheit oder Jugend ermöglichen. In der pädophilen Vorstellungswelt gibt es keine Eltern: Das Kind ist ein *puer beatus* – aus sich selbst heraus entstanden und völlig selbstgenügsam.

Pädophile hatten häufig eine isolierte Kindheit. Als Kinder fühlten sie sich von ihren Altersgenossen ausgeschlossen und beneideten sie um ihre Vitalität, als Erwachsene sehnen sie sich danach, genau über jene Kinder zu verfügen, die sie bewunderten und beneideten. Die liebevolle und sexuelle Beziehung zu einem Kind oder Jugendlichen ist auch Ausdruck der Fantasie, eine verlorene und nie vorhandene Vitalität zurückgewinnen zu können. Wer erinnert sich nicht an den Schriftsteller Aschenbach aus Thomas Manns *Tod in Venedig* (1995), dessen Vorstellung, alt zu werden, seine Kreativität blockierte und ihn quälte und der sich dann in den heranwachsenden Tadzio verliebte? »Romantische« Pädophile behaupten zwar, die einzigen Menschen zu sein, die Kinder und Jugendliche verstehen können, in Wirklichkeit verzerren sie aber die Welt der Kinder, weil sie sie sexualisieren: Die Wärme und Intimität des Kindes wird oft als Einladung zu einer sexuellen Handlung missverstanden.

Im Falle von Pädophilie lässt sich die Sexualisierung der psychischen Realität möglicherweise auf ein frühes Trauma oder sexuellen Missbrauch zurückführen. Häufig ist es jedoch so, dass ein erwachsener Pädophile nicht das jugendliche Opfer sexueller Gewalt geworden ist; im Gegenteil, er war möglicherweise privilegiert oder Objekt psychischer Verführungen durch einen oder beide Elternteile. Nicht selten waren Pädophile intelligente, einfühlsame und privilegierte Kinder, die eine zauberhafte Kindheit hatten, aus der sie auf traumatische Weise hervorgingen, nachdem sie das Vertrauen in ihre Eltern verloren hatten. In der Folge suchten sie Zuflucht in einer sexualisierten Welt, die sie als ständige Quelle der Erregung und Unterstützung erlebten. Die Erfahrung dieses infantilen sexualisierten Rückzugs lässt den Pädophilen unbewusst glauben, dass alle Kinder »von Natur aus« das Verlangen nach sexuellen Erfahrungen haben. Der von Arundale (1999) beschriebene Patient behauptete, es sei sein sehnlichster Wunsch, Kinder glücklich zu machen; er träumte von einem glücklichen Land, in dem sexuelle Beziehungen mit ihnen erlaubt sind.

Ich möchte jetzt meine Auffassung über den Ursprung von Perversion im Allgemeinen und Pädophilie im Besonderen vorstellen. Perverse Verhaltensweisen haben ihren Ursprung in der Kindheit. Sie drücken die Abhängigkeit von einem Zustand psychischer Erregung aus, der keinesfalls mit Sexualität, die in Beziehungen stattfindet, verwechselt werden darf. Bei pädophilen Perversionen wird Sexualität durch Fantasien aufrechterhalten, die in einem Zustand des psychischen Rückzugs selbst erzeugt werden. Dieser Zustand verändert die Wahrnehmung der psychischen und emotionalen Realität und führt zu Abhängigkeit. Deshalb sieht der Pädophile im Kind und Heranwachsenden jemanden, der sich nach Sexualität sehnt und sich ständig als Sexualobjekt anbietet. Hinterhältiges sexuelles Verhalten bei verlassenen, benachteiligten oder isoliert aufwachsenden Kindern ist häufig auf deren frühe Kindheit zurückzuführen; sie suchen Zuflucht in einer fantasierten, sexualisierten Welt. Diese psychische Verfassung – in Verbindung mit der Desillusionierung des Kindes durch die Erwachsenenwelt und der mangelnden Bereitschaft, erwachsen zu werden – fördert später seine Entwicklung zur Pädophilie.

Eine analytische Therapie

Ich stelle jetzt einen pädophilen homosexuellen Patienten vor, dessen pädophile Fantasien eng mit seinen sadistischen und masochistischen Vorstellungen verwoben sind. Die analytische Therapie, mit vier Sitzungen pro Woche, begann vor vierzehn Jahren und neigt sich nun dem Ende zu. In diesem Kapitel konzentriere ich mich hauptsächlich auf die pathologische Struktur, die der Pädophilie dieses Patienten zugrunde liegt, und beschreibe die Veränderung, die im Verlauf der Analyse stattfand. Die Betrachtungsweise, die ich vorschlage, hebt die spezifischen Merkmale der analytischen Arbeit mit dieser Art von Patienten hervor und legt fest, was überhaupt analysiert werden muss. Mit dieser Vorgehensweise ist keine künstliche Unterscheidung zwischen einer echten analytischen Heilung (die auf der Übertragungs- und Gegenübertragungsdynamik, der Deutung von Fantasien und pathologischen Identifikationen usw. beruht) und der Heilung des »pädophilen Kerns« beabsichtigt. Wie ich bereits ausgeführt habe, wird meines Erachtens die pädophile Welt von einem sexualisierten Kern geprägt, der vom Rest der Persönlichkeit abgespalten ist und ständig versucht, den gesunden Persönlichkeitsanteil des Patienten zu verführen.

Die wichtigste analytische Aufgabe besteht darin, dem Patienten zu helfen, den enormen Einfluss dieser pathologischen Struktur auszugleichen. Hierbei wird der Analytiker ständig in die sexualisierte Welt des Patienten hineingezogen, die der Pädophilie zugrunde liegt. Innerhalb dieser Traum- und Fantasiewelt wird er in der Übertragung nach und nach folgende Figuren repräsentieren: die elterlichen Figuren der Vergangenheit, die inneren Objekte des Patienten oder eine neue Figur, die die Entwicklung des gesünderen Persönlichkeitsanteils des Patienten fördern kann.

* * *

Für den dreißigjährigen Michele sind die Objekte sexueller Anziehung Kinder oder vorpubertäre Jungen. Als Lehrer widmet er ihnen seine berufliche Zeit und so viel wie möglich von seiner Freizeit. Er fühlt sich von Kindern und Jugendlichen geradezu angezogen und findet in ihrer Gesellschaft eine nährende Freude. Trotz der perversen Fantasien, die Jugendliche zum Gegenstand haben, mit denen er sich identifiziert, macht die Idealisierung der Welt der Kindheit und Jugend Michele eher zu einem »romantischen« als zu einem »zynischen« Pädophilen. Ich glaube aber, dass ohne analytische Hilfe Micheles »romantischer« früher oder später seinem »zynischen« Persönlichkeitsanteil Platz gemacht hätte.

Seine sadomasochistischen Fantasien reichen bis in die frühe Kindheit zurück. Michele erinnert sich, wie er als Kind durch Fantasien, die auf Unterwerfung, Verletzungen und Schmerzen beruhten, Zustände eines psychischen Orgasmus erreichen konnte. Seine Homosexualität entwickelte sich während der Adoleszenz. Zu dieser Zeit fühlte er sich von Gleichaltrigen sexuell angezogen. Er hatte nie eine wirkliche Beziehung und bei einigen wenigen Versuchen machte er die Erfahrung, dass er impotent ist. Der Reiz, den die Pädophilie auf ihn ausübte, bedeutete vielleicht eine Lösung für sein Scheitern: Als er etwa fünfundzwanzig Jahre alt war, versuchte er, seinen vorpubertären Bruder sexuell zu verführen, und verliebte sich in den zehnjährigen Sohn einer Nachbarin. In seiner Kindheit nahm er aufgrund der privilegierten Beziehung zu seiner Mutter eine besondere Stellung gegenüber seinen Geschwistern ein (eine ältere Schwester, zwei Schwestern und zwei Brüder, die jünger waren als er). Während der Adoleszenz verschlechterte sich diese Beziehung, als seine Mutter, die die Welt der Heranwachsenden ebenfalls attraktiv fand, eine idealisierte Verbindung zu einem Jungen in Micheles Alter einging. Michele fand diesen Jungen auch sehr hübsch und begehrenswert. Von diesem Zeitpunkt an distanzierte sich der Patient voller Wut von seiner Mutter; gleichzeitig war das Verhältnis zu seinem Vater bereits sehr problematisch. Nach einer scheinbar konfliktfreien frühen Kindheit hatte sein Vater versucht, ihn autoritär zu erziehen, was ihn zu einer rebellischen Unterwürfigkeit drängte – mit einer Mischung aus Angst und dem Gefühl, verfolgt zu werden. Michele ist heute erwachsen und in der Lage, eine intellektuelle und professionelle Rolle im sozialen Bereich zu übernehmen, trotzdem hat er keine nennenswerten Kontakte zu Erwachsenen. Er bemüht sich ständig um Begegnungen mit Kindern und Jugendlichen (ausschließlich männlichen Geschlechts) und widmet sich der Einrichtung von Spielgruppen, in denen er die Rolle des Vermittlers übernimmt. Die Kinder dieser Spielgruppen sind Gegenstand seiner sexualisierten Fantasien.

Die Wahrnehmung seiner Isolation und die Angst, von seinen pädophilen und sexuellen Fantasien völlig beherrscht zu werden, veranlassten ihn, um analytische Hilfe zu bitten. Ich erinnere mich an einen seiner ersten Träume in der Analyse:

> »Ein Kind wird entführt und in die Bordelle nach Südostasien verschleppt. Bei seiner Rückkehr erscheint es völlig verwandelt: Es sieht hirngeschädigt aus, wie ein Idiot; es scheint das Down-Syndrom zu haben.«

Der Inhalt dieses Traums unterstreicht die Angst des Patienten, seine sexualisierte Erregung (das Bordell) nicht kontrollieren zu können, die als ein für den Geist irreversibel zerstörerisches Ereignis wahrgenommen wird. Die Sitzungen werden über einen langen Analysezeitraum hinweg von sexuellen, sadomasochistischen und pädophilen Fantasien dominiert, die der Patient bis ins kleinste Detail beschreibt. Es gibt eine typische Fantasie mit vielen Variationen, bei der eine homosexuelle Beziehung zwischen einem Erwachsenen und einem Jungen in eine sadomasochistische Beziehung transformiert wird. Hierbei identifiziert sich der Patient mit beiden Partnern und hat Spaß an dem uneingeschränkten Einverständnis des Jungen sowie an den sadistischen Initiativen des Erwachsenen. Diese Fantasien, nicht im Geringsten maskiert, erscheinen auch in Träumen, die den Konstruktionen des Patienten im Wachzustand nicht unähnlich sind. Über lange Zeiträume hinweg wird das Behandlungszimmer buchstäblich von Träumen vereinnahmt, die in dunklen Höhlen angesiedelt und von monströsen Gestalten bevölkert sind; primitive Tiere werden in sich steigernden Erregungszuständen geritten, während Kinder hektisch entkleidet, penetriert oder zu Objekten sadistischer Gewalt gemacht werden.

In dieser Anfangszeit entwickelt Michele eine polemische, aggressive Übertragung auf mich. Ich werde vor allem zum Objekt maligner Projektionen und heftiger Kritik, da ich nicht denken könne und ein arroganter, erwachsener Narzisst sei.

* * *

Müsste ich die analytische Beziehung der ersten Jahre aus der Perspektive einer perversen Übertragung einordnen, würde ich sagen, dass Michele eine vielfach erprobte Technik anwendet. Sie besteht darin, Irritation und Wut auf seinen Gesprächspartner zu projizieren, bis zu dem Punkt, an dem er in Letzterem eine Reaktion hervorruft, die sich gegen Micheles Aggressionen richtet. Sobald er spürt, dass er die gewünschte Wirkung erzielt hat, wird er kühl und rational; aus dieser Position der Überlegenheit kann er dann das Verhalten seines Gegenübers kritisieren. Durch die aggressive Art und Weise, wie er seine Beziehungen gestaltet, findet er immer jemanden, den er verantwortlich machen und beschuldigen kann: In der Vergangenheit waren dies seine Eltern und jetzt ist es in der Übertragung sein Analytiker. Auch in seinem Alltag kommt er mit anderen Menschen in Konflikt. Haben sie zufällig eine autoritäre Rolle inne, werden sie für ihn zu Verfolgern, die er hasst und mit einer demonstrativen Zurschaustellung seiner Unschuld provoziert.

Während der Sitzungen zeigt er eine ausgeprägte Fähigkeit, einzelne Sätze von mir aus ihrem Kontext herauszulösen. Ist ein Satz einmal isoliert und verzerrt, erscheint er ihm besonders unklar, dumm und beleidigend. Sobald er ein eklatantes Beispiel für eine Beleidigung meinerseits gefunden hat, nützt er die Gelegenheit, seine Polemik zum Ausdruck bringen. Als Opfer der Analyse hat er das Recht, mich gnadenlos anzugreifen und zu traktieren. Wie man sich leicht vorstellen kann, lässt sich dieser Knoten der Gegenübertragung nicht immer so einfach auflösen. Michele scheint eine besondere Fähigkeit zu besitzen, zwischen ihm und seinem Gegenüber ein Klima des irritierten Misstrauens zu schaffen. Merkt er, dass sein Gesprächspartner nichts sagt und dadurch seinen Angriff abwehrt, so ist dies für ihn der Ausgangspunkt für eine erneute Attacke. Ich muss sagen, von allen meinen Patienten ist Michele derjenige, der mein Durchhaltevermögen bezüglich der Gegenübertragung bisher am stärksten auf die Probe gestellt hat. Ein kleines Beispiel zeigt die perverse Art und Weise, wie er dazu neigt, sein Gegenüber zu einem bösen Objekt zu machen, während er selbst die Position des unschuldigen Opfers einnimmt. Ich beschreibe seine Reaktion, als ich ihm mitteilte, dass ich eine Sitzung absagen müsse. Michele ist nicht im Geringsten enttäuscht und fragt mich nach den Gründen für die Absage. Ich teile ihm die Gründe mit (Schreinerarbeiten neben dem Sprechzimmer, weshalb eine Sitzung wegen des Materialtransports und des Lärms nicht stattfinden kann), aber er sagt, er sei damit nicht zufrieden, und besteht mehrfach darauf, dass ich ihm zusätzliche Informationen über die Arbeiten gebe. Als ich ihm antworte, dass er meiner Meinung nach genug Informationen erhalten habe, greift er mich an und beschuldigt mich, ihm Wissen vorzuenthalten und seine Neugierde zu unterbinden.

Die Wahl der verschiedenen Möglichkeiten, auf Michele zu reagieren, stellt ein heikles Problem in seiner Analyse dar: Verständnis für seine psychische Verfassung setzt eine feste Position voraus, die seine arrogante Selbstgewissheit gegenüber anderen (und in der Gegenübertragung gegenüber mir selbst) herausfordert und gleichzeitig die ständigen Angriffe auf die mögliche positive Abhängigkeit von einem menschlichen Objekt analysiert. Obwohl sein Groll und seine Boshaftigkeit ihren Ursprung in traumatischen Erfahrungen der Vergangenheit haben, stellen sie in der Übertragung auch einen Angriff auf elterliche Figuren schlechthin dar. Mit anderen Worten: Groll und Boshaftigkeit erfüllen die Funktion, den zentralen Gedanken aufrechtzuerhalten, dass Eltern nicht existieren oder verunglimpfte und entwürdigte Objekte sind. Dieser Gedanke ist ein wesentliches Merkmal von Pädophilie und von Perversion generell (Chasseguet-Smirgel, 1985). Die Angriffe auf die Eltern (und in der Übertragung auf den Analytiker) erfüllen den Zweck, die pädophile Welt (die allen anderen Welten überlegen ist) zu rechtfertigen und zu idealisieren. Trotz seiner bewussten Wut über den Verrat und die Unzuverlässigkeit seiner Mutter teilt der Patient mit ihr die gleiche Fantasiewelt. Er ist genauso wie sie von der Welt der männlichen Heranwachsenden fasziniert, fühlt sich sexuell von ihnen angezogen und möchte – wie auch seine Mutter – gutaussehende Jungen verführen. Michele ist jedoch keineswegs bereit, die offensichtliche Tatsache seiner Identifikation mit ihr in Betracht zu ziehen: Jede Deutung in diese Richtung ruft bei ihm Verwirrung und Wut hervor.

Sexualisierung

Sexualisierung ist ständig das beherrschende Element der Träume und Berichte des Patienten. In einem Traum im dritten Jahr der Analyse *ist er mit einem klei-*

nen Jungen zusammen. Sie sind aneinandergeklammert und wälzen sich im Schnee. Der Patient erlebt sexuelle Lust: Die Fügsamkeit des Kindes erregt ihn, seine Lust entspringt einem Gefühl der totalen Vereinigung und Anpassungsfähigkeit seitens des Objekts. Die Kälte (der Schnee) und die Formbarkeit beziehen sich zweifellos auf das Fehlen von Emotionen bei der gegenseitigen körperlichen Penetration. So deuten die Träume auf die Möglichkeit hin, in das Objekt einzudringen und es zu vernichten, indem mein Patient seinen Partner zerdrückt. Dies erregt ihn. In seiner Vorstellung bestätigt die psychologische »Formbarkeit« des jungen Partners die Überlegenheit des Patienten und seinen Triumph über ein unterwürfiges, kontrollierbares Objekt.

In einer der folgenden Sitzungen spricht Michele über einen kleinen Jungen namens Nino, mit dem er ein Brettspiel gespielt hat. Nino möchte beim Spiel sein Können unter Beweis stellen. In den Augen des Patienten versucht Nino jedoch, sich selbst als homosexuelles Lustobjekt darzustellen.

Eine zufällige, flüchtige Berührung der Hände wird für den Patienten zu einem stillschweigenden homosexuellen Annäherungsversuch; er muss auf ihn eingehen, da der Junge nicht enttäuscht werden darf. Nino ist für Michele eine Quelle der Lust und des Glücks. Die pädophile Homosexualität erscheint ihm als eine Offenbarung: Sie ist die wahre Dimension des Lebens.

Diese Sequenz macht deutlich, inwieweit die Pädophilie für Michele den Charakter einer ekstatischen Offenbarung angenommen hat.

Der Patient bezeichnet Gruppen von Jugendlichen als in sich geschlossene Einheiten, als Monaden der Ausgeglichenheit und Weisheit, in denen zur Ausübung der Sexualität außer den Jugendlichen niemand benötigt wird. Es handelt sich um weise, überaus freundliche Jungen, die masturbieren und Sex miteinander haben. Im sexualisierten psychischen Zustand des Patienten wird der Junge zu einem Objekt, das eine kontinuierliche Quelle der Lust darstellt. Er wird mit dem Penis gleichgesetzt, der dem Patienten immer zur Verfügung steht und bei Stimulation leicht erregt werden kann. An dem erigierten Penis des Jungen kann nach Belieben gelutscht werden: Alle Homosexuellen kämpfen darum. Die Erregung dieser sexuell-infantilen Welt der Gier verspricht die Existenz eines verzauberten Landes vollkommener und unendlicher Befriedigung. Um die Erregung aufrechtzuerhalten und die Lust zu schüren, muss jegliche Neigung, das Objekt zu lieben und fürsorglich zu behandeln, vernichtet und im Namen von Triumph und Besitz geopfert werden.

Die Erregung entspringt der Gewissheit, als einziger das Objekt der Lust zu besitzen, und dem Überlegenheitsgefühl, von ihm Gebrauch machen zu können; hierzu gehört ein gewisses Maß an Sadismus, wenn Michele das Objekt berührt, kneift und quält und dabei erlebt, dass es seinen Befehlen gehorcht.

Um diese Fantasie genießen zu können, muss er sich sehr weit von der Welt und der Gegenwart seiner Eltern sowie seines Analytikers entfernen. Deren Existenz schmälert das Ausmaß der psychischen Verzauberung und Lebendigkeit seiner perversen Fantasie. Das Wahnhafte des pädophilen Rückzugs (»die andere Realität«) wird in einigen Träumen deutlich, die authentische psychopathologische Konstruktionen sind.

In einem Traum erscheint zum Beispiel sein Bruder Antonio, den der Patient erotisch zu verführen versucht:

> »Antonio verteidigt sich, indem er ihn wegstößt. Michele ›materialisiert‹ einen fliegenden Teppich und lädt seinen Bruder ein, sich daraufzusetzen. Der Bruder tut dies, wird unbeweglich und passiv: Der Patient kann nun dessen erigierten Penis lutschen.«

Die Transformation, die der Patient mit dem »fliegenden Teppich« durchgeführt hat, versetzt das Objekt in die »andere«, sexualisierte Welt und lässt ihn in eine Dimension jenseits der Realität erfahren.

In diesem Traum wird der für die Pädophilie spezifische *wahnhafte* Aspekt durch die Transformation der Figur des Bruders genau dargestellt. Der Bruder – im Traum zunächst eine lebendige und unabhängige Person – wird zum passiven und sexualisierten Objekt. Diese Veränderung geschieht durch den Einsatz des omnipotenten Instruments der Fantasie (dem fliegenden Teppich, der dem Realitätsprinzip trotzt und einen fliegen lässt). Meiner Meinung nach zeigt dieser Traum auch die Auswirkungen der Sexualisierung, welche die Vitalität und die Autonomie des Objekts sowie des Patienten selbst absterben lässt.

Veränderungen in der Analyse

Erste Phase

Die unerbittliche Einflussnahme des Patienten, die darauf abzielt, mir die Überlegenheit seiner perversen Welt aufzuzwingen, prägt diese Phase. Sie umfasst auch die schwierigsten Momente der Gegenübertragung. Der Patient greift mich häufig an, denn er sieht in mir auch einen möglichen Gegner, der ihn seiner fantastischen und erregten Welt berauben könnte, die ihm Vergnügen bereitet und zu seinem Triumph beiträgt, etwas zu besitzen. Um nicht Gefahr zu laufen, meinerseits wieder in den sadomasochistischen Kreis hineingezogen zu werden, versuche ich in diesen Situationen daran zu denken, dass Michele ein leidendes, krankes Kind war.

Wie bereits erwähnt, wird der erste Teil der Analyse ständig von dem stimulierenden Einfluss pädophiler, sadomasochistischer Fantasien beherrscht, die sowohl in Tagträumen als auch in Träumen auftauchen. Sobald Michele mit der Analyse beginnt, gibt er das Masturbieren auf, eine Gewohnheit, die in der Vergangenheit eine verzweifelte, zwanghafte Form angenommen hatte und ihn seit seiner frühen Kindheit begleitete. Während der gesamten ersten Phase der Analyse nutzt er jedoch den nächtlichen Traum, um bei der Masturbation dieselbe Intensität zu erreichen, die er sich im Wachzustand verwehrt. In dieser Zeit ist der Traum kein »Träumen«, sondern ein »Agieren«. Typischerweise geben seine »Träume« eine perverse pädophile Szene wieder, die in einem nächtlichen Samenerguss gipfelt. Es ist offensichtlich, dass solche Träume auf einer symbolischen Ebene auf nichts anderes Bezug nehmen: Sie sind in der Tat Handlungen (Segal, 1991).

Aber solche Träume sind trotzdem wichtig. Sie werfen Licht auf die innere Welt des Patienten und ermöglichen es mir, ihm seine psychischen Prozesse zu erläutern, vor allem seine Konflikte und die Versuche seiner perversen Persönlichkeitsanteile, die gesunden zu verführen und zu überwältigen. So gesehen ist auf der Grundlage der Traumproduktion des Patienten eine ständige Visualisierung seines psychischen Funktionierens möglich, auch wenn er normalerweise nur sehr wenige Assoziationen zu seinen Träumen äußert. Später in der Analyse werden sie zu einem wichtigen Kommunikationsmittel, das die Funktion hervorhebt, die der Analytiker in der inneren Welt des Patienten erfüllt. Manchmal verdeutlichen sie auch die Art und Weise, wie sich der Blickwinkel des Patienten verändert und seine Entwicklung voranschreitet.

In einer Sitzung im fünften Jahr der Analyse beschreibt Michele einen Urlaub zu Hause bei seinen Eltern, in dem er sich an den Rand gedrängt fühlte und sich seinen Geschwistern gegenüber, die mit ihren Partnern anwesend waren, unterlegen vorkam. Spät am Abend flüchtet er auf die Toilette und entwirft mit Hilfe eines Fotos, das Jugendliche zeigt, eine erregende Fantasie, in der ein Satyr einen Jungen verführt. Die Welt verwandelt sich in diese ausschließlich sexualisierte Realität: Sie ergreift von ihm Besitz und überwältigt ihn.

In den darauffolgenden Tagen lässt ihn dieses aufregende Durcheinander seiner Gefühle nicht los, erhitzt sein Gemüt und hält ihn gefangen. In einer Sitzung bedauert der Patient, seine perversen pädophilen Erfahrungen erneut ausgelöst zu haben.

Diese klinische Vignette kennzeichnet eine Phase der Analyse, in der der Wunsch des Patienten deutlich wird, sich der Macht des sexualisierten pädophilen Nukleus zu entziehen. In dieser Phase beginnt er, sich die Existenz eines Jungen vorzustellen, der nicht masturbiert, sich nicht orgiastischen Aktivitäten hingibt und offen ist, mit der Welt in Kontakt zu treten. Mit anderen Worten, ein wahrnehmendes Selbst wird allmählich sichtbar, das den sexualisierten Teil beobachtet und mit ihm in Konflikt gerät.

Wenn der Patient der Faszination seines perversen pädophilen Anteils widersteht, treiben ihn die Anzeichen seines masturbatorischen Wahnsinns in einen Zustand der Verzweiflung. Gleichzeitig ändert sich die Stimmung innerhalb der analytischen Beziehung. Die Angriffe und Wortgefechte nehmen ab: Es entsteht der Eindruck, dass der Patient nicht mehr so stark von der Welt der Perversion beherrscht wird und in der Übertragung weniger zu polemischen Angriffen auf die Elternfiguren gezwungen ist.

Zweite Phase

In der zweiten Phase der Analyse (ab dem sechsten Jahr) taucht eine neue Form der pädophilen Phantasie auf: der Entwurf des Jungen-Idols, den ich bereits in Kapitel 6 beschrieben habe. Ich erinnere mich, dass Michele einen Traum mitbrachte, in dem er überraschend von Rosario verlassen worden war, einem sehr vitalen Jugendlichen, mit dem er spielerisch intim gewesen war.

Dieser Traum verweist auf eine Verschmelzung mit einem idealen Objekt, das keinen symbolischen mütterlichen Ersatz, sondern ein Objekt der Fantasie *anstelle* der Mutter darstellt; die Vereinigung ist nicht von Erotik geprägt, sondern spiegelt das Bedürfnis wider, das Selbst zu unterstützen und zu verhindern, dass es in völlige Verzweiflung gerät. Im Traum wird angesichts der Verehrung des Jungen-Idols die Illusion der Selbstgenügsamkeit und des Glücks zerstört und der Patient spürt, dass er von dem idealisierten Objekt beschuldigt wird, die Ursache seines eigenen Elends zu sein. Das Idol, so der Traum, erfordert völlige Unterwerfung und Hingabe; wenn man es verliert, verfällt man in Verzweiflung und ist schuld.

Dritte Phase

Auch in dieser Phase verbringt Michele den größten Teil seiner Freizeit in Gruppen männlicher Jugendlicher, er teilt mit ihnen ihr verträumtes Leben und versucht, einer von ihnen zu sein. Mir wird klar, dass seine Suche nach Beziehungen, die auf Jungen begrenzt ist, gleichzeitig einen Weg zur Stärkung seiner männlichen Identität darstellt. Michele hatte sich als Jugendlicher von der Gruppe männlicher Gleichaltriger abgesondert und war nur mit weiblichen Figuren (seiner Mutter und einigen Freundinnen aus der Schule) in Kontakt. Mit seinen eigenen Worten: Er hatte sich selbst »weiblich gemacht«. Der Besuch dieser Jungengruppe mit ihren Konflikten, Unsicherheiten und naiven Überzeugungen trägt auch dazu bei, seine Idealisierung der Welt der Heranwachsenden zu verringern.

In dieser Phase ist die analytische Beziehung intensiver: Der Patient wendet sich zunehmend an mich als jemanden, der ihm dabei helfen kann, sich selbst kennenzulernen und die Welt zu verstehen. Sexualisierte Fantasien kommen gelegentlich zum Vorschein, je nachdem, wie sich die Übertragungsbeziehung gestaltet und welche Konflikte anstehen. Zum Beispiel hat er während einer kurzen, unvorhergesehenen Abwesenheit meinerseits folgenden Traum:

> Er durchsucht eine pädophile Website im Internet, aber der Analytiker erscheint und beschützt ihn, während er eine winzig kleine Flamme wahrnimmt, die dem Raum etwas Licht gibt.

Die Anwesenheit des Analytikers in der pädophilen Welt bringt zum Ausdruck, dass der Rückzug in die Selbstbefriedigung unterbrochen ist und ein gewisses Maß an Einsicht erreicht wurde. Der Rückfall in pädophile Fantasien erfolgt weiterhin in vergleichbaren enttäuschenden Situationen. Das neue Element, das in den Sitzungen allmählich in Erscheinung tritt, zeigt sich darin, dass die perversen Fantasien innerhalb der Analysestunde allmählich verstanden werden können und sie ihren penetranten Einfluss verlieren.

Der endgültige Ausstieg aus der pädophilen Welt fällt mit der Verliebtheit des Patienten in ein reales, lebendiges Objekt zusammen: einen achtzehnjährigen Jungen. Zum ersten Mal in seinem Leben erlebt Michele eine Liebesbeziehung – frei von sexualisierten Fantasien – mit einem realen und getrennten Objekt. Durch diese erste Erfahrung einer geheim gehaltenen Liebesbeziehung begibt er sich jedoch in eine Situation, in der er emotional verwirrt und instabil werden kann. Der Verlust des Jungen, der ihn irgendwann verlässt, verursacht eine lange Phase psychischer und physischer Schmerzen, Depressionen und panischer Ängste. Die Erfahrung von Schmerz und Desillusionierung, die er mit seinem Therapeuten in der analytischen Beziehung teilen kann, drängt Michele zu einer entschlosseneren Befreiung von der Welt der Heranwachsenden.

Von diesem Zeitpunkt an beginnt er tatsächlich seine Beziehungen zu Erwachsenen wertzuschätzen, die er als zuverlässiger und weniger enttäuschend als die zu Jugendlichen erlebt. In seinen Freundschaften mit Altersgenossen tauchen allmählich einige weibliche Figuren auf.

Auch wenn der Einfluss des pädophilen Kerns nicht vollständig eliminiert wurde, so hat er doch stark abgenommen. Sobald seine pädophilen Fantasien wieder auftauchen, gelingt es Michele, sie mit dem Objekt und der emotionalen Situation zu verbinden, in der sie entstanden sind. Er kann jetzt deren Bedeutung (Abwehr oder Aggression) verstehen. Die pädophile Welt wird jetzt als ein Überbleibsel aus der Vergangenheit erlebt. Sie kann nicht aus dem Gedächtnis entfernt und könnte durchaus reaktiviert werden, aber sie wird durch die bewussteren Anteile, die sich entwickelt haben, contained und erscheint in guter Balance.

Nach den Worten des Patienten könnte die pädophile Welt nur durch die Anwesenheit von »schlechten Meistern« wieder aufleben, das heißt, wenn der Patient die Verbindungen zur emotionalen Realität aus seiner Psyche löschen würde. In diesem Fall wäre er wieder in der klaustrophobischen Welt der Pädophilie gefangen.

Michele glaubt aber nicht mehr an den Dichter aus dem Mittelalter, der verkündet, dass das Leben »im Schloss mit Ganymed« der normalen Sexualität vorzuziehen sei.

Spezifische Merkmale der Pädophilie

Ich glaube, dass Pädophilie als eine sexuelle Perversion mit spezifischen Merkmalen betrachtet werden kann. Perversionen zeichnen sich durch psychischen Rückzug aus, bei dem eine sexuelle Fantasie für das Erreichen masturbatorischer Lust wesentlich ist. Die zugrundeliegende Phantasie und die Art und Weise, wie sie erreicht wird, hängt von der Eigenart der Perversion ab (je nach dem, ob es sich um Sadomasochismus, Exhibitionismus, Transvestitismus, Fetischismus, Pädophilie oder andere Perversionen handelt). Die sexualisierte Phantasie, die bereits in der frühen Kindheit des zukünftigen Perversen vorhanden ist, blockiert die Entwicklung des gesunden Persönlichkeitsanteils und lockt ihn in den Erfahrungsbereich der Lust, die zur Sucht werden kann (De Masi, 2003 [1999]).

Meiner Meinung nach wird die pädophile Perversion durch einen spezifischen wahnhaften Kern, *eine Fehlannahme* (Money-Kyrle, 1968), aufrechterhalten; es handelt sich hierbei um eine pathologische Organisation der inneren Welt, in der ein stark idealisiertes Objekt, das wie ein Idol behandelt wird, an die Stelle der Elternfiguren tritt.

Dieser vom Rest der Persönlichkeit abgespaltene Kern scheint die einzige Quelle der Befriedigung zu sein, übt eine sehr starke Macht über den Patienten aus und gibt allen Aspekten seines Lebens Orientierung und Farbe. Die Spaltung zwischen dem sexualisierten Rückzug und dem Rest der Persönlichkeit wurde in einem Fallbericht, den Socarides (1959) vorgestellt hat, gut beschrieben. Sein Patient, der von Kindheit an schwer traumatisiert war, lebte früher zwei getrennte psychische Leben. In dem einen Leben, das wir als A bezeichnen werden, nahm sich der Patient als freundlichen, beziehungsfähigen Menschen wahr. Sobald er von Angst befallen wurde, wechselte er in das psychische Leben B, in dem sein einziges Ziel darin bestand, einen kleinen Jungen sexuell zu besitzen. Während der sexuellen Aktivität sollte sein Partner unbeweglich bleiben und keine Lust empfinden. Sobald der Patient zu B wurde, war er sich der Existenz von A überhaupt nicht mehr bewusst. Aufgrund der Spaltung zwischen diesen beiden inneren Anteilen konnte er sein pädophiles *Agieren* fortsetzen, ohne jemals mit ihnen in Konflikt geraten zu müssen.

In einem von Glasser (1988) vorgestellten Fall hatte der Patient ebenfalls zwei Funktionsweisen: Die erste Funktionsweise konzentrierte sich auf die Schönheit des Heranwachsenden, was dazu führte, dass er die Figur des Jungen verehrte; die zweite war völlig sexualisiert und trieb ihn zu einer analen Penetration des Jungen, um einen dauerhaften Orgasmus zu erreichen.

Bei meinem Patienten zeigte sich auch eine durchaus vergleichbare Spaltung zwischen idealisierenden und sexualisierenden Aspekten: Die pädophile Fantasie wirkte sich jedoch nicht so aus, dass seine Angst abnahm, sie war vielmehr Teil einer ausgeklügelten und komplizierten wahnhaften Konstruktion. Es stellt sich die Frage: Was könnten die negativen Faktoren gewesen sein, die diesen Patienten zu einer Idealisierung der infantilen Welt getrieben und ihr so nachhaltig wahnhafte Eigenschaften verliehen haben? Einige traumatische Familienmuster könnten ihn in die Welt der Pädophilie geführt haben. Seine Mutter, die in der frühen Kindheit seine narzisstischen Erwartungen stimuliert hatte, hatte ihn später betrogen, als sie sich in den Spielkameraden ihres Sohnes verliebte.

In der Analyse wurde dem Patienten nach und nach bewusst, dass dieser mütterliche Verrat die Grundlage seiner homosexuellen Orientierung und seiner Abneigung gegenüber der weiblichen Welt war; aber leider hatte er auch die männliche Welt seines Vaters entwertet.

Die einzige Welt, in der er überlebte und die er dann aber idealisiert hatte, war die glückliche Welt der Verspieltheit und Fantasie seiner Kindheit und Jugend. Die Jungen, mit denen er sich umgab, distanzierten sich von ihn und hatten ihn verlassen, sobald sie erwachsen wurden und anfingen, sich für Mädchen zu interessieren. Michele konnte einfach nicht verstehen, warum Jungen, wenn sie sich vom weiblichen Geschlecht angezogen fühlen, dazu neigten, sich von der jugendlichen, ausschließlich männlichen Gruppe zurückzuziehen.

Ich habe mehrfach das »romantische« Element von Micheles Pädophilie betont, das seinen Ursprung in seiner Idealisierung der Welt der Kindheit hatte. Tatsächlich konnte ich einige positive Elemente bei seiner Idealisierung dieser Welt wahrnehmen, obwohl diese Idealisierung eine veränderte Wahrnehmung der psychischen Realität zur Folge hatte.

Das besonders perverse Element seiner Pädophilie stand in engem Zusammenhang mit seinem infantilen, sexualisierten Rückzug und enthielt eine sadomasochistische Fantasie, bei der ein dominiertes Objekt aktiv an der Lust des Partners teilhatte. In dieser Phase bestand eine seiner häufigsten Fantasien darin, dass er auf einem Pferd ritt, das am Ende vor Erschöpfung zusammenbrach und sich der Macht und Kontrolle des Patienten überließ. Diese selbstlose Unterwerfung des Tieres, das sich auf Befehl seines Meisters verausgabt, bereitete dem Patienten ein enormes sinnliches Vergnügen.

Aus behandlungstechnischer Sicht hielt ich es für wichtig, die perversen und idealisierenden Aspekte voneinander zu trennen und zu unterscheiden; denn ich erkannte in den idealisierenden Aspekten einige Elemente, die im Hinblick auf mögliche Beziehungen entwickelt werden konnten. Im weiteren Verlauf des analytischen Prozesses veränderte sich die Beziehung zwischen den sexualisierenden und idealisierenden Anteilen zum Vorteil der Letzteren. Nach der ersten Phase, die von süchtig machender, sadomasochistischer Erregung geprägt war, gingen wir zur zweiten über, in der eine Idealisierung und symbiotische Abhängigkeit von der Welt der Kindheit vorherrschten (diese Welt wurde teilweise auf eine Art und Weise eingesetzt, die einer analytischen Vorgehensweise widerspricht). Schließlich erreichten wir die dritte Phase, in der der Patient seinen psychischen und emotionalen Welten gefestigt begegnen konnte.

Die Veränderung des Patienten konnte meines Erachtens nur deshalb stattfinden, weil ich mich bei der Untersuchung seiner perversen Fantasien ständig an seine Seite stellte und ihm in jeder Sitzung dabei half, zwischen den gesunden Anteilen, die es zu entwickeln galt, und den sexualisierten Anteilen zu unterscheiden, die es zu containen und zu transformieren galt. Auf diese Weise war ich ständig mit Analysieren beschäftigt, ohne dabei die verwirrenden Bereiche des Patienten aus den Augen zu verlieren. Tatsächlich bestand immer das Risiko, mit einem abwesenden und verwirrenden Elternteil identifiziert zu werden – was durchaus passieren konnte, wenn meine analytischen Antworten nicht eindeutig genug waren.

In einer Sitzung hatte Michele zum Beispiel das Foto einer jugendlichen Fußballmannschaft mitgebracht, die sich auf ein Spiel vorbereitete. Zwei Jungen auf dem Bild hatten die Hände auf ihren Genitalien. Dies war für den Patienten ein klarer Beweis dafür, dass alle Jugendlichen sich gegenseitig selbst befriedigen. Die Feindseligkeit des Patienten mir gegenüber (ich wurde für einen Gesprächspartner gehalten, der seine Aussage bestritt) war in dieser Sitzung so stark und vehement gewesen, dass ich nicht mehr nachdenken konnte. Ich verharmloste die ganze Angelegenheit und schloss mit der Bemerkung, dass die Jungen ihre Hände vielleicht ganz zufällig an dieser Stelle gehabt hätten. Am darauffolgenden Tag kehrte Michele noch wütender zurück. Er griff mich an und behauptete, ich hätte gesagt, dass Masturbieren normal sei, dass alle Jungen es tun und dass ich wie seine Mutter sei, die ihn zum Masturbieren auffordern würde (in Wirklichkeit waren das die Worte seiner Mutter, wenn er versuchte, ihr die Freude zu erklären, die er beim Masturbieren empfand). Ich denke, dass der Patient in diesem Fall Recht hatte, mich anzugreifen, denn ich hatte das Problem der vorangegangenen Sitzung nicht verstanden und mich wie eine zerstreute, verwirrte Mutter verhalten. Außerdem hatte ich ihm eine verharmlosende Antwort gegeben, die er als Aufforderung zur Masturbation aufgefasst hatte. Dabei hätte er mich unbedingt als einen Elternteil gebraucht, der die Erfahrung des Kindes versteht, aber seine sexualisierte Erregung nicht unterstützt.

Jahrelange Arbeit war notwendig, bis der Patient in der Lage war, dem Einfluss seines sexualisierten Bereichs zu entkommen und sich dem emotionalen Wachstum innerhalb der analytischen Beziehung zu öffnen. Als dies eintrat, wurde mir klar, in welchem Umfang der sexualisierte Rückzug meinen Patienten psychisch einschränkte und ihm den Zugang zur Erkundung der Welt der affektiven Beziehungen erschwerte.

Wegen des Suchtcharakters des sexualisierten Kerns erweist sich die Behandlung pädophiler Perversionen als äußerst mühsam und langwierig. Hauptmerkmal dieser Behandlung ist die anfängliche Distanz zwischen den beiden Personen der analytischen Dyade. Denn so sehr der Analytiker auch bereit ist, den Patienten zu verstehen und ihm einfühlsam zuzuhören, er wird die Welt der Pädophilie zunächst als unbegreiflich, entmutigend und mit einer distanzierten Haltung wahrnehmen.

Damit die Hoffnung auf eine mögliche Veränderung nicht durch Zynismus und durch die Hartnäckigkeit getrübt wird, mit der der Patient seine Haltung verteidigt, muss der Analytiker lange eine Ausgewogenheit und ein nachhaltiges Interesse an der geheimnisvollen Einzigartigkeit der pädophilen Welt aufrechterhalten. Wir sind in unserem Umgang mit Pädophilie nicht völlig machtlos, wenn es uns gelingt, sie richtig zu »verstehen«.

Der vorliegende Fall legt folgendes Ergebnis nahe: Durch eine analytische Behandlung lassen sich einige Formen der Pädophilie therapeutisch transformieren. Ich möchte auch betonen, dass im Fall von Michele die Anziehungskraft der pädophilen Welt von Anfang an mit der Angst einherging, von ihr völlig in Besitz genommen und verschlungen zu werden. Dieses Element, das ich aus prognostischer Sicht positiv einschätzte, taucht in anderen Fällen pädophiler Perversion möglicherweise nicht auf.

In diesem Kapitel habe ich versucht, den Fokus auf die analytische Beziehung und die Entwicklung des pädophilen Kerns des Patienten zu richten. Deshalb sah ich mich nicht in der Lage, die analytische Arbeit, die ich der Struktur seiner Persönlichkeit, seinen mit psychotischen Zuständen vergleichbaren Ängsten und seiner Neigung zu sadomasochistischen Realitäten widmete, im Detail zu beschreiben; dies waren Themen, welche die analytische Übertragung lange Zeit beschäftigten. Die besondere Form der Homosexualität des Patienten, die eine völlige Ablehnung weiblicher Figuren und den Hass auf sie impliziert, wurde ausführlich behandelt. Aber Pädophilie kann zur Entwicklung sehr unterschiedlicher Persönlichkeitsstrukturen führen, wie aus der Literatur zu diesem Thema zu entnehmen ist und wie ich in anderen, mir bekannt gewordenen Fällen feststellen konnte.

Kapitel 11
Das Rätsel der Transsexualität

»Es war sehr schwierig für ihn, die Sitzungen zu beenden. Wenn ihm mitgeteilt wurde, dass vor dem Ende der Sitzung noch fünf Minuten übrig waren, hob er seine Barbiepuppe auf und strich ihr übers Haar oder er erschuf sich Bilder von Frauen, indem er sie zeichnete oder aus Ton herstellte.«
(Aus der Therapie von Colin. In: Coates & Moore, 1997, S. 297; Übersetzung E. K.)

In diesem Kapitel gehe ich der Frage nach, ob es bei den verschiedenen Fällen transsexueller Patienten, die einen Analytiker aufgesucht haben, gemeinsame Merkmale gibt oder nicht, und nehme auf die wichtigsten Werke der psychoanalytischen Literatur Bezug.

Die Untersuchung von Transsexualität warf zwar mehr Licht auf sexuell atypische Erfahrungen von Kindern, das Thema stellt aber – aufgrund seiner Besonderheit – im psychoanalytischen Denken seit Langem eine Randerscheinung dar und harrt noch immer einer geeigneteren klinischen und theoretischen Zuordnung.

Tatsächlich ist Transsexualität erst in den letzten Jahrzehnten zum Gegenstand systematischer Studien geworden, die mit großer Sorgfalt und Genauigkeit durchgeführt wurden. Besonders wichtig waren Beobachtungen an kleinen Kindern, die bereits in sehr frühem Alter ihre Geschlechtsidentität ablehnen und gleichzeitig oft Affekt- und Beziehungsstörungen aufweisen.

In diesem Kapitel gebe ich einen Überblick über die wichtigsten Arbeiten zur Therapie von transsexuellen Patienten; in der psychoanalytischen Literatur gibt es keinen Fall, bei dem der Wunsch nach einer Geschlechtsumwandlung bei Erwachsenen abgeändert werden konnte, während bei transsexuellen Patienten, die um Unterstützung bei der Bewältigung der Probleme mit ihrer neuen Geschlechtsrolle baten, positivere Ergebnisse erzielt wurden. Die größten therapeutischen Erfolge wurden bei Kindern erzielt, da deren Persönlichkeitsstruktur immer noch formbar und veränderbar ist.

Limentani (1979) postuliert, dass Transsexualität das tragende Fundament »des psychoanalytischen Bauwerks« in Frage stellt, weil sie die strukturierende Rolle des Ödipuskomplexes nicht anerkennt. Tatsächlich haben die Autoren, die sich mit diesem Thema befassen, Freuds Annahme (1924d) in Frage gestellt, dass »die Anatomie das Schicksal ist«.

Bei meinem Versuch, einige Hypothesen über sehr frühe, typische Situationen zu formulieren, die zur Entstehung eines solchen Syndroms beitragen, werde ich dem Material über transsexuelle Kinder besondere Aufmerksamkeit schenken.

Transvestismus und Transsexualität: Gemeinsamkeiten und Unterschiede

Die sexuelle Identität stellt die Grundlage der persönlichen Identität dar und ist eine der wichtigsten Errungenschaften bei der Identitätsfindung von Kindern; denken wir nur daran, wie sie sich aufeinander beziehen: »Ich bin ein Junge, du bist ein Mädchen.«

Männlich-weibliche Transsexuelle, die anatomisch gesehen Männer sind, glauben, sie seien Frauen, die in Männerkörpern gefangen sind; *umgekehrt* glauben weiblich-männliche Transsexuelle, sie seien Männer, die in Frauenkörpern gefangen sind.

Es ist notwendig, Transvestismus von Transsexualität zu unterscheiden, auch wenn es verschiedene Formen des Übergangs zwischen den beiden Begriffen gibt: Im ersten Fall trägt das Individuum Kleidung des anderen Geschlechts und empfindet dabei enorme Freude; im zweiten Fall möchte das Individuum hingegen das Geschlecht wechseln. Der Transvestit will wie eine Frau aussehen, der Transsexuelle will eine Frau werden.

Sexuelle Identität und Geschlechtsidentität

Es ist seit einiger Zeit bekannt, dass die subjektive Wahrnehmung der sexuellen Identität auch von familiären und schulischen Einflüssen abhängt und dass das biologische Geschlecht (sex) nicht das gesellschaftliche Geschlecht (gender) bestimmt.

Augenzeugenberichte früher Forscher in Mittelamerika zeigen zum Beispiel, dass in indigenen Familien, die nur männliche Kinder hatten, der fünfte Sohn dazu bestimmt war, ein Mädchen zu werden. Zu diesem Zweck wurde der kleine Junge von Anfang an wie ein Mädchen gekleidet und behandelt; als er heranwuchs, bekam er eine weibliche Identität und verhielt sich in seinen sozialen Beziehungen und seiner sozialen Rolle wie eine Frau.

Briggs (1986) beschreibt die Sitten der Einwohner von Labrador und Ostgrönland, wie sie ein Kind aufzogen, als wenn es zum anderen Geschlecht gehören würde. Sie verfolgten damit das Ziel, einen toten Gleichaltrigen zu reinkarnieren oder einen zukünftigen Jäger zu erziehen, wenn alle Kinder der Familie weiblich waren. Einige dieser Kinder behalten ihre transsexuelle Identität für den Rest ihres Lebens bei, andere geben sie allerdings mit dem Einsetzen der Pubertät auf.

In den ersten Lebensjahren nehmen sich Kinder durch die Augen der Erwachsenen wahr. Daher ist es verständlich, dass die erste Wahrnehmung der Identität von dem Bild abhängt, das die Eltern ihrem Kind vermitteln. Vor allem die sexuelle Identität wird dem Neugeborenen von den Geburtshelfern und Eltern zugeschrieben.

Stoller (1968) schlägt vor, zwischen der *sexuellen Identität*, die sich auf die Anatomie (das Vorhandensein eines Penis oder einer Vagina) bezieht, und der *Geschlechtsidentität* zu unterscheiden. Diese bezieht sich auf die subjektive Überzeugung, dem einen oder anderen Geschlecht anzugehören, und entspricht somit möglicherweise nicht der sexuellen Identität.

In einer seiner Untersuchungen berichtet Stoller von drei Kindern, die sehr früh sagten, sie seien weiblich, die sich wie Mädchen kleideten und weibliche Einstellungen vertraten. Alle drei Kinder stammten aus Kernfamilien, die von ängstlichen Müttern beherrscht wurden, die keine intensiven Beziehungen zu ihren Ehemännern hatten und ihre Kinder als Selbstobjekte benutzten. Die Kinder waren ständig in körperlichem Kontakt mit ihrer Mutter, von der sie emotional abhängig waren, und sie schienen auch keinen Unterschied zwischen sich und ihrer Mutter wahrzunehmen. Stoller geht davon aus, dass in diesen Fällen die Abwesenheit der männlichen Figur beim Kind dazu führt, dass es sich mit der weiblichen Figur identifizieren will.

Der nordamerikanische Autor behauptet, dass Mütter von Transsexuellen in ihrer Fantasie ein Mädchen vor Augen haben und ihre Söhne psychologisch so behandeln, als seien sie Mädchen. Männer müssen in der Regel einen etwas komplizierteren Weg beschreiten, um eine geschlechtliche Identität zu entwickeln, die ihrem anatomischen Geschlecht entspricht, da sie sich aus der ursprünglichen Verschmelzung mit der Mutter lösen und eine eigene Identität erlangen müssen. Aus diesem Grund treten Störungen der sexuellen Identität bei Männern häufiger auf als bei Frauen.

Die geschlechtliche Kernidentität, die sich aus der Geschlechtszuweisung durch die Umwelt ergibt, bildet sich nach Stoller (1964) innerhalb der ersten drei Lebensjahre und bleibt während der Entwicklung bestehen, die Geschlechtsidentität dagegen hat sich bis zum Ende der Adoleszenz stabilisiert.

Ovesey und Person (1973) widersprechen der These von Stoller. Die beiden amerikanischen Autoren wenden das Konzept der Trennungsangst an und erklären Transsexualität psychodynamisch als Ergebnis einer Abwehrreaktion auf Angst. Sie behaupten, die Kinder würden angesichts der Bedrohung durch Fragmentierung und Vernichtung in eine Fantasie der symbiotischen Verschmelzung mit der Mutter gedrängt. Sie seien überaus ängstlich, könnten sich nicht von ihrer Mutter trennen, würden sich mit ihr identifizieren und versuchen, die Trennung zu leugnen. Deshalb handelt es sich um emotional zurückgezogene, asexuelle Kinder mit schizoiden Verhaltensweisen. Die Mütter der von Ovesey und Person beschriebenen Transsexuellen sind gewissenhafte, aber kühle Frauen, denen die vitalen Bedürfnisse ihrer Kinder gleichgültig sind.

Andere Autoren (Coates, Friedman & Wolfe, 1991) vertreten dieselbe Auffassung und postulieren, dass Transsexualität eine Strategie sei, die ein Kind anwendet, wenn es mit seiner Trennungsangst konfrontiert wird. Die fraglichen Kinder entwickeln das, was Coates (2006) mit einer Art Fantasie der Wiedergutmachung gleichsetzt, das heißt, einer weiblichen Identifikation mit der Mutter. Auch genetische Faktoren spielen eine Rolle, wenn ein Kind die Lösung seiner Probleme in der Transsexualität sucht.

Primäre und sekundäre Transsexualität

Ovesey und Person (1973) treffen noch eine weitere wichtige Unterscheidung zwischen primärer und sekundärer Transsexualität. Sie sind davon überzeugt, dass ein Mensch nicht bei seiner Geburt schon transsexuell ist, sondern dass er oftmals erst transsexuell wird. Zur primären Transsexualität gehören Personen, die von früher Kindheit an ein mehrdeutiges Kerngeschlecht aufweisen. Sekundäre Transsexuelle hingegen sind Menschen, die jahrelang homosexuell waren oder Crossdressing praktiziert haben, bevor sie transsexuell wurden: Ab einem bestimmten Punkt reichte es ihnen nicht mehr aus, nur Frauenkleider zu tragen, sie mussten das Geschlecht wechseln.

Primäre Transsexualität impliziert keine homosexuelle Persönlichkeitsstruktur. Die Fantasie, ein Mädchen oder eine junge Frau zu sein und weibliche Kleidung zu tragen, bietet Wärme und Vergnügen; diese Art der Transsexualität beginnt damit, dass ein Junge sehr früh weibliche Kleidung trägt und bis zu einem gewissen Alter versucht, die Fantasie zu bekämpfen, er sei eine Frau. Nach der Adoleszenz gibt er den Versuch auf, seine Geschlechtsidentität nach dem anatomischen Geschlecht zu bestimmen und lebt »psychisch als Frau im Körper eines Mannes«.

Im Gegensatz hierzu impliziert sekundäre Transsexualität einen Übergang von der Homosexualität oder dem Transvestismus oder beiden Formen der Sexualität zur Transsexualität.

Die Unterscheidung zwischen Transvestismus und Transsexualität ist nicht immer linear. Transvestiten werden durch das Tragen weiblicher Kleidung erregt, bewahren aber ihre eigene Geschlechtsidentität. Häufig stellt der Rückgriff auf Transvestismus eine impulsive Verhaltensweise dar, besonders wenn das Individuum einen Zustand psychischen Leidens abschütteln will. Einige erwachsene Transsexuelle erinnern sich daran, dass sie als kleine Kinder die Kleidung oder Unterwäsche ihrer Mutter oder Schwester trugen und sich von dem Berühren der weichen Dessous seltsam angezogen fühlten.

Klinische Fälle

Ich möchte nun eine Reihe klinischer Fälle von Patienten vorstellen, die ich direkt oder indirekt beobachten konnte.

Dem transsexuellen Patienten fällt es bekanntermaßen schwer, den Gedanken zu akzeptieren, dass er zu einer richtigen Analyse kommen soll: Für ihn besteht das Risiko, dass ein Lebenstraum zerstört wird, der jetzt dank neuer Operationstechniken verwirklicht werden kann. Der Patient traut dem Analytiker nicht, denn er glaubt, das einzige Ziel des Analytikers bestehe darin, ihn zum Verzicht auf die Operation zu überreden. Aus diesem Grund werden in der psychoanalytischen Literatur nur so wenige Fälle beschrieben.

Das folgende Material, auch wenn es nicht als echte Therapie betrachtet werden kann, scheint mir allerdings für weitere Überlegungen zu den komplexen Fragen der Transsexualität von Nutzen zu sein.

Renato

Ich berichte von zwei Gesprächen mit einem Kind, das als ein Fall primärer Transsexualität betrachtet werden kann.

> Renato ist sechs Jahre alt und besucht das erste Jahr der Grundschule. Seine Lehrer teilten den Eltern mit, dass er erhebliche Aufmerksamkeits- und Konzentrationsprobleme habe.[17] Renatos Eltern sind etwa dreißig Jahre alt; seine Mutter

17 Ich habe dieses Material mit Dr. Manuela Moriggia besprochen; es beruht auf zwei Gesprächen mit einem Kind, dessen Eltern sich gegen eine psychoanalytische Behandlung ihres Sohnes entschieden haben.

ist Angestellte und sein Vater Goldschmied. Sie erzählen, dass ihr Sohn schon in frühem Alter sehr gerne mit Mädchen zusammen war und mit ihnen spielte; er sagte, er habe Mädchen gern und wisse nicht, ob er ein Junge oder ein Mädchen sein wolle. Als Kind hatte er schon immer eine besonders intensive Beziehung zu seiner Mutter, auch weil sein Vater im Allgemeinen ständig bei der Arbeit oder mit seinem Hobby beschäftigt war (er spielt in einer kleinen Band).

Renato hat so starke Angst vor Dunkelheit, dass er nicht allein auf die Toilette gehen kann. Es ist äußerst unwahrscheinlich, dass er jemand darum bitten wird, nach draußen gehen zu dürfen, da ihn bereits die kleinste Kleinigkeit erschreckt. Er spielt fast immer mit den Märchenfeen vom »Winx Club« und schaut sich am liebsten Zeichentrickfilme im Fernsehen an. Zu Hause kann er nicht einmal die einfachsten Aufgaben erledigen, wie zum Beispiel die Schuhe ausziehen oder sich die Hände waschen, weil er immer davon abgelenkt wird, sich Spiele auszudenken, die er mit seinen Puppen spielen könnte.

Im ersten Gespräch sagte er, er sei in der Schule nicht gut, weil er gerne mit Mädchensachen, wie zum Beispiel Puppen, spielt; seine Freunde machen sich deswegen auch über ihn lustig. Er wird abgelenkt, denkt an andere Dinge und verschwendet Zeit, da er spürt, dass seine Freunde über ihn lachen, obwohl ihre Tische ziemlich weit von seinem entfernt sind.

Er fügt hinzu, dass er nicht sehr gerne spielt … er bleibt am liebsten den ganzen Tag zu Hause und sieht fern; seine Mutter lässt ihn Zeichentrickfilme anschauen und manchmal lässt sie ihn sogar vor dem Fernseher essen! Er hat nie Freunde aus der Schule zum Spielen bei sich zu Hause. Als der Analytiker ihn bittet, über seinen Vater zu sprechen, sagt er: »Mein Vater sieht gut aus, er hat ein schönes Gesicht, weil ich Menschen mag, wenn sie schöne Gesichter haben ... er ist auch stark, weil er manchmal stark genug ist, dir die Knochen zu brechen … wenn er mich schlägt, habe ich das Gefühl, dass ... aber ich spreche nicht mit meinem Vater, ich habe noch nie mit ihm gesprochen ... ich mag eigentlich keine Jungen ... ich kann gut mit Mädchen sprechen, ich bin ruhiger ... mein Vater, wenn er böse wird, wird er schrecklich wütend ... ich habe eine Freundin, die zu mir nach Hause zum Spielen kommt. Ich spiele gerne mit ihr mit den Barbie-Puppen ... und dann, wissen Sie, mein Vater ist selbständig, er kommt spät nach Hause und manchmal geht er abends weg, um mit seiner Band zu spielen ... Er ist nie hier.«

Er fügt hinzu, dass er sich vor Jungen und auch vor der Dunkelheit fürchtet: »... sehen Sie, ich sehe, wie sich meine Lieblingsspielzeuge verändern, sobald das Licht schwächer wird, und es sieht aus, als ob sie sich in etwas Seltsames verwandeln.«

In diesem Moment erweckt Renato den Eindruck, er wolle zeichnen. Zuerst hat er vor, seine Mutter zu zeichnen, die nie einen Rock trägt, aber dann will er die Barbie-Puppe zeichnen, die er in der Hand hält. Er sagt, er zeichne sie in einer Blume und sie sei eine Prinzessin (Abbildung 1).
Beim zweiten Gespräch kommt Renato in den Raum, nimmt eine Barbie und setzt sich schweigend hin. Dann sagt er, dass sie sich in der Schule über ihn lustig machen, weil er mit Puppen spielt; er mag den »Winx-Club« sehr und möchte unbedingt Stella sein. Renato fügt hinzu: »Wissen Sie, ich möchte Ihnen noch etwas sagen. Ich hatte heute Nacht einen schlimmen Traum. Ich habe geträumt, dass ein Wolf kommt, der mich fressen wollte, er hat mich aber zuerst mit einem Messer getötet. Ich habe Angst vor Gemeinheiten, und meine Schulkameraden spielen immer Spiele, in denen sie mich schubsen und schreien ... sie sind nicht ruhig, sie sind böse, sie wollen immer Recht haben ... und ich spiele nicht mit

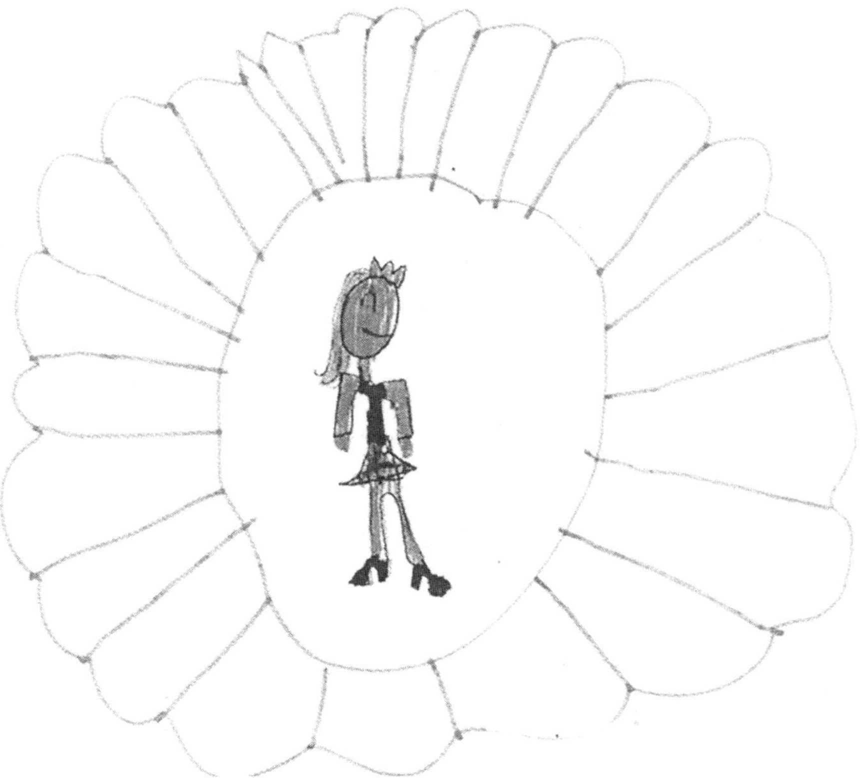

Abbildung 1: Renatos Zeichnung seiner Barbie-Puppe als Prinzessin in einer Blume.

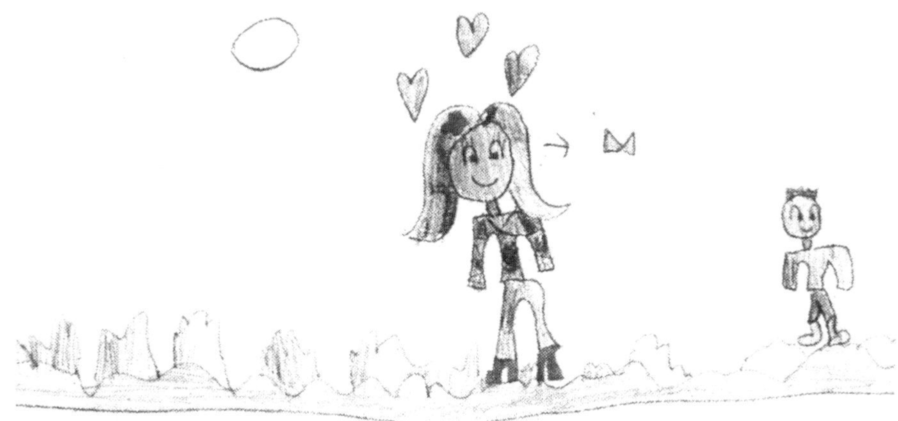

Abbildung 2: Renatos Zeichnung seiner Familie.

ihnen. Ich muss Ihnen noch etwas sagen. Ich sehe Menschen, die sich in Wölfe verwandeln ... außer Mama und Papa und Alessia und Niccolò ... und meinen Großeltern und dir.«

Renato zeichnet seine Familie (Abbildung 2). Er wird abgelenkt und fängt an, darüber zu sprechen, wie sehr er sich vor dem Wolf in *Rotkäppchen* und vor dem Wolf in *Die drei kleinen Schweinchen* fürchtet.

»Und ich denke auch an Krankheit. Ich habe Angst davor, krank zu werden, weil manche Krankheiten in dich eindringen und deine Haut ruinieren; deine Haut wird ganz faltig. Ich habe Angst davor, dass mein Gesicht hässlich wird.«

Bei Renato handelt es sich mit Sicherheit um einen Fall von primärer Transsexualität, einem Kind, das sehr früh zu einer Geschlechtsidentität tendiert, die in deutlichem Gegensatz zu seinem anatomischen Geschlecht steht.

Das Auffälligste ist, dass Renato die meiste Zeit des Tages damit verbringt, in Träume und verzauberte Welten einzutauchen. Die Fantasien, mit deren Hilfe er seine Wahrnehmung transformiert, sind nicht immer erfreulich; sie bringen ihn auch in die Nähe von Angst, Tod und Verfolgung. Seine Verfolgungsängste werden teilweise auf seine Schulkameraden projiziert, die er wegen ihrer Lebhaftigkeit als gefährlich erlebt. Sein Wunsch, in einer weiblichen Welt zu leben, wird sehr wahrscheinlich auch von seiner Angst vor der männlichen Welt geschürt, die er als aggressiv und verfolgend erlebt (wie im Traum vom Wolf). Dies führt zu einer Idealisierung der weiblichen Welt, die in ihm den Wunsch weckt, selbst eine Frau werden zu können.

Aber welche Art von Frau hat Renato vor Augen? Die Frau in seiner Zeichnung ist eine Königin, die ein verzaubertes Leben in der Blumenkrone eines Gänseblümchens führt.

Aus dem, was seine Eltern berichten, lässt sich schließen, dass Renato in den ersten Monaten seines Lebens eine privilegierte Beziehung zu seiner Mutter erlebte und dass sein Vater emotional distanziert ist. Tatsächlich fehlt in der Zeichnung seiner Familie die Figur des Vaters völlig. Das Kind zeichnete zuerst sich selbst und danach seine Mutter. Es ist interessant, dass Renato sich als männliche Figur zeichnet, wenn er sich innerhalb seiner Familie darstellt, während er in seiner einsamen Vorstellungswelt weiblich ist. Renato beendete die Zeichnung nicht; als er nämlich begann, die weibliche Figur zu zeichnen, wurde er von seiner auf diese weibliche Figur fokussierten Vorstellungswelt völlig absorbiert. Diese bezieht sich eher auf die weibliche Figur *an sich* oder auch die Feen des »Winx-Clubs« als auf seine Mutter; sie sind mächtig und imstande, aufregende Emotionen zu erleben. Es ist auch bemerkenswert, wie er über seinen Vater spricht: Er redet von ihm auf eine sehr erwachsene Art und Weise, als sei er tatsächlich ein Heranwachsender, der sich sowohl von der Kraft und Figur dieses Mannes angezogen fühlt, als auch Angst vor ihm hat.

Renato schätzt die Schönheit seines Vaters und die Glätte seiner Haut, die für ihn anscheinend bereits die Stufe eines Fetischcharakters erreicht hat. Er hat aber das Gefühl, dass diese idealisierte Oberfläche leicht zerstört werden kann (auch Krankheit oder Alter können seine Haut faltig machen), und so kehrt die Angst mit aller Kraft zurück.

Das Kind ähnelt einem von Chiland (2000) beschriebenen Fall. Auch Antoine hatte eine blonde Prinzessin gezeichnet, die sich sehr stark von seiner wirklichen Mutter mit dunklen Haaren unterschied. In der Zeichnung tauchte später neben dieser idealisierten Frau eine dunkle und gefährliche Frauengestalt auf.

Vom Transvestismus zur Transsexualität

Di Ceglie (1998) unternahm den Versuch, eine Verbindung zwischen den verschiedenen Symptomatologien herzustellen, die sich um das Thema Transsexualismus drehen. Er schlägt vor, den Begriff »Atypische Organisation der Geschlechtsidentität« (AGIO) für eine umfassende Phänomenologie zu verwenden. Sie reicht von der Geschlechtsidentität, die im Widerspruch zur sexuellen Identität steht, über die Art der Kleidung, das Benutzen von Spielzeug und Rollenspiele bis hin zur anatomischen Dysphorie (die intensive Abscheu vor dem biologischen Körper). Der Autor weist darauf hin, dass der

Wunsch, das Geschlecht zu wechseln, nicht immer ein System unerschütterlicher Überzeugungen impliziert, wie es Stoller beschreibt. Die atypischen Organisationen, die sich sehr früh entwickeln, können hartnäckig sein, während andere, die später entstehen und mit emotionalen Traumata verbunden sind, leichter transformiert werden können. Nur deren systematische Erforschung gibt eine Antwort darauf, wie starr die Ausprägung der jeweiligen Organisation ist.

Ich stelle nun drei klinische Fälle von Erwachsenen vor, die den entscheidenden Übergang vom Spielen der weiblichen Rolle (Transvestismus) zum Wunsch nach einer echten Geschlechtsumwandlung zeigen. Der erste Bericht beschreibt einen Fall von Transvestismus.

Ivano

Auf Anraten seiner Frau bittet Ivano um ein Beratungsgespräch; sie ist die einzige Person, die weiß, dass »ich mich gerne wie eine Frau kleide«. Ich berichte nur über die ersten Gespräche mit diesem Patienten, da er nach den ersten Sondierungsgesprächen beschloss, den Beginn der Analyse zu verschieben, wobei er familiäre Motive und Zeitmangel als Gründe angab.

Ivanos Vater, der Gründer und Leiter eines großen erfolgreichen Unternehmens, ist für seine Familie ein Mythos, während seine Mutter, die sich um das Haus und die Kinder kümmerte, eine ängstliche Person ist, die an immer wiederkehrenden Depressionen leidet. Ivano ist das jüngste von vier Kindern: zwei Jungen und zwei Mädchen. Die erstgeborene Schwester kümmerte sich um ihn und war somit seine eigentliche Mutter. Ivano ist verheiratet und zweiunddreißig Jahre alt. Er interessiert sich sehr für Theater und Film und schreibt hobbymäßig Filmdrehbücher. Ein wiederkehrendes Thema in seinen Erzählungen ist die Geschichte einer schwachen, sensiblen Frau, deren Leben vom Schicksal gezeichnet ist. Ivanos Frau kennt seine besonderen Leidenschaften und schenkt ihm deshalb Frauenunterwäsche, die er bei ihren sexuellen Begegnungen trägt. Wenn sie seine Kleidung offen lobt, nimmt seine Erregung deutlich zu. Oft masturbiert er vor einem Spiegel und stellt sich dabei Geschichten vor, in denen er, als Frau verkleidet, sich als Schneiderin ausgibt, die einen Mann zu Hause empfängt. Der glatt rasierte, effeminierte junge Mann macht ihm Komplimente und sagt ihm, er solle sich nicht verstellen, da es offensichtlich sei, dass er ein Mann sei, der sich gerne als Frau kleidet. Die beiden beginnen, sich zu berühren und zu masturbieren. Der erregendste Moment ist für ihn die taktile Empfindung von Frauenunterwäsche auf seiner Haut. Wenn er könnte, würde Ivano als Frau wiedergeboren werden. Als er sechs Jahre alt war, begann er sich zu verkleiden und zog die Unterwäsche seiner beiden älteren Schwestern an. Er befriedigte sein Bedürfnis, »mit Frauen in Kontakt zu kommen«, indem er einen Schneiderkurs besuchte und dann als Krankenpfleger beim Roten Kreuz arbeitete. Als Kind und Heranwachsender war er traurig und einsam. Er litt jedes Mal, wenn er von zu Hause wegging, und sei es auch nur für kurze Zeit, an großem Heimweh.

Jetzt erwartet seine Frau ihr erstes Kind. Ivano glaubt, dass er durch die Geburt des Kindes gezwungen wird, seine Fantasie aufzugeben, eine Frau sein zu wollen und sich zu verkleiden. Er kann sich nicht vorstellen, ein Vater zu sein, der mit diesen Dingen spielt. Was für ein Vorbild wäre er für seinen Sohn? Gleichzeitig sagt er: »Wenn es nach mir ginge, würde ich weit weg in ein Land gehen, wo mich niemand kennt, damit ich eine Frau werden könnte.«

Ivano spricht von seiner Leidenschaft für transvestitische Pornomagazine; er fühlt sich von Fotos von Männern angezogen, die wie Frauen gekleidet sind und ihm ähnlich sehen; er erinnert sich an seine Kindheit: Er ging in einen Kindergarten, der von Nonnen geführt wurde, und liebte es, das Material ihrer Ordenskleider zu berühren. Wenn er an die Schwangerschaft seiner Frau denkt, hofft er, dass es ein kleines Mädchen wird. Er würde sie in ein Nonnenkloster schicken, aber – so fügt er hinzu – er würde auf einen Sohn oder eine Tochter verzichten, wenn er selbst in ein Kloster eintreten und ein Novize werden könnte. Die Vorstellung, eine Uniform tragen und ein Leben nach Ordensregeln führen zu können, hat ihm schon immer gefallen. Als er den Kurs beim Roten Kreuz absolvierte, begeisterte er sich für das Leben in einem Kloster. Das Vergnügen, sagt er, bereite ihm nicht so sehr der Gedanke des Opferbringens an sich, sondern vielmehr der Verlust der Freiheit und die Unterwerfung unter einen Vorgesetzten. Ivano stellt sich vor, im Kloster anzukommen: Eine Nonne empfängt ihn, nimmt ihm seine Kleider ab und übergibt ihm die Ordenskleidung. Er wird seinen Brustkorb bandagieren müssen, um seine Brust zu verstecken. Er sieht sich selbst als einfache Nonne, nicht als Oberin; eine Position, in der er Befehle erteilen kann, würde ihm das Vergnügen nehmen, sich zu unterwerfen und eine Strafe zu erleiden. In dieser Fantasie bricht er eine der strengen klösterlichen Regeln. Deshalb stellt er sich vor, er müsse bestraft werden: Er müsse die schwere Arbeit tun, stundenlang knien oder schweigen. Alle diese Fantasien spielen sich vor dem Hintergrund des Kindergartens seiner Kindheit ab. Dieser Ort war traurig, aber er war glücklich, wenn er mit einer Cousine seines Alters sprechen konnte. Er erinnert sich: Als Kind war ihm am wichtigsten, dass er einen Großteil seiner Freizeit mit einer Mädchengruppe und die Ferien mit einer Schwester und ihren Freundinnen verbrachte. Sie waren selbstbewusst und hübsch, unterhielten sich nett mit ihm, schienen aber unerreichbar.

Wenn er über das Familienunternehmen spricht, in dem er arbeitet, ist er an das emotionale Klima erinnert, in dem er aufwuchs. In seiner Familie herrschte ein Zustand der Gleichgültigkeit, eine Ruhe, die jegliche Äußerung von Emotionen verhinderte. Alles war dem wirtschaftlichen Erfolg seines Vaters untergeordnet. Es wurde erwartet, dass man gut funktioniert und keinen Ärger macht. Selbst jetzt hat Ivano noch niemandem erzählt, dass er mit der Analyse beginnen will. Die unpersönliche Atmosphäre seines Lebens ohne Höhen und Tiefen findet sich in seinen Filmdrehbüchern wieder. Sie erzählen Geschichten von Frauen, die am Fließband arbeiten oder ein alltägliches Dasein fristen, das sich dann plötzlich schicksalhaft ändert, weil sie der Liebe ihres Lebens begegnen.

* * *

Viele von Ivanovs Fantasien beziehen sich direkt auf seine Kindheit, auf seine Zeit im Kindergarten und auf die weiblichen Personen, mit denen er aufwuchs (die Nonnen, seine Schwestern und ihre Freundinnen). Sein Wunsch, eine Frau zu sein, geht mit masochistischen Fantasien einher, dem Reiz der Selbstkasteiung, der Klaustrophilie des Klosterlebens und der Unterwerfung unter eine Hierarchie. Ovesey und Person (1973) behaupten, dass es – auch wenn der Wunsch, eine Frau zu werden, ein masochistisches Element beinhaltet (es handelt sich in jedem Fall um eine Selbstkastration) – nicht selten vorkommt, dass der Transvestit spezifische masochistische Fantasien hat.

Ivanos Geschichte lässt vermuten, dass in seiner frühesten Kindheit etwas Wesentliches verlorenging. Wenn sein Vater distanziert und sein Bruder emotional instabil war, war es dann nicht logisch, dass er sich mit seiner Schwester identifizierte, die vielleicht die einzige wirklich lebendige Person war? Ivano nimmt nicht nur den vitalen Charakter seiner Schwester in sich auf, sondern möchte auch wie seine Schwester »sein«. Er wäre bereit, seine Person mit ihr, ihrem Aussehen und ihrer Identität einzutauschen.

Ein Transvestit wie Ivano hasst den männlichen Körper nicht wie ein Transsexueller. Er will seine körperliche Identität nicht wirklich ändern; in seiner Fantasie ist es für ihn wichtig, eine weibliche Rolle spielen zu können, die auch für das Erreichen sexueller Erregung die Grundlage bildet.

Es gibt meines Erachtens einen Zusammenhang zwischen dem Wunsch nach einer analytischen Behandlung und seiner Angst, die durch den Konflikt ausgelöst wird zwischen seiner Fantasie, eine Frau zu sein, und dem bedrängenden Gefühl, bei der bevorstehenden Geburt seines ersten Kindes die Rolle des Vaters übernehmen zu müssen.

Mario

Im Alter von dreißig Jahren begann Mario mit der Analyse (vier Sitzungen pro Woche).[18] Er gibt zu, von Panik überwältigt zu werden, wenn er eine emotionale oder sexuelle Beziehung mit einer etwaigen Freundin eingeht: In diesen Momenten muss er sich die Anwesenheit anderer männlicher oder weiblicher Partner vorstellen; ohne diesen Reiz der Promiskuität schwindet seine Lust.

Virtueller Sex – das Einzige, was bei ihm Lustgefühle hervorruft – ist für ihn wichtiger als echter Sex; oft nutzt er kostenpflichtige Hardcore-Telefonchats oder durchforstet pornografische Internetseiten. Eine seiner Leidenschaften ist es, Fotos und persönliche Informationen über die schönsten Frauen der Welt zu sammeln: Von jeder Einzelnen hat er mindestens hundert Fotos.

Auch in seinem Fall begann der erotische Rückzug bereits in der Kindheit. Er sagt, seine Mutter sei sehr um seine Gesundheit besorgt gewesen und habe ihn anstelle seines Vaters in dem großen Elternbett behalten. Seit er klein war, fühlte er sich von weiblichen Körpern angezogen, als wenn Frauen etwas besonders Aufregendes hätten, das er an sich reißen und besitzen müsse. Er hatte oft erotische Träume von seiner Mutter oder spionierte ihr nach, wenn er konnte, um sie halbnackt in der Badewanne zu sehen. Er erinnert sich, dass er als kleines Kind oft ihre Unterwäsche trug, um sich vor dem Spiegel zu erregen. Das Betrachten von Bildern nackter Frauen übt auch heute noch eine hypnotische Faszination auf ihn aus.

Wenn er von Angst ergriffen wird, hat er ein unkontrollierbares Bedürfnis nach der Welt weiblicher Sexualität. Er muss dann pornografische Telefonanrufe tätigen oder zum Computer laufen und sofort in pornografische Seiten eintauchen. Ins Internet zu gehen, trägt nicht nur zur Beruhigung seiner Ängste bei, es ist auch ein Weg, der – nachdem er ihn mehrfach zurückgelegt hat – dazu führen kann, dass sich seine Identität verändert. Ab einem bestimmten Zeitpunkt schaut oder chattet Mario nicht mehr nur im Internet, er fängt an, eine Frau werden zu wollen, die Männer erregt. Er zieht sich an, schminkt sich und läuft dann auf die Straße. In diesen Momenten identifiziert er sich völlig mit dem gewünschten Objekt und wird zu jener gewaltigen Schönheit, die ihn so anzieht. Mario bringt die Fotos, auf denen er Frauenkleider trägt, zu seinem Analytiker und kommt auch wie eine Frau geschminkt zu den Sitzungen; er sucht nach Bestätigung für die erfolgreiche Transformation, die stattgefunden hat.

* * *

18 Diesen Fall brachte Dr. Rossana Russo in die Supervision ein.

Ich habe diesen Patienten vorgestellt, um zu zeigen, dass selbst im Falle von Transvestismus der anfängliche Kern des erotisierten Rückzugs bereits in der Kindheit seinen Ursprung hat. Im Gegensatz zu Ivano ergreift bei Mario die Freude, eine Frau zu sein, immer stärker Besitz von ihm, und das Ergebnis dieser Entwicklung lässt sich schwer vorhersehen. Man kann zum Beispiel die Hypothese aufstellen, dass Mario weiterhin ein Transvestit sein will, dass er aber ohne eine Therapie, die seine Wünsche contained, solange weitermachen wird, bis er um eine chirurgische Umwandlung bittet.

Fausto

Kürzlich habe ich die Psychotherapie eines jungen Transsexuellen supervidiert, der bereits einen chirurgischen Eingriff in einer Fachklinik geplant und die hierfür notwendigen Vorkehrungen getroffen hatte.

* * *

Fausto ist ein neunzehnjähriger, intelligenter und gut aussehender Student.[19] Er verließ die Schule während seiner letzten Jahre am Gymnasium. So stellt er sich bei seinem ersten Behandlungstermin vor: »Mein Problem ist, dass ich eine Frau bin – das ist alles. Trotz meines Äußeren bin ich eine Frau. Leider hat das niemand, vor allem niemand in meiner Familie, je verstanden. Als ich klein war, habe ich immer mit Mädchen gespielt, und ich mochte ihre Spiele. Wir haben zusammen gelacht ... Ich bin mir ganz sicher, dass mich keine Analyse der Welt ändern wird. Ich fühle mich nur gut, wenn ich die Kleider meiner Mutter anziehe. Wenn ich mich als Frau kleide, bin ich wie neugeboren; ich fühle mich besser, ich führe ein anderes Leben, es hat eine körperliche Wirkung auf mich, es tröstet mich. Was meinen Körper betrifft, möchte ich weibliche Aspekte annehmen; ich nehme Hormone, obwohl ich weiß, dass sie gefährlich sein können.«

Fausto fährt fort und gibt fachlich äußerst qualifizierte Kommentare ab, die auf pharmazeutische und endokrinologische Kompetenz hinweisen. Er verschreibt sich auf der Grundlage eines Rezeptes, das er gefälscht hat, die Hormone selbst. »Sehen Sie, Herr Doktor, ich bin nicht verrückt, ich tue es, weil ich weiß, dass ich Recht habe, ich weiß, dass es der einzige Weg ist, mich selbst zu retten. Ich kann nicht und bin nicht in der Lage, ein Leben als Mann zu leben.«

19 Dieser Fall wurde mir – im Anschluss an eine psychoanalytische Therapie mit zwei Sitzungen pro Woche – von Dr. Francesco Comelli vorgestellt.

Er lebt in einer familiären Atmosphäre, die von Unverständnis und Starrheit geprägt ist und die sich verschlechterte, nachdem er seinen Wunsch, eine Frau zu werden, explizit zum Ausdruck gebracht hatte. Er hatte auch den Plan, sich selbst zu operieren, und hatte bereits alles Nötige eingekauft – OP-Messer, Desinfektionsmittel und so weiter. An einer bestimmten Stelle ruft der Patient: »Sie wollen mich doch nicht ins Krankenhaus schicken, oder? Jeder will mich ins Krankenhaus schicken, weil ich anders bin.« Und er fragt weiter: »Alle Ärzte, bei denen ich gewesen bin, haben mir Medikamente gegeben; was werden Sie mir geben?«

In der zweiten Behandlungsstunde griff er die Geschichte seiner Kindheit auf. Als Kind hatte er Schwierigkeiten, mit Gleichaltrigen zu spielen. Er identifizierte sich nicht mit seinem Vater und spielte keine typischen »Jungenspiele«. Am Auto seines Vaters verlor er bald das Interesse. Stattdessen erinnert er sich, wie er die Stöckelschuhe seiner Mutter anzog und mit ihnen zu Hause einen schrecklichen Lärm machte. In der Schule war er hervorragend. Er war auch sehr musikalisch, gab aber die Musik auf, nachdem er einen Preis für sein Violinspiel gewonnen hatte. Er hatte gemerkt, dass ein begabter Sohn seinen Eltern viel Genugtuung verschafft.

Oft hatte er das Gefühl, er sei in einem »schwarzen Loch« eingesperrt und blieb stundenlang unter dem Tisch. Er war traurig und alles um ihn herum war düster. Glücklich war er nur, wenn er die Zwillingsmädchen traf, die in demselben Gebäude wohnten. Er spionierte ihnen nach und schaute durch das Schlüsselloch, wenn sie ihre Kleidung wechselten. Er war fasziniert von ihren glatten Körpern, denen das »Anhängsel« eines Penis fehlte.

Zur dritten Behandlungsstunde brachte er einen Traum mit:

> »Ich träumte, ich ziehe eine durchsichtige Strumpfhose an. Neulich probierte ich sie aus, es war die Strumpfhose meiner Mutter ... im Traum hatte ich nur einen Strumpf, ein einziges Bein. Den anderen Strumpf hatte ich nicht. Wie in aller Welt hätte ich so ausgehen können? Also hat mir mein Vater den anderen besorgt ... ich zog ich ihn an ... und ich fühlte mich besser ...«

Er hat folgende Assoziation zu dem Traum: Am Tag zuvor schien sein Vater seinen Plan, eine Frau zu werden, eher akzeptiert zu haben; dies war äußerst ungewöhnlich. Aus den Erzählungen des Patienten geht hervor, dass sein Vater ein sehr dominanter, aggressiver Mensch ist. Die Unerbittlichkeit gegenüber seinem Sohn ist so groß und führt zu so besorgniserregender Gewalt, dass diese überraschend versöhnliche Haltung selten vorkommt.

* * *

In Wirklichkeit behindert Faustos Vater die Sehnsüchte seines Sohnes. Der Traum macht deutlich: Fausto weiß, obwohl er dem Analytiker erklärt, er sei sich seiner Wahl sicher, in seinem Innersten nicht so genau, ob er einen oder zwei Strümpfe tragen soll. Im Traum projiziert er seine Angst angesichts der bevorstehenden Entscheidung auf seinen Vater (und in der Übertragung auf den Analytiker), der die Lösung liefert.

Der Inhalt des Traums hängt auch damit zusammen, wie Fausto zu der chirurgischen Abteilung des Krankenhauses steht, in dem er die Operation geplant hat. Der Psychologe des Zentrums besteht darauf, dass er schnell operiert wird.

Ich möchte noch ein paar Worte über die Beziehung zwischen dem Patienten und der mütterlichen Figur ergänzen. Seine Mutter ist eine verschlossene, harte und rigide Frau, die sich, als ihr Sohn klein war, ausschließlich ihrer Arbeit gewidmet hatte und oft von zu Hause weg war. Der Patient wurde dann seiner Großmutter anvertraut, die ihn streng behandelte: Zwischen den beiden gab es immer Streit. Fausto erinnert sich, dass er seine Großmutter ständig provozierte, bis sie die Beherrschung verlor. Einmal schloss er sie auf dem Balkon aus, wo sie lange in der Kälte bleiben musste, woraufhin sie an Bronchitis erkrankte.

Fausto ist überzeugt, dass seine aggressive, unbarmherzige Mutter ihn nie geliebt hat. Stattdessen erinnert er sich mit ungeheurer Freude an die glücklichen Momente, die er beim Spielen mit den gleichaltrigen Zwillingen verbracht hat. Fausto scheint von einem Gefühl vollkommener Nichtexistenz verfolgt zu werden und der Gefangene in »einem schwarzen Loch« zu sein; er hatte geglaubt, er könne ihm mit den Flügeln eines Schmetterlings entkommen und sich in eine weibliche Figur verwandeln – die angenehme und aufregende Vision der Zwillinge.

Probleme, die mit seinem transsexuellen Wunsch zusammenhängen, gefolgt von Auseinandersetzungen mit seinem Vater und von Schwierigkeiten, ins Gymnasium zurückzukehren, tauchten in den Sitzungen auf.

Während des ersten Jahres der Behandlung kehrte Fausto in die Schule und zu seinen Klassenkameraden zurück. Als sein Wunsch nachließ, sich einer chirurgischen Operation zu unterziehen, entwickelte sich in der Schule eine platonische Liebe zu einem gleichaltrigen Jungen. Vor der Therapie hatte er sich auf eine Reihe homosexueller Begegnungen eingelassen, sie aber sofort abgebrochen, weil er wie eine Frau und nicht wie ein Mann behandelt werden wollte. Gegenwärtig hat er einen festen Freund, zu dem er eine gute affektive Beziehung hat.

Was seine transsexuellen Probleme betrifft, so zeigte dieser Patient eine relativ rasche Entwicklung. Es war notwendig, dem jungen Mann zuzuhören und seine Welt – insbesondere den Streit und die Ausgrenzung von seiner Familie – tiefergehend zu begreifen und zu verstehen. Man darf nicht vergessen: Faustos Wunsch, eine Frau zu werden, war eine starke Abwehr gegen seine frühkindliche Depression und es war nicht möglich, diesen Wunsch zu Beginn seiner Behandlung in Frage zu stellen.

* * *

Fausto sagte: »Als ich klein war, waren meine Eltern nicht da, oder wenn sie da waren, behandelten sie mich nicht so, dass ich verstehen konnte, dass ich ihr Sohn war; sie waren immer besorgt, leicht depressiv. Ich erinnere mich an eine Art schwarze Hülle, die mich umgab und die unter dem Küchentisch ein Nest für mich bildete; ich blieb dort stundenlang allein.«

* * *

Nach sechsmonatiger Therapie erklärte er, dass er sein Geschlecht nicht mehr ändern wolle, dass es unglaublich dumm von ihm gewesen sei und dass er nun wisse, dass er ein Mann bleiben wolle. Ich halte es für erwähnenswert, dass der Therapeut wachsam, aber neutral blieb und ihm »im Gegensatz zu seinem Vater im Traum« den anderen Strumpf nicht zur Verfügung stellte.

Es gab einen weiteren Faktor, der Fausto in seinem Wunsch nach Veränderung bestärkte: Die Erfahrungen, die der Patient bei den Treffen mit dem Psychologen des Krankenhauses gemacht hatte, in dem die Operation durchgeführt worden wäre; dieser schien ihn zu der Operation zu drängen und zu ermuntern, mutiger zu sein.

Im Gegensatz hierzu bot ihm die therapeutische Arbeit die notwendige Zeit und den Raum, eine Entscheidung treffen zu können. Sie trug dazu bei, dass die Geschlechtsumwandlung als Weg zu einem unerreichbaren Glück entmythologisiert wurde und dass Fausto den Konflikt mit seiner Familie überwinden sowie sich seinen Gleichaltrigen annähern konnte.

Es ist interessant zu sehen, wie Fausto mit dem Gefühl der Leere in Bezug auf seine Identität und dem Verlust seiner persönlichen Illusion umging, als er den Plan für eine Geschlechtsumwandlung aufgab. Seinen Sinneswandel teilte er dem Therapeuten folgendermaßen mit.

* * *

»Meinen Eltern habe ich noch nichts gesagt, aber ich wollte Ihnen sagen, dass ich die Entscheidung getroffen habe, die Behandlung im Krankenhaus nicht fortzusetzen ... sie ist gefallen, nachdem ich an diesem Wochenende noch einmal über alles nachdachte, als ich Giorgio sah, aber auch als ich allein war. Ich dachte, ich fühle mich nicht mehr danach, die Operation zu machen, alles, was ich tue, ist pathologisch und nicht normal ... Sie können sich nicht vorstellen, wie schwer das ist. Ich habe auch noch einmal Semi gelesen [Antonio Semi, *Trattato di Psicoanalisi*, 1971; Deutsch: *Abhandlung über Psychoanalyse, Theorie und Technik*, 1997], auch weil wir darüber gesprochen haben, dass es psychotisch und pathologisch ist, sich mit einer weiblichen Figur zu identifizieren, und ich fand das Wort Transvestismus in dem Buch von Semi. Ich erkannte mich selbst, das bin ich. Bei mir ist es immer so, von Idealisierung zu Idealisierung zu gehen und mich an die Stelle der Person zu setzen, die ich idealisiere ... so war es, eine Frau zu sein. Ich habe Angst, dass diese Phase wieder vorübergeht, dass ich mich wieder so fühle ... wie eine Frau. Ich fühle mich total krank. Ich werde zum Endokrinologen gehen und ihm erklären, dass ich keine Frau bin und beschlossen habe, mich nicht operieren zu lassen. Ich erkenne, dass ich seit meiner Kindheit depressiv bin. Es ist, als wenn ich jetzt erkennen würde, dass ich in einer unwirklichen Welt gelebt habe und nicht wirklich existiere. Ich fühle mich jetzt bei allem irgendwie mutlos. Tatsächlich bin ich sehr traurig, meine Eltern verstehen mein Problem nicht. Ich hoffe, ich bleibe bei meiner Überzeugung und werde mit dem Arzt im Krankenhaus sprechen ... es ist Transvestismus, von dem Semi spricht; ich habe mich mit etwas außerhalb von mir identifiziert.«

* * *

Die Tatsache, dass dieser Patient seine Auffassung recht schnell änderte, wirft einige diagnostische Fragen auf. Ist Fausto ein »echter« Transsexueller oder verbirgt sich hinter seinem Wunsch, das Geschlecht zu wechseln, eine hysterische Komponente?

In seiner Kindheit spielte er zugegebenermaßen nicht gerne Jungenspiele, er zog gerne die Stöckelschuhe seiner Mutter an und war gegenüber seinen Altersgenossen sehr isoliert, aber als kleiner Junge äußerte er nie den Wunsch, eine Frau zu werden. Die Fantasie der Operation kam ihm erst in der Adoleszenz, nachdem er sich eingestanden hatte, dass er homosexuell ist. Auch wenn er seinen Wunsch, operiert zu werden, immer wieder zum Ausdruck brachte und medizinischen Kontakt mit der chirurgischen Abteilung des Krankenhauses aufgenommen hatte, schien er innerlich in jeglicher Hinsicht ziemlich unsicher. Der Traum vom Strumpf zeigt, dass Fausto von dem Wunsch nach körperlicher Umwandlung nicht völlig überzeugt war, sondern auf eine Ermutigung seines Vaters wartete.

Die verständnisvolle, empathische Einstellung des Therapeuten und später die größere Akzeptanz seiner Eltern verhinderten wahrscheinlich, dass sich das streitsüchtige und provokative Potenzial entfalten konnte, das dem Antrag auf

Geschlechtsumwandlung innewohnt. Betrachtet man die Dynamik dieses Falles, kann man folgenden Eindruck gewinnen: Die vorherrschenden Gefühle waren sowohl von bewusstem als auch unbewusstem Hass auf seine Eltern geprägt, es gab keine Perspektive einer Weiterentwicklung und seine »Wiedergeburt als Frau« wäre ein manischer Triumph gegenüber den Eltern gewesen (Oppenheimer, 1991).

Es gibt vergleichbare Fälle vorübergehender transsexueller Neigungen, die wir von echter Transsexualität unterscheiden müssen.

Therapien für Transsexuelle

Der therapeutische Weg für Transsexuelle ist sehr komplex. Chiland (1998) stellt fest: Patienten werden irritiert und brechen die Therapie ab, wenn man versucht, die Probleme zu diskutieren, die ihr Plan einer körperlichen Umwandlung mit sich bringt. Abgesehen von einem Fall, den Ruth Stein 1995 beschrieb, gibt es in der analytischen Literatur keine erwachsenen Patienten, die sich für einen therapeutischen Weg als Alternative zu einem chirurgischen Eingriff entschieden haben. Vor der Operation wird die Aussicht auf eine psychologische Therapie als Gegensatz zu der einzigen Lösung des Problems – der Operation – gesehen, für die sie jahrelang gekämpft haben.

Erst nach einer Operation bitten sie manchmal um psychologische Hilfe, da die körperliche Umwandlung nicht die ersehnte Klarheit brachte, während Probleme, Unsicherheiten und persönliches Unbehagen auftauchten, die durch den veränderten Zustand nicht beseitigt wurden.

Die Massenmedien versorgen uns im Allgemeinen mit oberflächlichen und trivialen Informationen, die eine Geschlechtsumwandlung als relativ leichtes Unterfangen erscheinen lassen. Auch medizinisch-chirurgische Organisationen, die stolz auf ihre Erfolgsgeschichten sind, neigen dazu, Körperumwandlungen zu fördern; die Botschaft, die die Akteure gegenwärtiger omnipotenter Technologie verbreiten, lautet: Alles ist möglich, und das in sehr kurzer Zeit.

Legt man aber die bereits erfassten Daten zugrunde, so sind nicht alle Patienten, die sich einer Operation unterzogen haben, damit zufrieden, endlich erreicht zu haben, was sie sich lange gewünscht hatten; manchmal sind sie enttäuscht oder sehr wütend, in manchen Fällen sogar so sehr, dass sie an Suizid denken. Hakeem (2007) berichtet über seine langjährige Erfahrung an der Portman Klinik (London), wo er Gruppentherapie für Patienten anbot, die nach ihrer Operation litten. Die Therapie hatte das Ziel, ihnen beim Umgang mit Depressionen zu helfen und dem Suizidrisiko vorzubeugen.

Selbst in den günstigsten Fällen verschwinden die Probleme nach der Operation jedoch nicht. Der operierte Transsexuelle, der vom Mann zur Frau, geworden ist, muss komplexe körperliche Probleme lösen, angefangen beim Vagina-Implantat, das ständig durchgängig gemacht werden muss. Beim Transsexuellen, der von der Frau zum Mann geworden ist, kommt es zur Transplantation eines Penis, der niemals seine sexuellen oder reproduktiven Funktionen erfüllen wird.

Darüber hinaus treten vor allem nach der Operation komplizierte emotionale, psychologische und sexuelle Fragen auf, wie ein Fall deutlich macht, den Quinodoz (1998, 2002) zweimal beschrieben hat. In der Fallgeschichte ihrer Patientin, die sich vor Beginn der Analyse einer chirurgischen Geschlechtsumwandlung (vom Mann zur Frau) unterzogen hatte, wurde ein kritischer Moment erreicht. Ihr wurde bewusst, dass sie ihre Vergangenheit nicht auf eine Art und Weise verändern konnte, die sie davon überzeugte, dass sie schon immer eine Frau gewesen war. Es war viel analytische Arbeit notwendig, bis die Patientin akzeptierte, dass sie mit einer uneindeutigen Identität leben musste; sie konnte sich weder in der Vergangenheit als Frau sehen, noch konnte sie sich vorstellen, zukünftig eine Frau zu sein; sie würde zum Beispiel nie wie alle anderen Frauen eine Menopause haben können und musste akzeptieren, dass ihr als einzige mögliche Identität blieb, dass sie transsexuell war.

Dieser Fall macht deutlich, dass Geschlechtsidentität eine psychische und emotionale Konstruktion ist, die seit den ersten frühkindlichen Beziehungserfahrungen Gestalt annimmt und nicht nur durch körperliche Transformation erreicht werden kann. Der chirurgische Eingriff verändert zwar die Anatomie, kann aber *im Nachhinein* offensichtlich nicht zum Aufbau verinnerlichter emotionaler Beziehungen führen, die eng mit den körperlichen Funktionen verbunden sind und einen hohen symbolischen und identitätsstiftenden Stellenwert bekommen. Sogar einfache somatische Erscheinungen (z. B. Menstruation) haben eine imaginative und affektive Bedeutung, die der operierte Transsexuelle niemals als einen eigenen, inneren Anteil empfinden wird.

Sehr frühe Behandlungen im Kindesalter haben bei transsexuellen Patienten zu den positivsten therapeutischen Ergebnissen geführt. Zwei Therapien sind in der Literatur beschrieben. Ein Fall von primärem Transsexualismus wurde von Coates und Moore (1997) vorgestellt.

* * *

Colin begann im Alter von dreieinhalb Jahren von sich als Mädchen zu reden und die Kleider seiner Mutter anzuziehen. Er mochte gerne Schmuck für Frauen, spielte mit Barbie-Puppen und liebte die Heldinnen in Trickfilmen aus dem Fernsehen. Er fürchtete sich vor Jungen und Frauen mit »zornigen Augen«. Er hatte ein ausgeprägtes Feingefühl für Farben und Kleidung, kümmerte sich sehr um seine Mutter und sorgte sich ständig um ihre psychische Verfassung.

Seine Mutter war nicht sehr glücklich über die Geburt ihres Sohnes, und sein Vater hatte sie bald darauf verlassen. Das größte Trauma ereignete sich, kurz nachdem er zwei Jahre alt war; seine Mutter war wieder schwanger und sicher, dass sie ein kleines Mädchen bekommen würde, hatte aber eine Fehlgeburt; unmittelbar danach änderte sie sich grundlegend: Sie wurde angespannt und ängstlich, vor allem distanzierte sie sich von Colin und behandelte ihn jedes Mal sehr hart, wenn er ihre Nähe suchte.

* * *

Die Autoren gehen davon aus, dass die Trauer der Mutter um den Verlust ihres kleinen Mädchens Colin dazu gebracht haben könnte, weiblich sein zu wollen. Seine Fantasie war, als Mädchen den Kontakt zu seiner Mutter wiederzufinden, den er verloren hatte. Mit ihren Wutausbrüchen hatte sie ihren Sohn traumatisiert; er hatte von diesem Zeitpunkt an begonnen, sich vor Frauen mit wütenden Augen zu fürchten. Auch Colin zeichnete – wie das bereits vorgestellte Kind Renato – seine Familie ohne Vaterfigur.

Am Ende der Therapie wollte Colin kein Mädchen mehr werden; er hatte die Fähigkeit entwickelt, mit Jungen seines Alters zu spielen und seine Fantasie kreativ zu nutzen. Man muss ergänzen: Auch seine Mutter hatte im gleichen Zeitraum beschlossen, in Analyse zu gehen, was den Entwicklungsfortschritt ihres Kindes nur unterstützt haben kann.

Eine weitere erfolgreiche Kindertherapie wird von Busch de Ahumada (2003) beschrieben. Auch in diesem Fall zeigte das Kind Jaime ein Verhalten, das für spätere Transsexuelle typisch ist.

* * *

Als vierter Sohn mit mehreren Geschwistern war Jaime am glücklichsten, wenn er mit seinen Schwestern zusammen sein durfte. Er spielte sehr gerne mit Barbie-Puppen und verbrachte Stunden damit, sie zu verkleiden und mit Halsketten und Ringen zu schmücken. Er fühlte sich besonders von langen Frauenhaaren angezogen, die er ständig zu berühren und zu streicheln versuchte. Er spielte natürlich weder mit Kindern in seinem Alter noch mit seinen Brüdern und kauerte, als er im Kindergarten war, alleine in einer Ecke. Auch in diesem Fall spielte die Geschichte einer mütterlichen Depression eine Rolle: Nach einer Abtreibung, die stattfand, als er ein Jahr alt war, verließ seine Mutter die Familie.

* * *

Die Autorin beschreibt die psychische Katastrophe, die den kleinen Jungen getroffen und einen autistischen Rückzug ausgelöst hatte. Er hatte den illusionären Versuch unternommen, mit dem mütterlichen Körper zu verschmelzen, um die emotionale Leere zu füllen.

Die Anatomie ist kein Schicksal

Das Studium transsexueller Phänomene hat gezeigt, dass die Konstruktion der Geschlechtsidentität komplexe, generationsübergreifende, psychische oder auch biologische Ursachen hat, die sich dauernd gegenseitig beeinflussen und miteinander interagieren. Obwohl es in einigen Fällen ganz offensichtlich ist, dass mütterliche Wünsche das Kind zu einer weiblichen Identität drängen, gibt es andere Fälle, bei denen die Eltern abwesend oder nicht an ihm interessiert sind.

Was die Ursachen von Transsexualität betrifft, herrscht bei einigen Autoren eine beinahe vollständige Übereinstimmung: Transsexualität hat ihren Ursprung in einer narzisstischen Pathologie, bei der der Patient mit einer sehr niedrigen Meinung über sich selbst versucht, Reparaturen durchzuführen, die mit einer Manie vergleichbar sind (Chiland, 2004, Oppenheimer, 1991).

Die Umweltfaktoren und die spezifische Dynamik variieren jedoch von Fall zu Fall.

Komplexe emotionale Probleme, die noch zu klären sind, liegen dem Wunsch einiger Mädchen zugrunde, ein Junge zu werden – ein Phänomen, das im Vergleich zu Jungen, die ein Mädchen werden wollen, seltener vorkommt und später in Erscheinung tritt.

Der Wunsch des Mädchens, ein Junge zu sein, kann aus einer abgewerteten Sichtweise der als schwach empfundenen mütterlichen Figur resultieren, die nicht zu einer Identifikation mit ihr führte. Eine meiner Patientinnen, die zu dieser Gruppe gehört und das Erwachsenenalter ohne genau definierte Geschlechtsidentität erreichte, verkleidete sich sehr früh immer als Junge und weigerte sich beharrlich, Röcke zu tragen. Als sie erwachsen wurde, schwankte sie lange Zeit zwischen Homo- und Heterosexualität und entschied sich im Laufe der Analyse schließlich für Letztere.

Im Fall der von Di Ceglie (1998) beschriebenen jungen Frau ist die Weigerung, sich mit ihrer Mutter zu identifizieren, der entscheidende Faktor.

* * *

Jennifer war siebzehn, als sie zum ersten Mal zur Therapie kam. Sie schien eine Borderline-Persönlichkeit mit depressiven Episoden zu haben. Sie ist das dritte Kind und hat zwei ältere Schwestern; ihre kürzlich verstorbene Mutter litt ebenfalls unter depressiven Episoden, von denen eine nach der Abtreibung eines männlichen Fötus auftrat, die kurz vor Jennifers Geburt stattgefunden hatte. Ihr Vater war ein gewalttätiger Mann, der ihre Mutter ständig schlug. Zunächst schien Jennifer sehr verlegen, dann gestand sie, dass sie sich mehr mit ihrem Vater als mit ihrer Mutter identifizierte. Sie hatte ihre Mutter immer geliebt und immer davon geträumt, etwas Außergewöhnliches tun zu können, um sie glücklich zu machen. Vielleicht leitet sich daraus ihr Wunsch ab, ein Mann zu sein, der stark genug ist, ihre Mutter zu verteidigen.

Mit psychotherapeutischer Hilfe gelang es Jennifer, ihre Kindheitsgeschichte zu rekonstruieren und ihre sozialen Beziehungen zu verbessern, aber es gelang ihr nicht, ihre Transsexualität zu transformieren, die sich zu früh manifestiert hatte und durch traumatische Erlebnisse in ihrer Familie verstärkt worden war.

* * *

Di Ceglie (2000) wiederum berichtet über den Fall von Christine.

* * *

Die Mutter der zwölfjährigen Christine betrachtete und behandelte ihre Tochter als Jungen. Sie leugnete zwar nicht deren anatomisch weibliche Gestalt, behauptete aber, dass Christine im Laufe ihrer Entwicklung ein Junge werden würde. Christine weist keine fest etablierte geschlechtsspezifische Identitätsstörung auf; sie erinnert sich, dass sie als kleines Mädchen von den Vorstellungen ihrer Mutter irritiert war, sie sich aber mit Beginn der Pubertät definitiv als junge Frau fühlte.

* * *

Nach Ansicht des Autors zeigt dieser klinische Fall, dass die Umweltbedingungen allein oft nicht ausreichen, um die Geschlechtsidentität zu bestimmen.

Primäre Depression

Das Problem der Transsexualität scheint sich in einer komplexen Reihe von Faktoren zu äußern, die über die Wahl der Geschlechtsidentität hinausgehen. Wie in der analytischen Literatur und in den vorgestellten klinischen Fällen sehr deutlich wird, leiden Kinder mit primärer Transsexualität unter Ängsten, die ihre Fähigkeit zu Wachstum und Beziehungsgestaltung ernsthaft einschränken; sie sind nicht in der Lage, die lebensnotwendige Aggressivität zu entwickeln, die den Kontakt mit der Realität ermöglicht und zu einer Beziehung führt, die auf dem Austausch mit Gleichaltrigen beruht. Bei einigen Kindern lässt sich ein kompensatorischer Rückzug in eine Fantasiewelt beobachten, die von realen Beziehungen abgetrennt ist. Ältere Patienten erinnern sich oft an eine traurige, einsame Kindheit, die gelegentlich durch die Anwesenheit gleichaltriger Mädchen oder älterer Schwestern aufgeheitert wurde, ohne dass es eine wichtige männliche Figur gab.

Oppenheimer (1991) versuchte, die grundlegenden Voraussetzungen zu verstehen, die eine transsexuelle Störung begünstigen können; sie stieß dabei auf eine gestörte Mutterbeziehung, welche die Entwicklung einer primären Identität verhindert und sich auch auf das sexuelle Geschlecht auswirkt.

Ein Kind, das später zum Transsexuellen wird, lebt bereits in einer Fantasiewelt, die einer dissoziierten Realität entspricht, wobei eine der Fantasiegestalten (in der Regel eine idealisierte weibliche Figur) als Idealbild für eine pathologische Identifizierung benutzt wird. Dieser Aspekt wird auch von Chiland (2009) immer wieder betont; er ist davon überzeugt, dass sich das transsexuelle Kind nicht mit der realen Mutter, sondern mit einer stark idealisierten Figur identifiziert. Darüber hinaus gibt es neben der idealisierten Frauengestalt noch eine andere, aber gefährliche und bedrohliche Gestalt, von der sich das Kind verfolgt fühlt.

Man kann feststellen, dass der Wunsch des Transsexuellen, der vom Mann zur Frau werden möchte, von einer stark ausgeprägten projektiven Identifikation aufrechterhalten wird, einer Fantasie der Aneignung des Körpers und der Genitalien einer idealisierten weiblichen Figur, die der Abwehr einer zugrundeliegenden primären Depression dient.

Ich verwende den Begriff der projektiven Identifikation in Anlehnung an Kleins Abhandlung (1946) als einen Mechanismus, der bei psychotischen Patienten vorkommt, denen es gelingt, ihre eigene Identität zu verändern, indem sie sich in ihrer Fantasie die herausragenden Aspekte eines Objekts in ihrer Fantasie zu eigen machen.

Diese Fantasie eines Identitätswechsels hat die Stärke einer wahnhaften Vorstellung, sie negiert die körperliche und psychische Realität und hindert das Kind daran, eine seiner Anatomie entsprechende sexuelle Identität zu entwickeln.

Die Fantasie einer Aneignung weiblicher Genitalien kommt deutlich in dem Material zum Ausdruck, das die amerikanische Kollegin Vaia Tsolas auf dem Internationalen Psychoanalytischen Kongress in Berlin vorstellte (2007).

* * *

Ein etwa fünfzigjähriger männlicher Transvestit leidet unter Persönlichkeitsstörungen und Panikattacken, während er auf seinen chirurgischen Eingriff wartet. Er träumt davon, sich in einem verlassenen, sehr schmutzigen und heruntergekommenen Haus wiederzufinden, in dem sich ein Schrank mit einem Schmuckkästchen befindet. Er öffnet es, nimmt die Juwelen und steckt sie in seine Tasche, aber in diesem Moment kommt seine Mutter dazu und sieht ihn missbilligend an. Draußen vor dem Fenster sieht er spielende Kinder und ist besorgt, da er sie verletzen könnte, wenn sie hinfallen.

* * *

Im Traum wird der Diebstahl der Identität ganz offensichtlich inszeniert; der Patient stiehlt die familiäre Identität und fühlt sich dann natürlich von dem Objekt (der Mutter) verfolgt, das gestohlen wurde. Die zugrundeliegende Unzufriedenheit und Depression (das sehr schmutzige Haus) verschwinden beim Diebstahl der Identität nicht auf wundersame Weise, auch wenn diese Identität voller Versprechungen und symbolischer Bedeutungen ist.

Der Transsexuelle scheint die aufregenden Attribute einer Frau, vor allem ihre körperliche Erscheinung, annehmen zu wollen; die Dringlichkeit dieses Wunsches konzentriert sich vor allem auf die Lust am Besitz von Teilen des weiblichen Körpers, vor allem die Brüste und die glatte, haarlose Haut, sowie auf das Tragen ihrer weichen Kleidung. Es handelt sich um ein sinnliches Vergnügen, bei dem der Körper in einem kompensatorischen Rückzug »überinvestiert« wird (Chilands »Krankheit des Narzissmus«). Mit anderen Worten: Der Wunsch des Transsexuellen, das Geschlecht zu wechseln, wird durch das Versprechen aufrechterhalten, er könne ein Glücksgefühl erreichen, das ihm bisher immer verwehrt wurde.

Hierzu stellt Chiland (2005 [1997]) fest, dass bei diesen Patienten der Wunsch nach Mutterschaft nicht auftaucht: Die Möglichkeit der Fortpflanzung gehört nicht zu den Wünschen des Transsexuellen.[20] Ebenso bleiben sexuelle Wünsche im Hin-

20 Im Gegensatz hierzu glaubt Professor Paolo Valerio, dass einige Transsexuelle offen einen Wunsch nach Mutterschaft äußern (persönliche Mitteilung). Ähnlich äußerte sich Dr. Maurizio Bini mir gegenüber, Chefarzt der Gynäkologie am Niguarda Krankenhaus in Mailand.

tergrund. Die plastische Operation, die am häufigsten von Transsexuellen (vom Mann zur Frau) gewünscht wird, ist der Einsatz von Brustimplantaten. Nach Chiland würde dies erklären, warum sich hinter dem Anfordern einer chirurgischen Geschlechtsumwandlung zunächst der Wunsch verbirgt, als Frau anerkannt zu werden, und erst danach der Wunsch nach befriedigenden Beziehungen mit dem anderen Geschlecht.

Betrachten wir die Fälle von Kindern mit Störungen der Geschlechtsidentität, wie sie in der Literatur dokumentiert sind, können wir sagen, dass der Kern ihres Leidens mit einer sehr frühen psychischen Katastrophe zusammenhängt (Busch de Ahumada, 2003).

Coates (2006) vertritt die Auffassung, dass Transsexualität eine innerpsychische Lösung zur Bewältigung einer sehr tiefen Angst darstellt, die zur Konstruktion eines falschen Selbst führt. In seiner Stellungnahme zur Studie von Coates hebt Spensley (2006) hervor, dass neben dem falschen Selbst auch ein wahnhaftes Selbst aufgebaut wird, das in der Fantasie entworfen wurde.

Auch Oppenheimer (1991) ist davon überzeugt, dass Transsexualität entsprechend der zwei Phasen der Psychose (Freud, 1924e) strukturiert ist: Rückzug aus der Realität (der Realität des Geschlechts) und Schaffung einer neuen Realität (des weiblichen Körpers und der Geschlechtsrolle). Der Autor setzt diese neue Realität des Transsexuellen mit der rekonstruktiven Arbeit des Wahns gleich (Freud, 1911c). Argentieri (2006) weist darauf hin, dass bei Transsexuellen und Transvestiten ein klarer Gegensatz zwischen dem relativ gut funktionierenden Teil des Ichs besteht, der mit der Realität in Kontakt ist, und dem Wahn, der mit dem sexuellen Geschlecht zu tun hat. Aus diesem Grund vertritt der Autor die folgende Auffassung: In all diesen klinischen Fällen, in denen viele unterschiedliche Formen des Übergangs sichtbar werden, tritt der Abwehrmechanismus einer Perversion zu Tage oder, anders ausgedrückt, eine Verleugnung und die daraus resultierende ungleiche, strukturelle Ich-Spaltung – wie Freud (1927e) auch den Fetischismus beschrieben hat.

An diesem Punkt können wir auf der Grundlage der oben erwähnten, übereinstimmenden Auffassungen die Hypothese formulieren: Transsexualität ist das Ergebnis eines Zustands kindlichen Leidens, bei dem Abwehrmechanismen aufgebaut wurden, die nicht nur die emotionale Entwicklung beeinträchtigen, sondern auch in den Entwicklungsprozess der Geschlechtsidentität eingreifen.

Die psychodynamische Abfolge könnte sein:

- eine depressive »Leere« beim Kind (eine schwere primäre Depression) verbunden mit Verfolgungsangst vor männlicher Aggression;
- eine manische, psychotische Konstruktion, die durch projektive Identifikation mit einem herausragenden weiblichen Objekt entsteht, eine Transformation, die Glück verspricht. Im Falle der Transsexualität, von der Frau zum Mann, ist das idealisierte Objekt, welches das wahnhafte Begehren aufrechterhält, ein Mann.

Deshalb wäre Transsexualität, wie von vielen Autoren hervorgehoben wurde, eine Mischung aus Angst und narzisstischen Abwehrstrategien, die als solche nicht weiterbestehen, sondern in einer wahnhaften Identitätsumwandlung eine Struktur bekommen.

An dieser Stelle ist es wichtig, eine Beobachtung von Di Ceglie (1998, 2009) aufzugreifen. Er stellt die Hypothese auf, dass es eine enge Verbindung zwischen einem emotionalen Trauma und der Entwicklung der Fantasie von einer körperlichen Veränderung gibt. Außerdem weist er darauf hin, dass die transsexuelle Organisation umso starrer und unveränderlicher ist, je früher das Trauma eintrat.

Es ist eine Tatsache, dass einigen Formen der primären Transsexualität eine depressive kindliche Erfahrung zugrunde liegt, aus der sich das Kind durch manische Abwehr, die sich im Laufe der Zeit etabliert, befreien will. Diese Formen der Transsexualität, die in sehr fragilen Umwelt- und Familienkontexten entstehen, könnten dies bestätigen. Man denke nur an das Phänomen der brasilianischen Transsexuellen, die aus den *Favelas* stammen. Für sie ist es natürlich erstrebenswerter, eine schöne, bewunderte Frau zu werden, die auch dafür bezahlt wird, dass sie sexuelle Freuden schenken kann, als ein gedemütigtes, benachteiligtes Kind ohne Zukunftsperspektive zu sein, wie es denjenigen passiert, die unter unmenschlichen Umständen leben müssen.

Wie die Berichte über die Behandlung transsexueller Kinder zeigen, ist eine allgegenwärtige Verfolgungsangst ein sehr wichtiger Bestandteil der primären Transsexualität. Sie führt notwendigerweise zu der Entwicklung von Abwehrmechanismen, die der einsetzenden Geschlechtsidentität schaden. Dieser Aspekt wurde von vielen Autoren hervorgehoben, insbesondere von Oppenheimer (1991), für den die mangelnde Wahrnehmung der eigenen Männlichkeit Ängste vor Fragmentierung, Desintegration und Vernichtung hervorrufen kann.

Das Vorhandensein großer Angst und Furcht vor männlicher Gewalt spielt zweifellos eine wichtige Rolle im Fall des Kindes Renato (Moriggia), aber dieselbe Gefühlsmischung kommt auch im Fall des jungen Colin (Coates & Moore, 1997), bei Antoine (Chiland, 2000) und bei Jaime (Busch de Ahumada, 2003) zum Vorschein. Bei diesen Kindern ist die Unfähigkeit, Abwehrkräfte gegen Aggressionen zu mobilisieren, deutlich sichtbar, besonders in Bezug auf die männliche Figur, die in ihrer Wahrnehmung eine gefährliche Gewalt repräsentiert. Es scheint sich in diesen Fällen um primäre Angst zu handeln und nicht um Angst als Folge einer gestörten Geschlechtsidentität, das heißt, des Gefühls des Kindes, allein und anders zu sein.

Abschließend möchte ich daran erinnern, dass sich die Geschlechtsidentität in der Vorstellungswelt des Individuums entwickelt, obwohl sie von zahlreichen umweltbedingten und generationsübergreifenden Faktoren bestimmt wird. Wir wissen, dass viele unserer Überzeugungen, auch wenn sie für uns real sind und unserer Existenz einen Sinn geben, von anderen abgelehnt werden können. Oftmals kann unsere eigene Identität teilweise eine Einbildung sein. Diese kann sich tatsächlich im Einklang mit der psychischen (und physischen) Realität entwickeln oder sie kann ein wahnhaftes Verlangen fördern, das eine Anpassung und Transformation der Realität (und des eigenen Körpers) voraussetzt und nur durch aktuelle chirurgische Techniken befriedigt werden und durch sie eine Linderung erfahren kann.

Die vorgestellten therapeutischen Fallgeschichten machen deutlich, dass bei Transsexualität die Erfolgsaussichten einer Therapie umso wahrscheinlicher sind, je früher diese beginnt. In der Kindheit ist die Identitätsbildung noch nicht abgeschlossen und die transsexuelle Identität noch keine psychische Realität geworden, die die gesamte Persönlichkeit prägt. Deshalb ist es wichtig, bereits mit Kindern zu arbeiten: Nur so können wir deren zugrundeliegende Ängste durcharbeiten und ihnen angesichts der Abwehrstrategien, die zur Entwicklung ihrer transsexuellen Wünsche beitragen, helfen.

Obwohl die Zahl der Transsexuellen nicht sehr hoch ist, so stellen ihre klinischen Fälle doch eine sehr vielschichtige Aufgabe für die Psychoanalyse dar (Pfäfflin, 2006). Man kann zweifellos sagen, dass sie den Prototyp schwieriger Fälle ausmachen.

Allen Kolleginnen und Kollegen, die ich in diesem Kapitel erwähnt habe, bin ich zu großem Dank verpflichtet. Sie fordern uns auf, darüber zu reflektieren, dass Transsexualität uns auf eine neue Art und Weise zum analytischen Nachdenken verpflichtet, ohne dass wir uns auf bereits Bekanntes verlassen können. Wenn wir uns die Entwicklung der Persönlichkeit vor Augen führen, stehen wir vor dem elementaren Rätsel des psychischen und körperlichen Selbst und dem komplizierten Durcheinander zwischen dem, was gelernt wird, und dem, was biologisch vorherbestimmt ist. Deshalb vertrete ich die Auffassung, dass solchen Untersuchungen mehr Beachtung geschenkt werden sollte, auch wenn sie sich mit Themen befassen, die im Moment normalerweise nicht zur täglichen klinischen Arbeit eines Analytikers gehören.

Kapitel 12
Reflexionen über die Ursachen sexueller Perversionen

»Jedes Mal, wenn ich einen Fleischerladen betrete, bin ich in Gedanken überrascht, dass nicht ich dort anstelle des Tieres hänge.«
(Francis Bacon, in: Sylvester, 2009 [1998], S. 46)

Perversion kann als eine Technik der psychischen Erregung definiert werden, die in der Isolation entsteht und in der Fantasie genährt wird. Sexuelle Lust wird durch spezifische mentale Bilder erreicht, die mit der Idee verknüpft sind, eine Person zu beherrschen und zu besitzen oder, im Gegenteil, von ihr beherrscht und besessen zu werden.

In diesem Kapitel untersuche ich eine Reihe spezifischer Umwelterfahrungen, die im Kind auf eine bestimmte Disposition treffen und zu einer Perversion führen können, die durch Selbstverletzung und die Vernichtung lebenswichtiger Aggressionen gekennzeichnet ist.

Eine berühmte Patientin

»Die Analyse hat im Wesentlichen ergeben: Die körperlichen Züchtigungen auf den Hintern, die der Vater der Pat. zwischen dem 4. & 7. (Lebensjahr) appliziert hat, haben sich unglücklicherweise mit dem praematuren und & jetzt starken Sexualgefühl der Pat. associiert. Die Sexualität aeusserte sich schon sehr frühe darinn, das Pat. durch Aneinanderpressen der Oberschenkel zu masturbieren anfieng. Die Masturbation trat immer auf nach Züchtigungen, die sie durch den Vater erlitt. Allmählich waren zur Hervorrufung der sexuellen Erregung nicht mehr Schläge nöthig, sondern sie trat auch durch blosse Drohungen ein, auch auf bloss sonst etwas gewaltsame Situationen, z. B. Schimpfworte, drohende Handbewegungen etc. Sie konnte schliesslich die Hände des Vaters nicht mehr ansehen, ohne sexuell erregt zu werden, sie konnte ihn nicht mehr essen sehen, weil sie dabei denken musste, wie das Essen wieder hinausgeht, dann Züch-

> tigung der Nates etc. Diese Associationen dehnten sich auch auf den jüngeren Bruder aus, der ebenfalls seit langem stark onaniert. Drohungen oder kleine Misshandlungen des Knaben erregten sie, ebenso musste sie masturbieren, wenn sie sah, wie er gezüchtigt wurde. Allmählich erregten sie alle, nur irgendwie an etwas Gewaltsames erinnernde Situationen, z. B. wenn ihr jemand sagte, sie müsse gehorchen. Sobald sie alleine war, wurde sie von Zwangsvorstellungen geplagt, z. B. musste sie sich alle möglichen Quälereien vorstellen, das gleiche g(e)schah auch in ihren Träumen, so träumte sie z. B. häufig, sie esse zu Mittag & sitze dazu auf dem Locus & alles gehe gleich wieder hinten hinaus, dazu befand sich um sie eine große Menschenmenge, welche ihr zusah; ein andermal wurde sie vor einer großen Volksmenge ausgepeitscht. etc.«

Dieser klinische Bericht ist Teil eines Briefes vom 25. September 1905, den Jung an Sigmund Freud sandte, um den Fall Sabina Spielrein vorzustellen (Kopierbücher Burghölzli, Band 63; Burghölzi-Archiv).

Erinnern wir uns an Freuds Abhandlung *Ein Kind wird geschlagen (*1919e), so können wir feststellen, dass im Fall von Sabina Spielrein die masochistische Fantasie nicht spontan in ihrem Kopf entstand, sondern nach einem realen traumatischen Ereignis: In diesem Fall wurde das Kind wirklich geschlagen.

Der Zusammenhang zwischen Trauma und Perversion ist jedoch nicht immer so linear, wie die Rekonstruktion von Sabina Spielreins Kindheit vermuten lässt. In ihrem Fall scheint die Furcht vor der väterlichen Bestrafung einen Erregungszustand ausgelöst zu haben, der durch ständige Fantasien genährt wurde, die bei Sabina während ihres Krankenhausaufenthaltes im Umgang mit den behandelnden Pflegern und Ärzten wiederholt auftraten.

Das leidenschaftliche Wesen der zukünftigen Analytikerin rettete sie vor dem Schicksal des Rückzugs in die Perversion. Tatsächlich verschwanden während ihrer Therapie bei Jung ihre Symptome.

Klinisches Material

Alfredo, ein masochistischer Transvestit, fügt sich regelmäßig schwere körperliche Strafen zu, wenn er einen Fehler macht. Sobald er merkt, dass er einen Fehler begangen hat, plant er eine Strafe, die er sich so oft zufügt, wie es die Zahl des geworfenen Würfels vorgibt. Er träumt davon, dass der Naziverbrecher Eichmann bei ihm in Lohn und Brot stehe; dieser erscheint ihm im Traum weiß gekleidet und predigt einer Gruppe von Zuhörern. Der verwirrende Aspekt des Traums betrifft die Verleugnung der kriminellen Eigenart der Figur: Der in

Weiß gekleidete Eichmann, der versucht, Anhänger für sich zu gewinnen, wäre im Traum unschuldig.

* * *

Der Traum macht deutlich, dass die perverse sadistische Struktur, die Eichmann verkörpert, positiv konnotiert und vom Patienten selbst (er steht auf seiner Gehaltsliste) gefördert wird.

* * *

Bruno, der zweite sadomasochistische Patient, der eine Analyse macht, benutzt Körperteile, um sadomasochistische Abläufe zu erleben: Er bindet seinen Penis fest zusammen und schlägt ihn dann. Die schlagende Hand repräsentiert einen Sadisten, während der Penis, dem Schmerz zugefügt wird, für einen misshandelten Jungen steht. Nach einer kurzen Phase der Analyse träumte Bruno davon, seinen Penis zu schlagen, während der Analytiker distanziert und gleichgültig danebenstand.

* * *

Im Traum repräsentiere ich (der Analytiker) die Projektion seiner erregten, perversen Verwirrung, aber ich bin auch eine psychisch abwesende Elternfigur, die – ähnlich wie die Eltern in seiner Vergangenheit – seinen kindlichen sexualisierten Rückzug weder verstanden noch sich einmischten.

Auf den ersten Blick scheinen diese beiden Patienten durchaus vergleichbar: Beide sind von sadomasochistischer Erregung beherrscht und beide von der Anziehungskraft des Perversen mitgerissen. Wodurch unterscheiden sie sich?

Alfredo wurde mit einer schweren Form von Hypospadie geboren, die in den ersten Lebensjahren wiederholt operiert werden musste. Wir können davon ausgehen, dass diese Eingriffe in Verbindung mit den langen Krankenhausaufenthalten traumatisch waren und den Beginn seiner masochistischen Perversion möglicherweise begünstigten.

Dies trifft jedoch auf Bruno nicht zu: Er wurde in eine bürgerliche Familie hineingeboren, in der er offensichtlich ohne größere traumatische Ereignisse in seiner Kindheit aufwuchs; aber sein Traum ist ein deutliches Zeichen dafür, dass auch er ein isoliertes Kind war, an dem die Eltern emotional keinen Anteil nahmen.

Um auf das eigentliche Trauma zurückzukommen: Es ist belegt, dass frühe schmerzhafte somatische Eingriffe, die das Kind als sadistische Aggression empfindet, zu masochistischen Fantasien führen können.

Glenn (1984) berichtet von drei Patienten, die im Säuglingsalter einer schweren, langwierigen Operation unterzogen wurden und in der Folge erotisierte masochistische Fantasien entwickelten. Stoller (1975) machte bei erwachsenen Patienten ähnliche Beobachtungen.

Auf dem Panel *Sadomasochismus bei Kindern* [der Amerikanischen Psychoanalytischen Vereinigung, E. K.] wurde 1985 von einer Reihe von Kindern berichtet, die sehr früh einer traumatischen Operation unterzogen wurden (Grossmann, 1991). Die vorgestellten dramatischen Fälle belegen, dass sich bereits im frühen Kindesalter eine außergewöhnliche Veranlagung entwickeln kann, auf Traumata mit erotisierten, masochistischen Verhaltensweisen zu reagieren.

Das Trauma

Die Auswirkungen infantiler, frühreifer traumatischer Erfahrungen auf die Entwicklung von Pathologien und Leiden, die sich sehr wahrscheinlich im Erwachsenenalter manifestieren, werden auf vielfältige Weise untersucht. Die Schwierigkeiten beginnen, wenn man feststellen will, welche Erlebnisse im Einzelfall als traumatisch anzusehen sind, auch weil deren Einschätzung erst im Nachhinein erfolgen kann. Wie eine traumatische Erfahrung verarbeitet wird, hängt weitgehend von der Reaktion der Erwachsenen ab, die sich um das Kind kümmern. Wenn es eine konstante und verständnisvolle affektive Präsenz der Eltern gibt, werden die Folgen des Traumas gemildert. Aus diesem Grund ist der Zusammenhang zwischen einem frühen Trauma und der nachfolgenden Entwicklung einer Perversion etwas komplex.

Neben körperlicher Aggression, wie Schlägen oder sadistischen Handlungen, kann das Kind auch sexuellen Traumata ausgesetzt sein, wie etwa bei gelegentlich auftretender oder wiederholter sexueller Gewalt. Die häufigste Ursache für das perverse Verhalten eines Erwachsenen scheint jedoch nicht bei schwerwiegenderen Traumata (Misshandlung, Gewalt oder sexueller Missbrauch) zu liegen. Diese gewaltsamen Traumata führen zu einer erheblichen Schädigung der Persönlichkeit des Kindes, finden sich aber eher bei Borderline-Fällen und Persönlichkeitsstörungen von Straftätern.

Die Hypothese, die ich in diesem Kapitel vorstelle, lautet: Nicht die Traumata, die von Gewalt geprägt sind, verleiten einen Menschen zur Perversion (abgesehen von den oben erwähnten Fällen von Operationen in der frühen Kindheit), im Gegenteil, ein tiefgreifender emotionaler Mangel begünstigt einen *sexuellen Rückzug*. Man könnte sagen, dass dieser Rückzug das *traumatische* Element darstellt, das für die perverse Erfahrung im Erwachsenenalter den Boden bereitet.

Diese psychischen Zustände des sexualisierten Rückzugs entwickeln sich schon früh als Abwehrstrategien gegen die Erfahrungen der Leere und hängen mit der Eigenart der Primärobjekte und deren Interaktion mit dem Patienten zusammen.

* * *

Corrado kam wegen einer schweren Form der Depression und Angst, die ihn zu häufigen Aufenthalten in psychiatrischen Kliniken führte, zur Analyse; er verrät, dass er sich seit seiner Kindheit erotisch zu Frauenfüßen hingezogen fühlt. Dies ist auch heute noch der Auslöser für seine schwankende Sexualität. Das infantile Bild, das sich im Laufe der Analyse ergibt, zeigt ein Kind, das ständig wechselnden Kindermädchen anvertraut ist und sich an die unzähligen Male erinnert, als es das Zimmer seiner Mutter betrat und sah, wie sie vor irgendeinem gesellschaftlichen Ereignis ihre Zehennägel rot lackierte. Corrado erinnert sich an die Erregung, die dieser Anblick in ihm auslöste. Eine weitere frühkindliche Erinnerung zeigt ihn, wie er bei seiner Mutter liegt; sie sieht wie gebannt fern, während er ihre Füße streichelt und sich in seiner Fantasie eine sexuelle Beziehung mit ihr vorstellt; gleichzeitig presst er seinen Penis zwischen seine Schenkel und erreicht einen (mentalen) Orgasmus.

* * *

Seit Corrados Kindheit war der Fuß das einzige zugängliche Körperteil seiner Mutter; in ihrer Gleichgültigkeit lässt sie es zu, dass er durch ihren Fuß sexuell erregt wird. Es ist interessant, dass sich in diesem Fall der Fußfetisch zu einem frühen Zeitpunkt entwickelte, als das fehlende mütterliche Interesse durch die erotisierte Erregung ersetzt wurde. Auch heute noch geht Corrado in Pornoclubs, wo er sich Sexshows durch Gucklöcher ansieht oder den Körper (eher die Körper) von Frauen leicht berührt, die sich seiner voyeuristischen Erregung aussetzen.

* * *

Dino ist ein weiterer Fußfetischist. Er ist jung, sehr depressiv und passiv; sein Leben erscheint ihm völlig bedeutungslos. Er unterhält ständig masochistische Beziehungen zu Frauen, mit denen er in seiner Fantasie sich selbst zunichte macht und in deren Hände er sich ganz begibt.

Ein weiteres masochistisches Zwangsverhalten – ein Versuch, seine überwältigende Angst loszuwerden – ist Sex mit einer Prostituierten, die er speziell wegen ihres unattraktiven Aussehens ausgewählt hat.

In der Analyse versinkt Dino oft in Unterwerfungs- und Vernichtungsfantasien und spricht eindringlich von seiner fetischistischen Fantasie: Für ihn kommen die Füße einer Frau dem Besitz eines Schatzes gleich und sind Teil einer neugeschaffenen Realität, die ihm ein umfassendes Vergnügen bereitet. Seine Erregung (verbunden mit etwas Schmutzigem und Feindlichem) bezieht sich auf anale Masturbation, auch wenn sie mit einer Vernichtungsfantasie (unter den Füßen einer Frau) verknüpft ist.

* * *

Dinos Pathologie ist das Ergebnis einer bestimmten Kindheitsgeschichte, in der die emotionale Abwesenheit seiner Eltern, die narzisstisch miteinander verbunden waren, eine ausreichende psychische Nähe zu ihrem Sohn verhinderte und ihn zur Einsamkeit verdammte.

Masochistische Fantasien

Familienbeziehungen, sofern sie offensichtlich pathologisch sind, spielen bei der Entstehung von Störungen selbstverständlich eine Rolle.

Wenn ein junges Mädchen die sadomasochistische Kollusion seiner Eltern erlebt (die Mutter wird offenbar von ihrem Mann beherrscht, der sie sexuell missbraucht), verstärkt sich in seinem Kopf die Vorstellung eines sadistischen Penis und einer Beziehung, die auf Ungleichheit beruht; der Eindruck, dass sexuelle Beziehungen ohne gegenseitige Lust stattfinden, wird verstärkt. Wenn das Mädchen in einer solchen Gefühlswelt aufwächst, kann man sich leicht vorstellen, wie seine sexuelle Erfahrung als Erwachsene aussehen könnte.

* * *

Elvira, eine meiner Patientinnen, konnte in der Beziehung zu ihrem Freund keine Lust empfinden, es sei denn, sie stellte sich vor, er hätte Sex mit einer anderen Frau. In ihrer Fantasie war sie Teil der Szene, obwohl sie selbst nicht daran teilnahm. Sie konnte keine Lust am eigenen Leib spüren und diese nur durch eine voyeuristische Fantasie erreichen. So gelang es ihr, einen Erregungszustand zu erleben, bei dem das sexuelle Begehren nicht mit Schuldgefühlen verbunden war, da eine andere Person den Lustgewinn hatte.

Eine andere Variante des voyeuristischen Lustgewinns bestand darin, dass Elvira in ihrer Vorstellung von einem gewalttätigen Mann missbraucht wurde. Es war offensichtlich, dass Elvira völlig in die sadomasochistische Beziehung eingetaucht war, die die Beziehung ihrer Eltern geprägt hatte; außerdem war klar, dass sie sich mit ihrer Mutter identifizierte, die wahrscheinlich frigide war, aber angesichts der Dominanz ihres Mannes unterwürfig erschien. Elviras Partner wurde unbewusst als der intrusive, psychisch und physisch gewalttätige Vater empfunden.

Dieses Elternpaar, zumindest so, wie es die Patientin erlebt hatte, bildete die Voraussetzung für das Entstehen einer sadomasochistischen Fantasie, in welcher der Zustand der Unterwerfung sexualisiert wurde.

* * *

Folgendes lässt sich feststellen: In vielen Fällen von Frigidität und masochistischen Fantasien, die Lustgefühle hervorrufen, fehlt eine gute Beziehung zwischen den Eltern und verhindert die Entwicklung einer kindlichen Vorstellung von Sexualität.

Diese Patienten sind nicht in der Lage, ihre Sexualität zu genießen, da sie ihr Verlangen nach Lustempfinden nicht erforschen und projizieren können. Masochistische Fantasien lassen sich auf ein emotionales Trauma zurückführen, das diesen heiklen und sensiblen Bereich der Sexualität prägte. Ich glaube, diese Art von infantilem psychischem Trauma spielt eine wichtige Rolle bei der Entstehung leidvoller Erfahrungen im Liebesleben der Erwachsenen und bildet die Grundlage für verschiedene Formen des weiblichen sexuellen Masochismus. Das Trauma verhindert die Entwicklung der Fähigkeit zur sexuellen Befriedigung und bahnt sich den Weg in Richtung masochistischer Lust: Wer passiv gelitten hat, kann jetzt aktiv Lust empfinden.

Bei einigen Frauen kann Frigidität – als Folge infantilen sexuellen Missbrauchs – durch die Entfaltung von Selbstzerstörungsfantasien umgangen werden. In diesen Fällen haben wir es nicht mit echter Perversion zu tun, sondern mit Maßnahmen, die darauf abzielen, in normalen sexuellen Beziehungen einen Orgasmus zu bekommen.

Selbst in Fällen, in denen Missbrauch zu sexualisiertem Verhalten geführt hat, darf dies nicht mit Perversion verwechselt werden.

Ein Kind, das von einem Erwachsenen sexuell missbraucht wird, erleidet einen katastrophalen Angriff auf sein Vertrauen in die Welt; es besteht die Gefahr, dass es die Fähigkeit verliert, an die gute Abhängigkeit von menschlichen Objekten zu glauben. Sexueller Missbrauch ist die schlimmste Form des Verrats eines Erwachsenen an einem Kind (Parens, 1997) und führt dazu, dass sich eine Reihe von Hemmungen in der Persönlichkeit des Betroffenen entwickelt.

Sexuelles Trauma und die Verführung durch Erwachsene führen dazu, dass das Kind angesichts der bevorstehenden Wachstumsprozesse die Erfahrung des Missbrauchs dissoziiert (Davies, 1996), die im späteren Leben oder während einer Therapie ins Bewusstsein des Patienten gelangen kann.

Emotionale Störungen

Wie bereits erwähnt, ist für die Entstehung der Perversion oft verführerischer oder autoritärer Druck eines Erwachsenen (in der Regel der Mutter) auf die Psyche des Kindes notwendig, da auf diese Weise seine Wahrnehmung von Unabhängigkeit und Getrenntheit angegriffen wird. Diese Art der traumatischen Einmischung ist auf verschiedene Weise erklärt worden. Mikrotraumata aus der Kindheit, auf die Khan (1979) mit seinem Konzept des kumulativen Traumas verweist, tragen möglicherweise zur Ausprägung verschiedener narzisstischer oder autoerotischer Charaktermerkmale bei, die sich nach Ansicht des Autors zu spezifischen Elementen bei der Entstehung von Perversionen im Erwachsenenalter entwickeln.

Andere Autoren glauben, dass es einen Zusammenhang gibt zwischen der Entstehung von Perversionen und dem kindlichen »Rückzug« in Folge einer emotionalen Distanzierung der Eltern; Joseph (1982) beschreibt in ihrem Aufsatz »Addiction to near death« einen Fall, der in diesem Sinne gedeutet werden kann.

Die Trauma-Perversions-Sequenz lässt sich möglicherweise sogar umkehren und führt uns zu der Annahme, dass bei Kindern, die sich heimlich dem sadomasochistischen Rückzug verschrieben haben, die traumatischen Erfahrungen sexuelle Lust hervorrufen können. In diesen Fällen ruft das Trauma, anstatt als Angstquelle erlebt zu werden, erneut sadistische Freude wach und schürt masochistische Fantasien.

Bruno (der Patient, den ich oben bereits erwähnt habe) erzählte, er sei eines Abends als Kind von einem älteren Pädophilen angesprochen und berührt worden, vor dem er verängstigt weglief. Trotzdem entwickelte er eine erregte Fantasie, in der er den schmutzigen Penis des alten Mannes lutschte. Das Trauma war Teil einer bereits vorhandenen perversen Bereitschaft geworden, die den Weg zu der erregten masochistischen Fantasie frei machte.

Edoardo dagegen ist ein masochistischer Patient, der keine Spur eines Traumas aufweist. Er kam zu mir, weil er mein Buch über Sadomasochismus (De Masi, 2003 [1999]) gelesen hatte und erstaunt war, viele Aspekte seiner Person in dem Buch wiederzufinden.

* * *

Edoardo lebte schon immer in einer Familie, die man als normal bezeichnen kann; er hatte eine intensive Beziehung zu seiner Mutter, während er seinen Vater stets als distanzierte Person erlebte. Er sagt, dass seine erste Erinnerung an Perversion auf seine frühesten Jahre zurückgeht, als er noch sehr klein war und mit Robotern spielte. Edoardo hatte einmal einen seiner Roboter so festgebunden, dass er nicht entkommen konnte und er erlebte diesen eingeengten Zustand als erregend. Dasselbe empfand er beim Betrachten von Zeichentrickfilmen, in denen zwei Schwestern (die Heldinnen der Serie) gefangen, gefesselt und von Banditen bedroht wurden. Während seiner Grundschulzeit hatte er sich zur Gewohnheit gemacht, sich selbst zu fesseln; er fand es aufregender, wenn er Frauenkleider oder Strumpfhosen tragen konnte, die er zuvor seiner Mutter weggenommen hatte. Sobald er sich so verkleidet hatte, stellte er sich vor einen Spiegel. Der Anblick seines Körpers in Frauenkleidern, als er aussah, als wäre er wirklich eine Frau, die gefesselt war und sich von ihren Fesseln befreien wollte, bereitete ihm einen großen Lustgewinn. Auch heute noch verliert sich Edoardo in Fantasien von Sklaverei und er weiß immer noch nicht, ob es ihn am meisten erregt, sich zu unterwerfen oder Befehle zu erteilen.

* * *

Der familiäre Kontext, in dem er aufwuchs, war von der schweigenden Anwesenheit seiner Eltern geprägt. Ich erwähnte bereits seinen Vater: ein Mann, der regelmäßig zur Arbeit geht, wenig Worte verliert und über elementare, aber keinesfalls schlechte psychische Eigenschaften verfügt. Seine Mutter war präsenter, aber nicht in der Lage, einem heranwachsenden Jungen eine Struktur zu geben; sie wünschte sich einen Sohn, der studiert, was er auch tat, aber in seiner Jugend schien sie sich nie Sorgen zu machen, dass Edoardo keine Freunde hatte oder sich nicht für Gleichaltrige interessierte. Edoardo ist sich sicher, dass seine Mutter von seinen Angewohnheiten »weiß«; er erinnert sich daran, dass er von seiner Mutter überrascht wurde, als er gefesselt war, aber sie erwähnte den Vorfall nie.

Die Sexualisierung des Traumas

Gelegentlich hat ein emotionales Trauma, das an eine Perversion grenzt, seinen Ursprung nicht in der emotionalen Distanz der Eltern, wie im oben beschriebenen Fall, sondern in ihrer intrusiven pathogenen Präsenz.

* * *

An dieser Stelle möchte ich ausführlicher über das analytische Material eines Patienten berichten, um den Zusammenhang zwischen einem psychischen Trauma und einer perversen Konstruktion aufzuzeigen.

In diesem Fall hing die Art, wie sich die Perversion auswirkt, nicht nur davon ab, dass es einen pathologischen Elternteil gab, sondern auch davon, dass das emotionale Trauma sexualisiert wurde. Mit anderen Worten, neben dem emotionalen Trauma entwickelte sich eine psychopathologische Konstruktion, bei der die eigentliche Bedeutung der erlittenen Gewalt verloren ging.

Auch wenn Carlo, verheiratet und Vater von zwei Kindern, zu Beginn der Analyse Drogen nahm, bestand seine wahre Sucht darin, sich masochistischen Fantasien hinzugeben. Seit frühester Kindheit war er immer sehr krank gewesen und wuchs ohne Vater (der gestorben war, als er noch sehr jung war) in einer übertrieben intimen, aber gleichzeitig frustrierenden Beziehung zu seiner Mutter auf. Seine Mutter hatte ihn nachts gewöhnlich bei sich im Bett, wenn sie allein war, aber sie schickte ihn weg, sobald sie einen Liebhaber hatte. Das Fehlen einer väterlichen Figur war für den Patienten entscheidend und brachte ihn zur Verzweiflung, denn er wusste nicht, ob eine kindliche Beziehung zum Analytiker für ihn eine Erfahrung emotionalen Wachstums darstellen könnte.

Die vorherrschende pathologische Struktur war dadurch gekennzeichnet, dass Carlo, anstatt sich von seiner Mutter zu trennen, zu deren völlig passivem Gefangenen wurde. Genau diese Lust, Aktivität in Passivität umzuwandeln, so gestand er, war die Ursache dafür, dass er seine eigenen Kinder nicht erziehen konnte, die ihn in vielerlei Hinsicht schlecht behandelten. Er befand sich in einem Zustand ständiger perverser Zurückgezogenheit, in dem er Affekte, Emotionen und Konflikte durch die masturbatorische Lust zunichte machte, die er in seiner Fantasie erlebte. Der Patient schien immer wieder dieselben Verhaltensmuster zu wiederholen: Er war unfähig, sich dem Konflikt mit einem Objekt zu stellen, mit dem er in Beziehung stand, verwandelte seine Wut in eine Handlung, die gegen ihn selbst gerichtet war, und behandelte sein infantiles Selbst wie einen Sklaven. Ständige Fantasien, zum Sklaven degradiert zu werden und einem mächtigen Körper (in der Regel dem Körper einer Frau) unterworfen zu sein, hatten tatsächlich Einfluss auf sein Vorstellungsvermögen: Die Fantasien wurden von Masturbation oder analer Penetration unter der Verwendung einer Vielzahl von Objekten begleitet. Ein Teil seines Lebens, der nicht von sadomasochistischen Fantasien besetzt war und auf den er stolz sein konnte, bestand in seinen schriftstellerischen Fähigkeiten und seiner Liebe zur Literatur.

Häufig nahm seine zwanghafte Sexualität nach einer guten Sitzung zu. Die Figur des Analytikers war sehr schwach und musste rasch an Bedeutung verlieren, wenn eine Trennung bevorstand. In diesen Momenten wurde er nicht nur von masturbatorischen Fantasien beherrscht, sondern er griff auch missbräuchlicherweise erneut zu Drogen, die ihn in einen euphorischen Zustand versetzten. Sowohl die sexualisierten Fantasien als auch die Einnahme von Drogen sollten dazu beitragen, dass er seinen Geist entleeren und die Konflikte sowie die bitteren Wahrheiten der analytischen Beziehung verbergen konnte.

Anerkennende Äußerungen über den Nutzen der Analyse (z.B. größere Entschlossenheit in Bezug auf seine Kinder) wechselten sich ab mit Flucht und masturbatorischem Rückzug, dem die Abwertung der analytischen Arbeit folgte.

Es wurde immer deutlicher, dass seine Flucht in die Fantasie, in der er ein Sklave war, es ihm ermöglichte, seine Emotionen und sein wirkliches Beziehungsleben zu tilgen. In seiner Fantasie war er nicht mehr er selbst, er wurde zu einer dritten Person, hatte keinen Willen und keine Emotionen mehr und betrat eine andere Welt. Dieses Auslöschen seiner Identität war für ihn ein wirklicher Lustgewinn, es war eine wahrhaft erotische Erfahrung. Folglich fühlte er sich am Morgen so leer, dass er masturbieren musste, um sich zu erregen und sich etwas aktiver zu fühlen. Um seinen masochistischen Fantasien neue Nahrung zu geben, verbrachte er tagsüber oft stundenlang vor dem Fernsehapparat. Er identifizierte sich mit Sklavenfiguren oder versuchte, über das Internet Kontakt zu Menschen aufzunehmen, die die Rolle des Gebieters spielten. Sobald Carlos Rückzug in die perverse Fantasie überhandnahm, wurde der Analytiker in die Position des passiven Zuschauers gedrängt, eines Voyeurs seiner Erregung. Im Laufe der Zeit und mit fortschreitender Analyse setzte ein Prozess ein, bei dem diese Fantasien dem Patienten keinen Lustgewinn mehr bereiteten. Er begann, sie zu meiden, und sobald sie zurückkehrten, war er von Angst erfüllt. Dies war ein echter Fortschritt, der eine Veränderung in Carlos innerer Welt bewirkte. Es gelang ihm, zwischen dem, was lustvoll und aufregend, und dem, was nützlich und gut für sein Wachstum war, zu unterscheiden. Die perversen Fantasien wurden allmählich durch seinen gesunden Persönlichkeitsanteil contained.

Eine weitere wichtige Veränderung ergab sich gegen Ende des vierten Jahres der Analyse in einer Anzahl von Sitzungen, in denen ihm die pathologische Beziehung zu seiner Mutter immer deutlicher wurde.

In einer dieser Sitzungen begann Carlo über eine Fantasie zu sprechen, die er mit seiner Frau ausleben wollte: Sie war die Königin von Saba und er warf sich ihr zu Füßen. Er erinnerte sich, dass er als Kind eine ähnliche Fantasie gehabt hatte, nachdem er mit seiner Mutter den Film *Helen of Troy [Dt.: Die schöne Helena]* gesehen hatte. Während seine Mutter zu der schönen griechischen Frau geworden war, hatte er sich mit ihrer Sklavin identifiziert.

Plötzlich fing er an, die Frauen zu beschimpfen, allesamt Huren, die nur verachtenswerte Männer verführten. Dann wurde er extrem wütend auf seine Mutter, beschimpfte sie und nannte sie eine »Hure«. Er schrie, sie habe ihn kastriert, sie habe ihn wie ein Mädchen behandelt, sie habe ihn zu sich ins Bett genommen und gezwungen, mit ihren Freundinnen an allen ihren Partys teilzunehmen.

* * *

Diese Phase der Analyse war wichtig, denn der Patient konnte beginnen, sich mit dem Hass auf seine Mutter und seiner Gewohnheit auseinandersetzen, sich ihr zu Füßen zu werfen. Bis zu diesem Zeitpunkt war er nicht in der Lage gewesen, einen Zugang zu den negativen Gefühlen gegenüber seiner Mutter zu finden, die durch seine Fantasie der Unterwerfung ausgelöscht worden waren. Er fing an zu begreifen, dass er sie in Wirklichkeit hasste, auch wenn er in seiner Fantasie bereit war, sich vor seiner Mutter-Königin zu Füßen zu werfen. Er erkannte, dass sie ihn verführt hatte, und ihn nie wirklich geliebt hatte. Sie hatte ihn nie in einem umfassenden Sinne geschätzt und sich immer andere Männer ausgesucht, mit denen er als Kind niemals konkurrieren konnte. Sie hatte ihn in hysterischer Weise nie als eine eigenständige Person betrachtet, sondern als ihr kleines Anhängsel bzw. ihren kleinen Penis. Da verstand er, warum er so häufig in masochistische Fantasien abrutschte. Wenn er keine gleichberechtigte Beziehung zu seiner Mutter haben konnte und er immer eine unterlegene Position einnehmen sollte, war es am besten, wenn er sich ihr unterwarf, sich selbst vollständig vernichtete und seine eigene Vernichtung genoss.

Lange Zeit drückte der Patient ständig seinen Hass auf Frauen aus, indem er sie alle als Huren bezeichnete. Seine Kampagne gegen Frauen war unerbittlich, da er seinen Analytiker auf seine Seite ziehen wollte; er wollte, dass dieser so denkt wie er.

Der Hass auf seine Mutter und das gesamte weibliche Geschlecht hätte ein erster Schritt in Richtung einer gewissen Trennung von weiblichen Figuren sein können, aber er diente vor allem der Abwehr seiner Schuldgefühle. Wenn alle Frauen Huren waren, lag die Schuld für seine Perversion nicht bei ihm, sondern bei seiner Mutter. Hätte er zugegeben, dass es vielleicht ein paar gute Beziehungen zu Frauen gab, hätte er an seinem Versagen schuld sein können. Er war nie in der Lage gewesen, sich psychisch von der pathologischen Beziehung zu seiner Mutter zu trennen und von einer Beziehung, in der er sich in einem erregten Zustand unterwarf. Vielleicht hatte er dies auch nie gewollt und genau deshalb fühlte er sich schuldig.

Wenn Carlo von einer hysterischen Mutter traumatisiert worden war, so traf auch zu, dass ein Teil seiner Perversion genau darin bestand, weiterhin sämtliche positiven Aspekte zu zerstören, nicht nur was sein Objekt, sondern alle Objekte und sein inneres Objekt betrifft. Er bewunderte die Grausamkeit und Kälte der Frauen und verwechselte ihre Arroganz mit Stärke. Lange Zeit hielt Carlo an seiner pessimistisch-zynischen Lebensauffassung fest: Er musste zeigen, dass die Welt ganz schlecht und seine Perversion gerechtfertigt war.

Im Laufe des analytischen Prozesses gelang es diesem Patienten jedoch allmählich, sich von der perversen Erregung und von der pathologischen und vernichtenden Beziehung zu Frauen zu befreien, und er hörte auf, alles Negative auf weibliche Figuren zu projizieren. Danach erkannte er, dass niemand ihn während seiner Entwicklung unterstützt oder beschützt hatte. Die Beziehung zu seinem Analytiker wurde immer wichtiger, da sie zur Entwicklung seiner wahren persönlichen Identität beitrug.

Die Verbindungen zwischen Trauma und Perversion sind vielschichtig, kompliziert und erfordern eine äußerst sorgfältige Untersuchung. Eine Verbindung zwischen ihnen lässt sich *im Nachhinein* herstellen, wenn man die Geschichte des Patienten und seinen Werdegang wirklich nachvollziehen kann. Hierzu ist es notwendig, Hypothesen zu formulieren, die die Vergangenheit des Patienten rekonstruieren, und sich mit ihm zu identifizieren.

Die Untersuchung der vorgestellten klinischen Fälle kann zu einer Reihe von Reflexionen führen.

Es besteht kein Zusammenhang zwischen einem Trauma, das von Gewalt geprägt ist, und einer Perversion; dies versuchte ich dazulegen. Selbst wenn es dokumentiert ist, dass einige Kinder, die in den ersten Lebensjahren traumatisches Leid ertragen mussten (insbesondere durch Operationen), ihre Schmerzen erotisiert haben, scheint es vielmehr eine komplexe Verflechtung innerfamiliärer emotionaler Störungen zu sein, die zur Entstehung von Perversionen beiträgt.

Ich glaube, wir sind uns darin einig, dass bei Perversionen bestimmte Familienkonstellationen häufig anzutreffen sind, aber die subjektive Disposition einiger Kinder, psychopathologische Strukturen zu entwickeln, die zu einer Perversion führen, bleibt nach wie vor ein Rätsel.

Wie ich bereits sagte, ein mangelndes Verständnis seitens des familiären Umfelds kann pathogen sein, aber in einigen Fällen ist das aktive Handeln eines gestörten Elternteils entscheidend, das zur Perversion beiträgt. Dies war der Fall bei Carlo, dessen Anhänglichkeit an eine pathologische Mutterfigur und seine Identifikation mit ihr eine wichtige Rolle spielten. Auch macht dieser Fall deutlich, wie die Sexualisierung des Traumas lange Zeit das emotionale Bewusstsein für das Trauma selbst und damit auch die Wahrnehmung von Schmerz und Wut verdeckt hat.

Kurz gesagt, ich habe folgenden Eindruck: Die Entstehung von Perversionen wird eher durch fehlende Wachstumsimpulse der Erwachsenen gefördert, die mit möglichen pathologischen Intrusionen einhergehen, als durch infantile Traumata, die von Gewalt geprägt sind und für andere schwerwiegende Pathologien verantwortlich sind.

Mangelndes elterliches Engagement für ihr Kind wird in jedem Fall durch eine Flucht in Richtung Erregung beantwortet, die dazu dient, die Leere in der Beziehung zu den Eltern zu ersetzen. Dieser Vorgang bildet den Auftakt zu pathologischen Identifizierungen und Strukturen, die Entwicklungen behindern, und zur Distanzierung von der Realität und der Liebe in Beziehungen.

Kapitel 13

Die perverse Faszination destruktiver Organisationen[21]

»Der Krieg der absoluten Feindschaft kennt keine Hegung. Der folgerichtige Vollzug einer absoluten Feindschaft gibt ihm seinen Sinn und seine Gerechtigkeit.«
(Schmitt, 1963, S. 51)

In diesem Kapitel untersuche ich den Unterschied zwischen aggressiver Gewalt und Destruktivität. Man kann sich Aggression als eine Kraft vorstellen, die eine Abwehrfunktion erfüllt und die nach Erreichen ihres Ziels schwächer wird. Destruktivität, die bestrebt ist, die guten Objekte anzugreifen und über menschliche Beziehungen zu triumphieren, zielt ausschließlich auf die Lust an und für sich selbst und hat die Tendenz, sich auf suchtartige Weise ständig zu wiederholen.

Obwohl sich psychoanalytisches Denken seit Langem mit Aggression beschäftigt, gab es noch nie eine einheitliche Auffassung zu diesem Thema, stattdessen wurde eine Vielzahl gegensätzlicher Theorien formuliert. Wir können zwischen zwei grundlegende Positionen unterscheiden. Folgt man der ersten Position, ist Aggression (mit ihren Folgen von Hass und Destruktivität) Teil der menschlichen Ausstattung mit Trieben, während die zweite davon ausgeht, dass Aggression eine Folge von Frustration und traumatischer Erfahrung ist.

Zu den wichtigsten Vertretern der ersten Position gehören Sigmund Freud und Melanie Klein. Freud betrachtete Aggression als eine angeborene Komponente der Libido – also der Kraft, die auf Lustgewinn und die Eroberung von Objekten drängt. Klein (1931) hingegen vertrat die Ansicht, dass der Konflikt zwischen Liebe und Hass (wobei Letzterer Ausdruck des Zerstörungstriebs ist) Entwicklungsmotor und Grundlage des psychischen Funktionierens sei.

Zu der zweiten Gruppe von Analytikern, die Aggression als Reaktion auf ein traumatisches Erlebnis (d. h. Entbehrung von Grundbedürfnissen oder der Einwirkung von Gewalt) betrachten, gehören Anna Freud, Fairbairn, Winnicott und in jüngster Zeit Fonagy.

---

21 Dieser Vortrag wurde auf der Second International Psychoanalytic Conference in Belfast im Mai 2010 gehalten.

In diesem Kapitel versuche ich, zwischen Aggression, die die Form von Hass und Gewalt annehmen kann, und Destruktivität zu unterscheiden. Dabei schließe ich mich Glasser (1998) an, indem ich zwischen Gewalt, die der Selbsterhaltung dient, und sadomasochistischer bzw. bösartiger Gewalt differenziere. Erstere ist eine Art reaktiver Aggression, die sich gegen eine reale oder imaginäre Bedrohung richtet; Letztere hingegen ist eine geplante Gewalttat ohne Rücksicht auf Affekte, die bei psychopathischen Persönlichkeiten auftritt. Während Aggression unter gewissen Umständen als überlebensnotwendige Abwehr betrachtet werden kann, richtet sich Destruktivität gegen den Ursprung des Lebens selbst. Im Bereich der psychischen Phänomene bildet Destruktivität die Grundlage für schwere Psychopathologien, wie beispielsweise Perversionen, anorektische oder Borderline-Syndrome, Drogenabhängigkeit und Psychosen. Im sozialen und politischen Bereich war Destruktivität für die größten Tragödien des vergangenen Jahrhunderts verantwortlich, wie den Nazismus und die Derivate des ideologischen Kommunismus.

Hass

Hass, ein Gefühl, das jeder Mensch kennt, ist von dem Wunsch überfrachtet, dem Gegner zu schaden. Hassen bedeutet, den Wunsch zu hegen, das Objekt, das uns schadet, leiden zu lassen und es zu zerstören. Der Unterschied zwischen reaktiver und destruktiver Aggression liegt nicht in der Intensität des Hasses, der in beiden Fällen extrem sein kann, sondern in der Beschaffenheit und Eigenart des angegriffenen Objekts. Hass dient der Abwehr, wenn er sich gegen ein böses Objekt richtet, ist aber destruktiv, wenn es darum geht, ein gutes Objekt zu zerstören.

Was als gutes Objekt bezeichnet werden kann, ist natürlich problematisch: Ist ein gutes Objekt ein Objekt, das nützlich ist und Lustgewinn bedeutet, oder ein Objekt, das Unlust bereitet und manchmal Schmerzen verursacht?

Nach Freud (1915c) kommt Hass vor Liebe:

> »Das Ich haßt, verabscheut, verfolgt mit Zerstörungsabsichten alle Objekte, die ihm zur Quelle von Unlustempfindungen werden, gleichgültig ob sie ihm eine Versagung sexueller Befriedigung oder der Befriedigung von Erhaltungsbedürfnissen bedeuten. Ja, man kann behaupten, daß die richtigen Vorbilder für die Haßrelation nicht aus dem Sexualleben, sondern aus dem Ringen des Ichs um seine Erhaltung und Behauptung stammen.« (S. 230)

Etwas später schreibt er: »Der Haß ist als Reaktion zum Objekt älter als die Liebe, er entspringt der uranfänglichen Ablehnung der reizspendenden Außenwelt von

Seiten des narzisstischen Ichs.« (S. 232) In diesem Sinne wird Hass durch jeden Reiz geweckt, der die Aufrechterhaltung der Lust des primitiven Ichs stört. Das narzisstische Ich unterscheidet nicht zwischen einer unvermeidlichen Frustration, die für das Wachstum notwendig ist, und einem absichtlichen, böswilligen Angriff; in der narzisstischen Position ist jedes Objekt schlecht, welches das persönliche Wohlbefinden stört.

Menschen, die gewalttätig handeln, werden oft in einem sadomasochistischen Kreislauf mit ihren Opfern in Verbindung gebracht. Hass, der aus einer narzisstischen Wunde oder einer erlittenen Ungerechtigkeit hervorgeht, ist immer ein unangenehmes Gefühl, das schwer auszuhalten ist. Schuldzuweisung und Böswilligkeit führen zu Gewalt in einem unkontrollierbaren Ausmaß. Indem er tötet, durchtrennt der Mörder das negative Band zwischen sich und seinem Objekt. Ein Mensch greift aus inneren Gründen auf Gewalt zurück, um eine unerträgliche psychische Verfassung zu vertreiben, und erfährt dadurch Erleichterung, dass er sich nicht so sehr von seinem Feind, sondern von einem unerträglichen psychischen Zustand befreit.

Hass ist manchmal mit Angst verbunden, die hervorgerufen wird, wenn sich eine Person gedemütigt, ignoriert oder bedroht fühlt (sei es in der subjektiven oder objektiven Realität).

Emotionale Gleichgültigkeit

Ein wesentlicher Unterschied zwischen Destruktivität und Aggression besteht darin, dass durch Destruktivität Gleichgültigkeit und mangelnde Feindseligkeit gegenüber einem bestimmten Objekt zum Ausdruck gebracht wird; destruktives Handeln richtet sich gegen Beziehungen, findet im Verborgenen statt, ist beabsichtigt und entwickelt sich in einem besonderen psychischen Zustand, in dem Gefühle und Emotionen annulliert werden. Man kann destruktiv sein, ohne zu hassen, denn Hass ist unangenehm und führt zu Konflikten, während destruktiver Sadismus angenehm ist.

In der psychoanalytischen Literatur, selbst bei Freud, ist es nicht immer einfach, zwischen Destruktivität und Aggression zu unterscheiden, und manchmal findet man Überschneidungen zwischen diesen beiden Begriffen.

In Carol Reeds schönem Film *Der Dritte Mann* spielt Orson Welles die Figur des Harry Lime, eines skrupellosen Gangsters, der im Wien der unmittelbaren Nachkriegszeit – damals unter russischer und amerikanischer Besatzung – von der Polizei gesucht wird. Sein alter Freund Holly Martins (Joseph Cotton), der nichts von Harrys Aktivitäten weiß, kommt nach Wien, um ihn nur wenige Tage, nachdem er bei einem Verkehrsunfall ums Leben gekommen sein soll, aufzusuchen.

Holly ist von der offiziellen Version der Ereignisse nicht überzeugt; nach vielen Wechselfällen erfährt er aufgrund gewisser Anhaltspunkte, dass Harry lebt, weiß aber nicht, dass sein Freund sich totgestellt hat, um ungestört agieren zu können – ohne Angst vor der Entdeckung durch die Polizei.

Harry ist in Sorge, dass diese Tarnung durch Holly auffliegen könnte, und beschließt, sich heimlich mit ihm zu treffen. Er will wissen, wie viel sein Freund weiß, und beabsichtigt, ihn auszuschalten, bevor er mit der Polizei sprechen kann.

Sie treffen sich in dem Vergnügungspark Prater in Wien, wo die beiden Männer, um nicht belauscht zu werden, eine Fahrt mit dem Riesenrad machen. Als die Gondel ihren höchsten Punkt erreicht hat, denkt Harry darüber nach, seinen Freund loszuwerden, indem er ihn hinabstößt und dieser auf dem Erdboden landet. Er sagt zu Holly: »Wirf einen Blick nach unten: Wenn einer der Punkte, die du da unten siehst, verschwinden würde, würde es dir leidtun? Wenn ich dir 2.000 Pfund für jeden verschwundenen Punkt anbieten würde, würdest du mir dann sagen, ich solle mein Geld behalten? Oder würdest du zählen, wie viele Punkte übrig sind?«

Diese denkwürdige Szene beschreibt eine mögliche Version des Vorgangs der Entmenschlichung. Der entsprechende psychische Zustand lässt sich mit Harry Limes Worten genau beschreiben, wenn er sagt, Männer seien kleine Punkte, die beseitigt werden können. Lime versucht, Martins zu korrumpieren, indem er ihn zur Macht verführt und zur Verachtung der gemeinsamen Werte der Solidarität auffordert; mit anderen Worten, er versucht, die gleichen Argumente, mit denen er selbst verführt wurde, als Propaganda zu nutzen. In seinen Worten kommt eine zynische, perverse Haltung zum Ausdruck, der jegliche Anteilnahme am Schicksal anderer fehlt. Perversion überschneidet sich weder mit Aggression noch mit Hass, sondern bedeutet die Abwesenheit von Liebe – das heißt Gleichgültigkeit. Ihr Kern ist lustvolle Destruktivität, die in einer Atmosphäre der Gleichgültigkeit und fehlender Leidenschaft gedeiht.

Entmenschlichung

Heutzutage wird der psychische Zustand der Gleichgültigkeit, der dem Vorgang der Entmenschlichung zugrunde liegt, durch den Einsatz von Technologie erleichtert; er ermöglicht es einer Person, jemanden zu töten, ohne dass sie das Töten wahrnimmt.

> »Die bleiben doch von ihren sogenannten Feinden so weit entfernt, die haben doch in solche Fernen zu zielen, daß sie schon gar nicht mehr wirklich ›zielen‹, daß sie ihre Opfer schon gar nicht mehr wahrnehmen, von ihnen schon gar nichts mehr wissen, nein: sie

> schon gar nicht mehr meinen können. Weder vorher noch währenddessen noch nachher. Nennt man solche Wesen Soldaten? Und wie sollte es diesen Leuten möglich sein, gegen Menschen, denen sie niemals begegnet sind und denen (da sie sie ja vernichten) niemals begegnen werden, Haß zu empfinden? Und wozu sollten dies Leute, die ja gar nicht mehr Mann gegen Mann kämpfen, die ja auch gar kein Schlachtfeld mehr mit ihren Feinden teilen, sondern im besten Fall irgendwo, wo weit und breit keine Feinde mehr zu entdecken sind, irgendwelche Geräte bedienen – und wozu sollten sie eigentlich noch Haß benötigen? Ist das nicht, wäre das nicht ein ganz überflüssiges Gefühl? Ein ganz antiquiertes?« (Anders, 1985, S. 19)

Dieser längere Auszug ist einem Aufsatz mit dem Titel *Die Antiquiertheit des Hassens* entnommen. Er wurde von einem Autor verfasst, der sich stets gegen Krieg und die Destruktivität des Menschen aussprach und besonders auf die Gefahr der Entmenschlichung aufmerksam machte, die unsere Zeit kennzeichnet.

Der Austausch von Emotionen

Ferenczi gelangte in *Das unwillkommene Kind und sein Todestrieb* (1929) zu der Erkenntnis, dass es einen Zusammenhang zwischen Todeswünschen und emotionalen Traumata aus der Kindheit gibt. In diesem Beitrag geht er von folgender Überlegung aus: Mangel an Vitalität und der Wunsch, ins Leere zu verschwinden – Eigenschaften, die bestimmte Lebenswege kennzeichnen –, haben ihren Ursprung darin, dass ein Kind die Ablehnung durch seine Mutter bewusst oder unbewusst wahrnimmt. Früheste kindliche Erfahrungen spielen in Bezug auf die Stärkung oder Schwächung der vitalen Aspekte einer Persönlichkeit eine wichtige Rolle. Vor diesem Hintergrund kann man leicht verstehen, dass ein Kind, das in einem frühen Stadium psychologisch ungünstige Ereignisse miterlebt hat, letztlich dazu neigt, den Lebenstrieb in seinem Inneren zu zerstören. Wenn einem Menschen in einer Abhängigkeitssituation unerträgliches Leiden auferlegt wird, könnte der Wunsch nach Selbstvernichtung in ähnlicher Weise eine Antwort darauf sein, dass er über einen längeren Zeitraum einem Trauma ausgesetzt war.

Einige Befunde aus der neurowissenschaftlichen Forschung bestätigen die seit Langem etablierten Erkenntnisse von Psychoanalytikern, die ständig Einblick in die menschliche Psyche haben. Neurowissenschaftler beschäftigen sich derzeit vor allem mit dem Problem, wie Menschen einander psychisch wahrnehmen und wie Gefühle von Individuum zu Individuum weitergegeben werden. Die Fähigkeit des Menschen, seine eigenen Emotionen mitzuteilen, erlaubt es dem Gesprächspartner, sich einzubringen und selbst etwas von einer wichtigen Erfahrung zu spüren, ohne dabei seine Getrenntheit aufzugeben. Dies ist die einzige Möglichkeit, wie ein Mensch auf einen Mitmenschen einfühlsam reagieren und ihm helfen kann.

Rizzolatti und Kollegen (2001) entdeckten die Existenz der sogenannten *Spiegelneuronen*, einer Gruppe von Nervenzellen, die aktiviert werden, wenn wir jemanden sehen, der eine Handlung ausführt, die eine Bewegung beinhaltet. Mit anderen Worten, bestimmte Zellgruppen werden gleichzeitig aktiviert und setzen beim Betrachter dieselben Muskeln in Gang, die auch von der Person benutzt werden, die zu diesem Zeitpunkt eine zielgerichtete Handlung ausführt. Diese Art der Aktivierung bedeutet nicht, dass *Nachahmungsprozesse* eingeleitet werden, sie knüpft stattdessen eher an sensomotorische Vorgänge an, die in den frühen Lebensphasen unbewusst erlernt wurden; ihre unbewusste Wiederholung erleichtert den Zugang zu einem »motorischen Alphabet«, das uns hilft, die Absicht einer Person leichter zu verstehen, die die entsprechende Handlung ausführt.

Es gibt einen Mechanismus, der auf der Bereitschaft beruht, das vom anderen Wahrgenommene zu verinnerlichen und zu reproduzieren. Ihm liegen möglicherweise Strategien zugrunde, mit denen der Einzelne lernt, nicht nur die Bedeutung von Handlungen, sondern auch die Empfindungen oder Emotionen anderer Menschen zu erfassen. Die psychische Fähigkeit, andere emotional zu verstehen, kann sich entwickeln, weil wir unsererseits verstanden worden sind und die Erfahrung des emotionalen Kontakts mit anderen vollständig internalisiert haben. Wir müssen in der Psyche eines Erwachsenen (ursprünglich der Mutter) emotional aufgenommen worden sein, um als Individuum geboren zu werden und uns zu entwickeln.

Die Qualität der elterlichen Reaktionen auf das Kind eröffnet ihm zwei Möglichkeiten: Sie können zu einer realistische Selbstwahrnehmung des Kindes beitragen, die es in die Lage versetzt, sich auf die Welt zu beziehen, oder sie können es dazu anregen, die Wahrheit zu leugnen und eine veränderte, grandiose und narzisstische Persönlichkeit zu entwickeln. Die Mutter könnte in ihrem Kind etwas Außergewöhnliches sehen und ihm vermitteln, es sei etwas Besonderes und dafür ausersehen, die Welt zu beherrschen. Eine solche Haltung verstärkt die Grandiosität des Kindes und bestätigt seine Vorstellung, privilegiert zu sein, sowie die daraus resultierende Arroganz. Als Erwachsener bleibt so jemand hinsichtlich seiner psychischen Entwicklung in der paranoid-schizoiden Position und betrachtet jeden als Feind, der seine vermeintliche Überlegenheit bedroht.

Omnipotenz und Destruktivität

Die erfolgreiche Schweizer Psychoanalytikerin Alice Miller (1983) stellte sich die Frage, warum Kinder, die von gewalttätigen Eltern misshandelt wurden, ihrerseits dazu neigen, andere zu misshandeln. Ein ungeliebtes oder ungewolltes Kind ist möglicherweise dazu bestimmt, ein gewalttätiger Erwachsener zu werden, der sich an anderen für die Traumata rächt, die er erlitten hat; möglicherweise schlägt er seine eigenen Kinder und bringt dadurch weitere Unterdrücker oder zukünftige Kriminelle hervor. Nach Millers Ansicht ist die kindliche Aggression positiv, überlebensnotwendig und geht auf dem Lebenstrieb zurück; es sind die Ereignisse nach der Geburt, die zu einer negativen psychischen Entwicklung führen; da ein traumatisches Umfeld die Unterdrückung von Gefühlen und die Idealisierung der Aggressoren mit sich bringt, wird ein solches Kind aufwachsen, ohne ein Bewusstsein dafür zu entwickeln, was ihm angetan wurde. Seine abgespaltenen Gefühle von Wut, Ohnmacht und Verzweiflung werden weiterhin in destruktiven Handlungen gegen andere (Kriminalität) oder gegen sich selbst (Drogensucht, Alkoholismus, Prostitution, psychische Störungen oder Selbstmord) zum Ausdruck gebracht. In ihrem leidenschaftlichen Plädoyer für das misshandelte Kind setzt sich die Schweizer Analytikerin auch mit dem Fall Adolf Hitler auseinander, der als Kind ständig von seinem Vater geschlagen wurde. Miller behauptet, dass die traumatische Kindheit des deutschen Diktators die Destruktivität seiner politischen Führerschaft teilweise erklärt.

Meiner Meinung nach hebt Alice Miller nicht genügend hervor, dass Hitler trotz seiner konfliktreichen Beziehung zu seinem Vater die grenzenlose Bewunderung seiner Mutter und später seiner Schwester genoss. Möglicherweise hat diese mütterliche Überhöhung ihn in seiner Überzeugung bestärkt, ein Übermensch zu sein. Anders ausgedrückt, ich bin der Ansicht, dass die Beziehung zwischen Trauma und Entmenschlichung nicht immer so einfach ist. Es ist nicht nur das Trauma, das die menschliche Destruktivität begünstigt, vielmehr könnte die Möglichkeit der Verführung durch grandiose Figuren, die eine Verwirrung hinsichtlich Gut und Böse verursachen, noch aufschlussreicher sein.

In diesen Fällen rechtfertigt ein Teil der Persönlichkeit das destruktive Verhalten im Namen eines moralischen Imperativs. Das Individuum wird dann einem Wertesystem untergeordnet, das auf einer Perversion des Gewissens beruht. Dies ist auch der psychische Zustand von Harry Lime, dem Protagonisten im Film *Der Dritte Mann*, den ich zuvor beschrieben habe.

Der psychotische Persönlichkeitsanteil

Rosenfeld (1971) und Meltzer (1973) vertreten die folgende Hypothese: Eine psychische Struktur, die auf Grund verführerischer Propaganda die gesunden Persönlichkeitsanteile für sich gewinnt, um sie dann in Besitz zu nehmen und in die Destruktivität zu treiben, ist für schwerwiegendere psychische Pathologien verantwortlich.

Die pathologische Struktur, die die komplexesten Formen psychischen Leidens hervorruft, wurde mit unterschiedlichen Begriffen wie *destruktiver Narzissmus* oder *psychotischer Persönlichkeitsanteil* bezeichnet. Der heimtückischste Aspekt dieses Geisteszustandes ist das Fehlen eines klaren Bewusstseins für seine pathologischen Ziele, die sogar als unvermeidlich und erstrebenswert angesehen werden können. Die treibende Kraft in Richtung des pathologischen Verhaltens verläuft in Verborgenheit und Verschwiegenheit; tatsächlich wird die Persönlichkeit dieser Patienten von einer tödliche Kraft dominiert, die idealisierte, erregende und positive Züge aufweist. Bei der Arbeit mit ihnen ist es wichtig, die lebensnotwendige Aggression von der Aggression zu unterscheiden, die mit der narzisstischen Organisation verbunden ist, die sich gegen das emotionale Selbst und die guten Objekte richtet – mit anderen Worten, von der Zerstörungskraft, die sich aus der pathologischen Organisation ergibt und einer stillen, verborgenen, unerbittlichen und tödlichen Kraft gleichkommt, wie ich am Beispiel der Fallgeschichte von Alfredo später zeigen werde.

Um die Erregung aufrechtzuerhalten, muss die Dosis der »Boshaftigkeit« der perversen Handlung ständig erhöht werden. Sades *Die 120 Tage von Sodom* (1991) ist ein Beispiel aus der Literatur, das uns dies vor Augen führt. Gerade als die Wüstlinge ihre Opfer völlig in ihrer Gewalt haben und mit ihnen machen können, was sie wollen (einschließlich sie zu töten), wird ihnen klar, dass sie sich an die Erregung gewöhnt haben; dann erkennen sie, dass sie keine Befriedigung finden, selbst wenn sie das Ausmaß der Gewalt erhöhen. Ein wirkliches Verbrechen würde eher darin bestehen, die Sonne auszulöschen, um das Universum zu zerstören, als weiterhin erbärmliche Verbrechen zu begehen.

Die klinische analytische Arbeit

Der fünfzehnjährige Alfredo wurde von seinen Eltern in die Therapie geschickt, als sie von einem seiner Schulkameraden erfuhren, dass er Selbstmord begehen wolle. Er war sehr intelligent, sah überhaupt nicht wie ein normaler Jugendlicher aus, trug schwarze Kleidung wie ein alter Mann (er trug eine zweireihige Jacke und schwarze Schuhe) und benahm sich dementsprechend. Im Laufe der Therapie stellte sich heraus, dass zu seinen Eltern immer eine große emotionale Distanz bestanden hatte. Ihre Erziehung war kalt, pflichtbewusst und in vielerlei Hinsicht erdrückend gewesen. Seine einzige bedeutsame Beziehung war die zu seinem Großvater, der sich um ihn gekümmert, ihn aber wie einen Erwachsenen behandelt hatte; dadurch wurde seine logisch-mathematische Intelligenz gefördert. Alfredo war immer ein isoliertes Kind gewesen, das nicht gerne mit Gleichaltrigen spielte. Selbst jetzt hatte er keine Freunde. Er war ein herausragender Schüler und hatte ein besonderes Verhältnis zu seinen Lehrern, die oft über seine intellektuellen Leistungen staunten. Als er erwachsen wurde, wollte er Arzt werden, nicht weil er den leidenden Menschen helfen wollte, sondern weil er die Position des Anatomen/Pathologen anstrebte, um Leichen sezieren zu können.

Während der ersten Sitzungen erwähnte Alfredo mehrmals, dass er tagsüber viele Stunden damit verbrachte, einen Bunker zu entwerfen, in dem er leben wolle. In seinem Zufluchtsort könne er sich genau die Realität schaffen, die er wolle; diese Realität könnte großartig sein (er war Wissenschaftler oder ein berühmter Mathematiker), aber auch blutig und düster. Er fantasierte, dass er in seinem Bunker ein berühmter Chirurg sei, der seine Patienten verunstalten, zerschneiden oder in Stücke reißen könne. Sein Rückzug in die Fantasie war in letzter Zeit so invasiv geworden, dass er Angst hatte, von ihr völlig in Besitz genommen zu werden. Er gestand, dass er sich im Unterricht von diesen Fantasien so sehr mitreißen ließ, dass er den Kontakt zu seinen Mitschülern und Lehrern verlor.

Alfredos Freude an Gewalt und seine Erregung durch Blut hatten nun von seiner Psyche vollkommen Besitz ergriffen. Er verkündete, er habe begonnen, rohes Fleisch zu essen, und in seinen Sitzungen zeigte er dem Analytiker die Schnitte, die er seinem Körper zugefügt hatte; er beschrieb auch bestimmte Fantasien, die ihn in seinem Bunker bzw. seiner Leichenhalle aufsuchten und die Macht hatten, ihn zu erregen. In einer seiner Fantasien arbeitete er als Anatom/Pathologe in einem stillgelegten, heruntergekommenen Krankenhaus, in dem überall Blut war. Eine Stimme rief ihn mit einem deutschen Namen; die Frau, an der er operierte, war keineswegs tot, obwohl sie an einen Operationstisch genagelt war. Er operierte sie, sodass sie eine schöne Nase bekam, aber gerade als er seine Arbeit beendet hatte, wurde er von einem unwiderstehlichen Impuls ergriffen. Obwohl er von der Krankenschwester ein Kompliment erhielt, beschloss er, das Gesicht der Patientin zu zerstören, da es ihm aufgedunsen erschien. Mit seinem Skalpell entstellte er das Gesicht der Frau auf grausame Weise und ließ es in Blut gebadet zurück. Im zweiten Teil seiner Fantasie führte ihn ein Mädchen in einen dunklen Korridor. Sie wurde von einem französischen Pudel begleitet. Alfredo befahl ihr, den Pudel zu töten. Das Mädchen wollte ihr Haustier nicht opfern, streichelte es und weinte. Doch er bestand darauf. Das Mädchen begann, dem Welpen den Hals umzudrehen; unter Tränen brach sie dem Tier das Genick. Man hörte das Geräusch der brechenden Knochen. In dem Moment, als das Mädchen den Hund tötete, empfand Alfredo Freude.

* * *

Seit frühester Kindheit war es Alfredo gelungen, vor der emotionalen Realität zu fliehen und sich in einen pathologischen Rückzugsort zu flüchten (einen größenwahnsinnigen Zustand, in dem er von einem Gefühl der Macht überschwemmt wurde). In seinem psychischen Rückzugsort fanden pathologische Identifizierungen mit grandiosen, zerstörerischen Personen statt, wie dem Henker, dem Diktator, dem großen Chirurgen und dem Anatomen/Pathologen. Alfredo verfälschte die Realität, indem er seine gesamte Omnipotenz aufbot.

Der Serienmörder

Die Abfolge der Ereignisse, die diesen jungen Mann zu einem Serienmörder gemacht haben könnten, überrascht. In einer Sitzung schilderte Alfredo auf äußerst aufschlussreiche Weise die Beziehung zwischen Destruktivität und destruktiver Lust: »Vielleicht gefällt mir das Zeug, weil es mich mächtig macht... Ich stelle mir mich selbst als eine mächtige Person vor, wie einen Henker... einen Arzt... einen Diktator; ich verbringe den ganzen Tag in meinem imaginären Bunker. Ich bin immer ein Diktator mit meiner Armee oder ein verrückter Chirurg... als Henker fühle ich mich am glücklichsten, da ich das Leben der Menschen in meinen Händen halte; habe ich ihr Leben in meinen Händen, gefällt mir das... es amüsiert mich, bis ich beschließe, sie zu töten. Wenn ich mir vorstelle, ich sei ein Diktator, lebe ich in einem riesigen Bunker; dort sind wenige andere Menschen – außer mir gibt es nur die Wachen und meine Familie... dann stelle ich mir all die stilvollen Einrichtungsgegenstände vor... ich verbringe Stunden damit, mir das vorzustellen.«

Offensichtlich war Alfredo zunehmend von der Möglichkeit fasziniert, ein teuflisches Wesen zu werden, und das machte sogar ihm Angst. Die Entmenschlichung, die Faszination an dem Negativen, die Lust an Blut und Tod und die Ekstase der Zerstörung – all diese Elemente nahmen ihn in Beschlag und begannen, Teil einer neuen, gefährlichen Persönlichkeit zu werden. Der getötete Welpe war nicht nur sein guter kindlicher Persönlichkeitsanteil, der dem teuflischen Teil erlag, der sich an der Zerstörung ergötzte, sondern er stand auch für seine aggressive kindliche Vitalität, die ausgelöscht worden war. In seinen Beziehungen, beispielsweise mit seinen Schulkameraden, konnte Alfredo keine Konflikte ertragen. Bei jedem Wettstreit oder in allen Situationen, bei denen es um Rivalität oder Eifersucht ging, gab er nach, verbrachte dann aber in seinen Phantasien Stunden damit, seinen Feind zu foltern, ihn in Stücke zu reißen und zu zerlegen.

Alfredos Verhalten macht es uns sehr einfach, den Unterschied zwischen Aggression und Destruktivität zu verstehen: Er war überhaupt nicht *aggressiv, aber auch* nicht in der Lage, sich gegenüber seinen Mitschülern zu behaupten, von ihnen etwas zu fordern oder sich zu verteidigen, wenn er von ihnen angegriffen wurde. Im Gegenteil, er war ständig damit beschäftigt, sich *destruktive, grausame* Handlungen vorzustellen, die seinem omnipotenten Selbst neue Nahrung gaben und es verherrlichten.

In diesem Fall bestand die Gefahr darin, dass er selbst Opfer seines wahnsinnigen Persönlichkeitsanteils wurde, von dem die Faszination am Töten und die Lust an Destruktivität herrührte, sodass er sich selbst angreifen und verletzen konnte.

Kriminalität und Perversion

Es gibt eine umfangreiche psychoanalytische Literatur über Kriminalität und Perversion und auch darüber, was sie verbindet und unterscheidet. Freud geht davon aus, dass die sexuelle Lust, die ein Perverser erlebt, Aggressionen mildern kann. Folgt man aber einer anderen Deutung, macht gerade die Tatsache, dass Lustgewinn durch Gewalt erreicht wird, diese Gewalt furchterregender und gefährlicher.

Ich beschreibe jetzt eine Perversion, die sich allmählich zu einem tatsächlichen kriminellen Verhalten entwickelte und als Beweis für die zweite Hypothese angesehen werden kann. Die Beschreibung ist den Aufzeichnungen des Sozialarbeiters von Jürgen Bartsch entnommen, dessen Fall in Alice Millers *Am Anfang war Erziehung* (1980 [1983]) vorgestellt wird.

> »Jürgen Bartsch hat von 1962 bis 1966 vier Knaben im Alter von 16 bis 20 Jahren ermordet und man schätzt, daß er mehr als hundert weitere erfolglose Versuche unternahm. Jeder Mord zeigte kleinere Abweichungen, aber die Hauptprozedur blieb dieselbe: Nachdem er einen Knaben in einen Luftschutzbunker in der Heegerstraße in Langenberg, ganz nahe an der Wohnung der Bartschs, gelockt hatte, machte er ihn durch Schläge gefügig, fesselte ihn mit Schinkenschnur, manipulierte seine Genitalien, während er selber manchmal masturbierte, tötete das Kind durch Erwürgen oder Erschlagen.« (S. 238)

»Die genauen Beschreibungen seiner ›Taten‹ […] zeigen, wie wenig diese Verbrechen im Grunde mit dem Sexualtrieb zu tun haben, obwohl Jürgen Bartsch vom Gegenteil überzeugt war und sich schließlich aus diesem Grund zur Kastration entschloß.« (S. 259)
»Über die schlimmen Dinge kann ich nur sagen, daß ich stets das Gefühl hatte, ab einem bestimmten Zeitpunkt (etwa dreizehn oder vierzehn Jahre) keinen direkten Einfluß mehr darauf zu haben, wirklich nicht anders zu können. Gebetet habe ich und gehofft, daß wenigstens dies etwas nützte, aber auch das nützte nichts.« (S. 261)
»Es erregte ihn besonders, in die verängstigten, gefügigen, hilflosen Augen des Opfers zu blicken, in denen er sich selbst begegnete und mit dem er die Vernichtung seines Selbst in großer Erregung immer wieder durchspielte – diesmal nicht mehr als hilfloses Opfer, sondern als der mächtige Verfolger.« (S. 259f.)

* * *

Folgt man der ausführlichen Beschreibung, die dem Gericht zur Verfügung stand, wurde der Höhepunkt der Erregung nicht während der Masturbation erreicht, sondern erst, als der Körper des Opfers zerschnitten wurde. Das akribische Ausführen des Zerschneidens führte zu einer Art permanentem psychischen Orgasmus. Es liegen nicht genügend Informationen vor, aus denen sich rekonstruieren ließe, wie der sadistische, mörderische Teil den Rest von Jürgens Persönlichkeit unaufhaltsam in Besitz nahm. Da Gefühle der Freundschaft und Brüderlichkeit für seine jungen Kameraden in anderen Bereichen seiner Person fortbestanden, muss Jürgen sicherlich darum gekämpft haben, seinen perversen Persönlichkeitsanteil zu zügeln und zu neutralisieren. In dem Maße, wie seine Opfer unterwürfig und wehrlos wirkten, wurde letztlich aber der gute Teil seiner Persönlichkeit völlig hilflos und verbündete sich mit dem mörderischen Teil.

Obwohl der autobiografische Bericht nur in einer Zusammenfassung vorliegt, bestätigt die von Miller vorgelegte Fallgeschichte, dass zumindest in einigen Fällen dem kriminellen Impuls ein psychischer Lustgewinn zugrunde liegt.

Ich weiß nicht, wie das Handeln aus Grausamkeit und das Zufügen von Leid zu einer orgastischen psychischen Erregung führen können. Ich kann nur festhalten, dass Grausamkeit in Verbindung mit sexueller Ekstase einen zunehmend verheerenden und gefährlichen Charakter annimmt. Diese Art des Lustgewinns scheint völlig losgelöst vom sexuellen Akt und der damit verbundenen Befriedigung (Libido) und widerspricht deshalb dem Freud'schen Paradigma. Durch die Ausführung einer kriminellen Handlung, die diese Art des Lustgewinns auslösen kann, siegt die Destruktivität.

Die Lust an destruktiver Sexualität

»Ich behaupte, dass Sexualität ein unermesslich weites Feld ist, das nie vollständig erforscht wurde.« Diese Worte stammen nicht von einem Wissenschaftler, sondern von dem Serienmörder Gianfranco Stevanin, der seine Verbrechen in einem kleinen Dorf in der Nähe von Verona beging. Stevanin tötete eine Reihe von Prostituierten, die er auf seine Farm lockte, wo er ihre Leichen zerstückelte und vergrub. Als er dem Gerichtsgutachter schilderte, wie er seine Morde begangen hatte, konnte er sich anscheinend nur erinnern, wenn er sich in einem tranceähnlichen Zustand befand.

Die Art, wie er sich an seine Verbrechen erinnerte – als wenn sie in einem veränderten Bewusstseinszustand ausgeführt worden wären –, schien nicht nur eine bequeme Verteidigung gegen die strafrechtliche Anklage zu sein. Tatsächlich hatte eine besondere Form krimineller Sexualität von Stevanin Besitz ergriffen, worauf er dann bestimmte Grausamkeiten beging, ohne sich seiner Handlungen bewusst zu sein. Am Beispiel dieses Mörders möchte ich deutlich machen, dass eine perverse Fantasie einen Menschen nicht nur zu kriminellen Handlungen verleiten, sondern ihn auch in einen quasi-hypnotischen, dissoziierten Bewusstseinszustand versetzen kann. Die kriminellen Handlungen wurden, nachdem Stevanin sie gegangen hatte, von seiner Erinnerung an diese Handlungen dissoziiert und zusammen mit den Leichen der unglückselig ermordeten Frauen begraben. Es ist durchaus möglich, dass Stevanin beim Zerschneiden der Leichen seiner Opfer besondere Lust empfand. Dies erinnert natürlich an die Fantasien von Alfredo und Jürgen Bartsch.

»Du kannst alles tun, was du willst«

Worauf lässt sich die Lust, Böses zu tun, zurückführen? Worin besteht der perverse kriminelle Lustgewinn? Mörderische Destruktivität lässt sich nicht auf Hass zurückführen (weder Stevanin noch Bartsch hassten ihre Opfer), sondern darauf, dass sie ein Höchstmaß an Freiheit und grenzüberschreitender Allmacht ermöglicht. »Du kannst alles tun, was du willst; du kannst sogar töten!« Deshalb führen nicht der Hass auf das Objekt, sondern Faktoren, die in der Natur und Dynamik der perversen Lust liegen, zu einer möglichen Eskalation der Perversion, die zu einer kriminellen Handlung führt. Ein perverser Mensch begeht das Verbrechen in einer Welt der Fantasie und Fiktion, während ein krimineller Perverser es tatsächlich in der Wirklichkeit durchführt. Aus diesem Grund ist der Zusammenhang zwischen Grausamkeit und psychischer Ekstase besonders gefährlich.

Der britische Psychoanalytiker Arthur Hyatt Williams (1998), der die Therapie von Kriminellen durchführte, stellte fest: Mord wird oft in der Wirklichkeit begangen, nachdem er bereits zuvor mehrfach in Wachfantasien oder Alpträumen und manchmal in unbewussten Fantasien begangen wurde, die nie in das Bewusstsein gelangten. Dies gilt zum Teil auch für de Sade, der seine ständigen perversen Fantasien konkret zum Ausdruck bringen konnte, indem er sie in seinen Romanen beschrieb, während er wegen seiner sexuellen Exzesse und der Verfolgung durch die Behörden im Gefängnis und in einer Anstalt für kriminelle Geisteskranke inhaftiert war. Auf diese Weise konnte er das Grauen in der verstörenden Faszination seines literarischen Werks eindämmen, ohne es auszuleben, wie er es begonnen hatte und sicher auch weiterhin getan hätte, wenn er in Freiheit geblieben wäre. Freud (1924c) erörtert das Problem des Masochismus und Sadismus im Kontext des Todestriebes und weist darauf hin, dass Masochismus nicht verstanden werden kann, wenn man davon ausgeht, dass das Lustprinzip die psychischen Abläufe bestimmt. Das Lustprinzip dient nicht nur der Aufrechterhaltung des psychischen Lebens, sondern auch des Lebens im Allgemeinen. Masochismus wäre eine große Gefahr, Sadismus dagegen nicht. Freud akzeptiert auch die Existenz eines primären Masochismus, der in der Unterdrückung des Todestriebs durch die Libido seinen Ursprung hat, und geht davon aus, dass die gegen sich selbst oder andere gerichtete Destruktivität einfach eine Folge der Entmischung libidinöser und destruktiver Triebe ist. Wenn die Letzteren nicht mehr durch die Ersteren gebunden und gemildert werden, werden sie immer weniger in ihrer Äußerung gehemmt. Rosenfeld (1987) weist zu Recht darauf hin, dass es sich bei einer Triebmischung um den erfolgreichen Versuch des destruktiven Teils handelt, von der übrigen Persönlichkeit Besitz zu ergreifen. In diesem Fall wird die Brutalität des destruktiven Impulses nicht gemildert, sondern stark potenziert. Eine Schwäche der Freud'schen Theorie liegt genau in der Schwierigkeit, dass er von einem Aufeinandertreffen oder einer Mischung zweier antagonistischer Triebe ausgeht, die bestrebt sind, sich gegenseitig aufzuheben.

Um die Faszination an der Brutalität besser verstehen zu können, bietet sich ein nützlicheres Modell an, das von der Spaltung zwischen einem gesunden und einem perversen Persönlichkeitsanteil ausgeht. Die beiden Teile befinden sich allerdings nicht in einem statischen Gleichgewicht, da der perverse Teil der Persönlichkeit letztendlich von dem gesunden Teil Besitz ergreifen wird.

Dieser Prozess wird anhand der Fallgeschichte von Alfredo deutlich sichtbar: Seine Destruktivität beeinflusst ihn so stark, dass er dazu getrieben wird, seinen eigenen Körper als Objekt zu benutzen, gegen den er seine mörderischen Impulse richtet. Indem Alfredo sich selbst quält, unterwirft sich sein infantiler Teil, der durch das Mädchen mit dem Welpen repräsentiert wird, und kann der Lust an der Grausamkeit sowie dem Vergießen von Blut nichts entgegensetzen.

Meiner Ansicht nach hilft die oben skizzierte psychoanalytische Argumentation nicht nur, den nachvollziehbaren Zusammenhang zwischen dem Problem des Bösen und der Lust zu verdeutlichen, sondern auch den Grad und die Qualität »des Bösen« mit seiner Wirkkraft zu erklären. Ich gehe davon aus, dass es verschiedene Sequenzen oder Ebenen gibt, die darauf bedacht sind, sich voneinander abzugrenzen: Es gibt das psychisch »verständliche« Böse und das Böse, das sich jeder Möglichkeit des Verstehens entzieht.

Wie Brenman (2006) feststellt, führt Destruktivität zu einer besonderen Form der geistigen Einschränkung, ohne die sich das Böse nicht kontinuierlich ausbreiten könnte; er behauptet, dass destruktive Grausamkeit durch radikale Spaltungen aufrechterhalten wird, die jegliches Verständnis verhindern. In der Konsequenz produziert dieser Prozess eine Form von Grausamkeit, die wir als »inhuman« bezeichnen.

Ich behaupte, dass Destruktivität – im Gegensatz zu Hass – in einer Art psychischen Orgasmus münden kann, der dazu führt, dass ein Mensch unbewusst und verantwortungslos handelt. Es handelt sich hierbei um eine angenehme Destruktivität, die angesichts von Gleichgültigkeit und Leidenschaftslosigkeit gedeiht: »Vergewaltigung hat nichts mit Ohnmacht zu tun. Die absolute Herrschaft über einen anderen Körper wird zur Droge. Man vergewaltigt, foltert und mordet, um Herr über das Schicksal anderer Menschen zu sein«, sagte Angelo Izzo, der zwei Frauen tötete, nachdem er sie eingesperrt und gefoltert hatte. Dasselbe Verbrechen wiederholte er nach dreißig Jahren, als er eine Mutter und eine Tochter ermordete, mit denen er sich während eines Freigangs im Rahmen einer Haftstrafe mit teilweisem Freiheitsentzug angefreundet hatte.

In diesem Kapitel versuchte ich zu beschreiben, wie ein Mensch in einer perversen psychischen Verfassung einen Lustgewinn erzielt. Es ist offensichtlich, dass Destruktivität eine psychische Erregung fördert, die das Böse lustvoll und unwiderstehlich erscheinen lässt. Deshalb hebt Sacher-Masoch (1947) besonders den »überempfindlichen« und »übersinnlichen« Charakter des perversen Lustgewinns hervor. Es besteht ein enger Zusammenhang zwischen ekstatischer, sinnlicher Lust und dem »Bösen«, das durch sie angestachelt wird.

Kapitel 14
Pathologische Abhängigkeiten vom Internet

»Warum soll man die Wahrheit sagen,
wenn es einem vorteilhafter ist zu lügen?«
(Autobiografische Notiz des neunjährigen Wittgenstein, in: Sparti, 2000, S. 23 [Dt.: zit. n. Rott, 2003, S. 17)

Pathologische Abhängigkeiten vom Internet haben in unserer Zeit ein besorgniserregendes Ausmaß erreicht. Die damit verbundenen Verhaltensweisen können, wenn sie über einen längeren Zeitraum auftreten, zu einem psychischen Rückzug führen, zu einer beherrschbaren und immer wiederkehrenden Erfahrung, bei der die virtuelle Realität wichtiger wird als das reale Leben. Denn diese virtuelle Realität ermöglicht es, Frustrationen zu vermeiden und Vergnügen in einer trügerisch befriedigenden, sensorischen Parallelwelt zu genießen.

In diesem Kapitel untersuche ich die pathologische Abhängigkeit vom Internet unter dem Gesichtspunkt des psychischen Rückzugs.

Das Internet kann das Eintauchen in eine Welt erleichtern, in der man sich nicht einsam fühlt, da man diese Unwirklichkeit mit anderen teilen kann; der Rückzug ins Internet ist eine lustvolle Betätigung, bei der das Individuum in einer neu geschaffenen Realität Erfahrungen machen und alles machen kann, was es will. Deshalb führt das Internet zu einer pathologischen Abhängigkeit, die Menschen, die bereit sind, sich von einer imaginären Welt verführen zu lassen, nach und nach umgarnt.

Ein Beispiel hierfür ist der vierzigjährige Attilio, ein hochrangiger Manager in einem internationalen Unternehmen, der auf der Suche nach einem Therapieplatz zum Erstgespräch kommt. Ich erfahre von dem Patienten, dass er sich an mich wandte, nachdem seine Frau gedroht hatte, ihn zu verlassen. Seit einigen Jahren führt er gleichzeitig zwei Leben: Im ersten Leben ist er der liebevolle Ehemann, der seine Frau hochachtet und ihre Schönheit sehr zu schätzen weiß; im zweiten Leben, das parallel zum ersten verläuft, widmet er sich dem Internet und verbringt täglich Stunden in Chatrooms auf der Suche nach Frauen, mit denen er virtuelle Beziehungen hat, die manchmal zu realen Begegnungen führen. Attilio sagt, er habe nicht die

Absicht, seine Frau zu betrügen, er liebe sie und hoffe, mit ihr Kinder haben, aber dieser Raum, in dem er unbekannte Menschen erobern kann, die grenzenlose Erfahrungen versprechen, habe ihn zunehmend in seinen Bann gezogen. Zuletzt hat die Zeit, die er online verbracht hat, weiter zugenommen, sodass seine Frau misstrauisch wurde; sie entdeckte alle seine geheimen Kontakte, fühlte sich betrogen und beschloss, ihn zu verlassen. Dies hat den Patienten sehr beunruhigt; er möchte sich selbst heilen, aber gleichzeitig braucht er jemanden, der seiner Frau erklärt, dass seine Flucht in die virtuelle Welt keineswegs ein echter Verrat ist.

Ein persönliches Erlebnis

Kurz nach dem Erscheinen meines Buches *Die sadomasochistische Perversion. Objekt und Theorien* (2009; 1999 auf Italienisch veröffentlicht) erzählte mir ein Bekannter, dass mein Name auf vielen Internetseiten aufgetaucht sei. Im ersten Augenblick war ich angesichts der Vorstellung, plötzlich berühmt zu sein, völlig überrascht; ich dachte, mein Buch sei überraschend gut angekommen, und schaute im Netz nach.

Natürlich waren die Internetseiten mit den Kommentaren zu meinem Buch nicht – wie ich gehofft hatte – die hoch angesehenen Websites; stattdessen waren es zu meiner großen Überraschung sadomasochistische Seiten. Einige davon enthielten sehr gründliche und ausführliche Rezensionen zu meinem Buch. Die Kommentare waren nicht wohlwollend: Mein Text sei die langweilige Ausführung eines dilettantischen Professors, der vorgab, die Praxis des Sadomasochismus zu verstehen, und sich weigerte, dessen positive Aspekte anzuerkennen und die damit verbundenen Gefahren zu analysieren. Die Kommentare waren sehr sarkastisch. In diesem Moment wurde mir klar, dass es ein umfassendes und unsichtbares Netzwerk gibt, in dem im anonymen Raum des Internets Beziehungen geknüpft, Meinungen gebildet und Anhänger gewonnen werden – und es werden auch Menschen zum Sadomasochismus verführt.

In einigen Kommentaren wurde behauptet, dass die Präsenz sadomasochistischer Seiten im Internet keineswegs etwas Negatives sei; sie habe eine positive Wirkung, da es die extremeren Formen dieser sexuellen Neigung eindämme und somit verhindere. Mir schien, dass die Verfasser dieser Kommentare eine Frage aufgeworfen hatten, die ich nicht ausreichend bedacht hatte: Stellen diese Websites (es gibt die unterschiedlichsten Internetseiten für Fetischisten, Sadomasochisten, Transvestiten, Pädophile usw.) einen Übergangsraum dar, der perverse Praktiken begrenzt, oder festigen bzw. verstärken sie vielleicht sogar diese Praktiken?

Das Internet

Das Internet ist ein offenes System von Netzwerken, zu dem alle Zugang haben und das sich keiner oligarchischen oder autoritären Ordnung unterwirft; es ist eine neue kommunikative Demokratie, die sich gegen jegliche Art von Zensur zur Wehr setzt.

Das Internet kann die Sehnsucht nach Beziehungen befriedigen, aber paradoxerweise kann es auch einsamer machen und zu einem abgeschlossenen Raum werden. Betrachten wir zum Beispiel den Unterschied zwischen einem Jugendlichen, der den Computer zum Wissenserwerb und für kreative Aufgaben nutzt, und einem Jugendlichen, der passiv in Simulationsspielen oder Pornoseiten versinkt.

Das Internet ist auch ein Bereich, in dem Spiele gespielt werden, die das gemeinschaftliche Vorstellungsvermögen fördern, wie zum Beispiel *SimCity*, einem Simulationsspiel, bei dem der Spieler zum Bürgermeister einer Stadt wird und entscheidet, wie er das dortige Leben regelt, indem er städtebauliche, finanzielle und arbeitsbezogene Entscheidungen trifft.

Second Life ist mehr als ein Videospiel, es ist auch eine reale Simulation des Lebens, ein alternatives Leben; man kann bei diesem Spiel sein Alter Ego in einen imaginären Raum projizieren, wo es in einer virtuellen dreidimensionalen Welt lebt.

Virtuelle Realität

Der Begriff *virtuelle Realität* wird heutzutage viel verwendet, er beinhaltet allerdings einen Widerspruch: Während sich das Substantiv *Realität* auf das bezieht, was sicher, überprüfbar und konkret vorhanden ist, bezieht sich das Adjektiv *virtuell* auf etwas, was imaginär und hypothetisch ist.

Viele unserer Vorstellungen sind von der virtuellen Realität geprägt und es reicht aus, dass andere dieselben Vorstellungen mit uns teilen. Wer von uns könnte zum Beispiel nicht den Weihnachtsmann beschreiben, eine Figur, die nicht nur in der psychischen Realität von Kindern, sondern auch in den Erinnerungen von Erwachsenen präsent ist? Wer von uns hat noch nie von Donald Duck gehört? Sowohl der Weihnachtsmann als auch Donald Duck existieren in der Welt der Fantasie, kurz gesagt, in der virtuellen Welt. Wir sind erstaunt, wenn jemand sagt, er habe den Weihnachtsmann oder Donald Duck getroffen und mit ihm gesprochen. In diesem Fall ist Donald Duck nicht mehr die lustige, tollpatschige Figur, die auf einer bildhaften Ebene Aspekte in uns anspricht, die uns alle betreffen, sondern sie wird real wahrgenommenen und verliert jegliche symbolische Bedeutung.

Viele der von uns Menschen verfassten Erzählungen – beispielsweise Mythen – haben ihren Ursprung in der Welt der Vorstellung und existieren in einer virtuellen Welt. Eine große Anzahl idealtypischer Geschichten, die Völker und Nationen, vielleicht sogar Religionen, miteinander verbinden, können als virtuelle Realitäten betrachtet werden. Sie bleiben gültig, weil sie durch Autorität und den Beitrag kreativer Geister zu einem festen Bestandteil unserer Kultur geworden sind und weil sie gemeinsame Werte repräsentieren.

Was ist also das Besondere an der virtuellen Realität im Internet?

Silvio Merciai (2002) hat zahlreiche Meinungen von Psychologen, Psychiatern und Psychoanalytikern zu der Frage zusammengetragen, warum und wie Menschen das Internet nutzen. Einige von ihnen vertreten die Ansicht, dass die neue digitale Realität eine wichtige Erweiterung unseres Wahrnehmungshorizonts darstellt – eine Art kopernikanische Wende, was unsere unterschiedlichen Identitäten betrifft. Andere sind etwas zurückhaltender und weisen auf die regressiven und manipulativen Grenzen der digitalen Realität hin.

Wenn wir die erste Sichtweise erweitern wollen, könnten wir sagen, dass die virtuelle Realität eine wichtige Möglichkeit der Wissensvermittlung bietet, die eine intuitive, unbewusste, fast kindliche Herangehensweise an die Wahrnehmung eines Phänomens ermöglicht. Dadurch ist es möglich, simulierte Kontexte zu schaffen, in denen wir uns bewegen und interagieren können; es ist außerdem möglich, Phänomene wiederzugeben, die wir nicht sehen, aber in einer imaginären Welt darstellen können. Beim wissenschaftlichen Arbeiten, beispielsweise im Bereich der Physik, ist diese Möglichkeit äußerst nützlich.

Virtuelle Realität kann auch durch Hilfsmittel erreicht werden, die dazu führen, *sich im Inneren von etwas wahrzunehmen*; diese Hilfsmittel, wie zum Beispiel ein Helm, eine Brille und so weiter, werden als »immersiv« bezeichnet.

Einige Neurowissenschaftler führten Experimente durch, die darauf abzielten, die Identitäten von Menschen auszutauschen. Ein Artikel in der *New York Times* vom 1. Dezember 2008 beschreibt die Möglichkeit, dass man tatsächlich die Illusion erzeugen kann, *im Körper einer anderen Person zu sein*, und berichtet über die Technik von Henrik Ehrsson am Karolinischen Institut in Stockholm (Carey, 2008). Eine Person steht vor dem Forscher; beide tragen eine Kopfbedeckung mit Spezialbrille und berühren sich mit den Händen. Der Neurowissenschaftler hat kleine Videokameras, die die Umgebung erkunden; die Brille der Testperson ist mit diesen Kameras verbunden, so sieht sie alles, was der Forscher sieht. Die Person beginnt dann, sich selbst als zum Körper des Anderen gehörig wahrzunehmen; nach wenigen Sekunden ist die Transformation abgeschlossen. Das Experiment zeigt: Wenn die Psyche durch sensorische und optische Reize in die Irre geführt wird, kann sie eine andere Identität annehmen und dabei glauben, es sei die eigene. Neurowissenschaftler sind davon überzeugt, dass das Gehirn leicht getäuscht werden kann, weil es sein ganzes Leben in einem Körper verbringt; was ihre Position betrifft, werden die Augen im Schädel (das heißt, in der Person) wahrgenommen, deshalb glaubt das Individuum, das zu sein, was seine Augen sehen.

Dies sind nur einige von vielen Aspekten, die uns begreifen lassen, wie die virtuelle Realität unseren Erkundungshorizont erweitern kann.

Auf der anderen Seite tragen die Ausführungen von Baudrillard (1999) dazu bei, über den regressiven Aspekt der Nutzung des Internets nachzudenken:

> »[...] alles, was im Realen existiert, befindet sich innerhalb eines differenzierten Universums, während das Virtuelle ein integriertes Universum ist [...] in der virtuellen Realität ist tatsächlich alles möglich, aber die Position des Subjekts wird gefährlich bedroht, wenn nicht gar eliminiert.« [Übersetzung E. K.]

Kurz gesagt, Baudrillard glaubt, dass das Virtuelle das Reale absorbieren kann und die Unterscheidung zwischen Subjekt und Objekt in der virtuellen Dimension nicht mehr existiert.

Lemma (2010) weist darauf hin, dass der virtuelle Raum des Internets die Geschichte, die Vergänglichkeit des Individuums und sogar die Wahrnehmung seines Körpers in Frage stellt. Sämtliche individuellen Unterschiede werden durch Identifikationen aufgehoben, die auf Imitation beruhen. Infolgedessen verschwinden die Unterschiede zwischen der Innen- und Außenwelt und zwischen dem, was ist, und dem, was in der Fantasie existiert. Mehrere Identitäten können schnell angenommen und ebenso schnell wieder verworfen werden; auf diese Weise entstehen viele »schwebende Identitäten« (»floating identities«; Raulet, 1991), die nicht integriert werden können und voneinander abgespalten bleiben.

Auf dem Weg zur Unwirklichkeit

In den vorangegangenen Kapiteln habe ich bereits aufgezeigt, wie einige psychopathologische Erfahrungen beim Erwachsenen auf einen Rückzug in *die sensorische Fantasie* zurückgeführt werden können, die von Kindheit an so angelegt ist, dass eine dissoziierte Realität entsteht.

Es ist wichtig, zwischen dieser dissoziierten Realität, in der das Kind lebt, und anderen Formen der Vorstellungskraft, wie beim Spiel oder bei träumerischen Illusionen, zu unterscheiden. Wir müssen verstehen, welches Spiel bei der Nutzung des Internets gespielt wird: das kindliche Spiel, das darauf abzielt, einen Raum für unsere Vorstellungskraft zu schaffen, oder das Spiel, das einen dissoziierten psychischen Bereich aufbauen will – voller erfundener Figuren, die als real behandelt werden. Es ist möglich, den Übergang vom spielerischen zum pathologischen Gebrauch zu erkennen, wenn die Fiktion nicht mehr als solche betrachtet wird, sondern zu einer realen sensorischen Realität wird, die das Individuum von der realen symbolischen Welt entfernt. Diese neue sensorische Dimension umgarnt das Individuum; es verliert seine Fähigkeit, den Kontakt zu seiner psychischen Realität aufrechtzuerhalten und sich als jemanden wahrzunehmen, der mit anderen Menschen emotional verbunden ist.

In den 1980er Jahren wurde Japan vom Phänomen der *Otakus* erfasst, das heißt, Gruppen von Jugendlichen, die in die virtuelle Realität eintauchten und in die Heldinnen von Videospielen und Fernsehidolen verliebt waren; einige von ihnen lebten ziemlich abgeschnitten von der Realität (Vallario, 2008). Heute zählen diese jugendlichen Autokraten, Sklaven des Internets (auch *Hikikomori* genannt), mehr als eine Million und machen 1% der Bevölkerung und 2% der Jugendlichen aus.

Internetpathologie

Carrara und Zanda (2008) erinnern an den amerikanischen Psychiater Ivan Goldberg, der 1995 als erster von einer Psychopathologie sprach, die aus der Nutzung des Internets resultiert. Er bezeichnete sie als »Internet addiction disorder« und stellte sie sofort ins Netz, um die Öffentlichkeit darauf aufmerksam zu machen. Von dieser Diskussion sind alle Spuren verloren gegangen. Goldberg entwarf seine diagnostischen Kriterien in Anlehnung an Störungen aus dem Bereich der Drogensucht und beschrieb Symptome der Abstinenz und der reduzierten Aufmerksamkeitsspanne als negative Folgen des besagten Verhaltens.

Einige Jahre später verlieh die amerikanische Psychiaterin Kimberley Young (1998) einer Reihe von klinischen Fällen (dieses Mal in angesehenen Fachzeitschriften) wissenschaftliche Würde. Sie sprach von »Internet addictions« oder einer pathologische Abhängigkeit vom Internet und teilte die klinischen Fälle in verschiedene Typen ein, wobei »cybersexual addiction« in ihrer Klassifizierung an erster Stelle stand.

Cybersex

Das Internet ist auch in die Psychopathologie vorgedrungen, vor allem im Bereich der Sexualität.

Unter v*irtuellem Sex* oder *Cybersex* versteht man die Nutzung neuer Technologien zur Beschaffung von Material, das sexuelle Fantasien anregt. Diese neuen Möglichkeiten der sexuellen Befriedigung nehmen eine Vielzahl von Formen an: Internetpornografie, Chatlines am Telefon oder private sexuelle Kommunikation. Alle diese Aktivitäten werden als *virtuell* bezeichnet, weil sie auf imaginären Szenen beruhen, die andere Akteure einschließen. Tatsächlich bleibt die Person allein und der sexuelle Akt besteht aus Masturbation; das Adjektiv *virtuell* bezieht sich auf die Tatsache, dass die mit technischen Mitteln gestaltete Szene den persönlichen Fantasien des Individuums entspricht, das sie nutzt, oder seine Fantasien stimuliert. Aus US-amerikanischen Studien (Cooper, 2002) geht hervor, dass mindestens 70% der Online-Ausgaben für den Erwerb von virtuellem Sex verwendet werden. In zahlreichen Fällen lässt sich eine echte toxikophile Abhängigkeit vom Internet beobachten.

Ich möchte einige statistische Daten anführen (Fabbri, 2006), damit der Leser eine Vorstellung von der Dimension des Phänomens in Italien bekommt.

5,6% der Internetnutzer verbringen scheinbar zwischen 11 und 25 Stunden pro Woche online, um nach pornographischem Material zu suchen, wobei 11% dieser Nutzer unter einer ernsthaften Abhängigkeit leiden und bis zu 45 Stunden pro Woche online sind. Sex steht an dritter Stelle, was das gesamte Wirtschaftsvolumen des Webs betrifft. 12% aller Websites, 25% der Anfragen auf Suchmaschinen und 35% aller Downloads beziehen sich auf pornografische Seiten. Fast 30.000 Menschen surfen jede Sekunde auf einer Pornoseite, und jeden Tag werden 266 Pornoseiten erstellt.

Was dieses Phänomen betrifft, scheinen sich Männer und Frauen unterschiedlich zu verhalten: Während Männer hauptsächlich auf Pornoseiten surfen und Bilder zur voyeuristischen Erregung herunterladen, sind Frauen eher an erotischen Erfahrungen interessiert, die auf Sprache gründen. Sie wenden sich daher an Chatlines, wo sie in ihrer Fantasie Beziehungen eingehen können, die eine imaginäre oder exhibitionistische Komponente haben, aber manchmal zu einem realen Treffen führen.

In letzter Zeit wurden neue Techniken erfunden, um virtuellen Sex noch befriedigender zu gestalten. Konnte man bisher nur eine voyeuristische Erregung genießen, indem man den sexuellen Abenteuern des eigenen Alter Egos beiwohnte, so gibt es jetzt einen interaktiven Anzug, der einen die Empfindungen der eigenen virtuellen Person körperlich spüren lässt. Das heißt konkret: Wenn die virtuelle Person gestreichelt wird, hat der, der vor dem Bildschirm sitzt, am eigenen Körper das

Gefühl, gestreichelt zu werden. Wir stehen also an der Schwelle zu einem technischen Vorgang, der Spaß an *Autoerotik* ermöglicht, eine Form der Erotik, die Freud als die primitivste und regressivste Stufe der Libido prophezeit hatte. Theoretisch wird das Individuum in die Lage versetzt, mit Hilfe seiner Vorstellungskraft einen autoerotischen Rückzug zu bewirken, der jegliches Eingehen auf Beziehungen zu realen, lebenden Menschen völlig außer Acht lässt.

Ich werde nun die Psyche eines Menschen, der sich vom Netz verführen ließ, näher untersuchen.

Eine Patientin

Das folgende Material bezieht sich auf die Analyse von Fausta, die ich im Kapitel 9 beschrieben habe. Ich stelle es hier vor, um zu zeigen, wie eine wahnhafte Geschichte, die in der Übertragung ausagiert wurde, ihre Fortsetzung im Netz finden kann.

> »Ich bin Valentino (aber ist das dein richtiger Name? Es ist nicht wichtig, ich mag den Namen). Da dein Namenstag unmittelbar bevorsteht, da du gerne liest und schreibst, da du Überraschungen und neue Ideen magst... lass uns ein wenig spielen.«
> Du schreibst: »Dieses Mädchen, wenn ich ihr jetzt nur in die Augen schauen könnte... ich würde ihre Hände ergreifen und gewiss... ihre Augen im Widerschein der Flammen in meinem Kamin funkeln sehen… bei mir zu Hause in meinem Arbeitszimmer, wo sie bei mir ist... ich würde sehen, wie ihr süßes Gesicht rot wird... ich würde sie langsam, sanft küssen... und sie plötzlich umarmen und fest an mich ziehen...«
> Ich schreibe: »Ich fühle deine Arme, die mich halten. Dein feuchter Atem in meinem linken Ohr entflammt meine Hormone, so dass sie aufgeregt durch meinen Körper jagen… sie erfüllen mich mit Sehnsucht und Erinnerungen an andere Arme, die mich halten, an Hände, die mich streicheln und Münder, die mich küssen, sie erinnern mich an die schönsten Momente der Ekstase, der Orgasmen und des Untergangs…«

Dies ist der Anfang eines Onlinedialogs zwischen Fausta und einem unbekannten Mann. Es ist der abgetippte Text, der den langen Austausch zwischen den beiden getreu wiedergibt und dem Analytiker am Ende einer Sitzung übergeben wurde. Die Geschichte – von beiden geschrieben, aber immer in der ersten Person als Dialog zwischen zwei Liebenden – ist die originalgetreue Schilderung ihrer Kommunikation über mehrere Tage; sie enthält über zehn Seiten aufregende erotische Details und verweilt bei der detailliertesten Beschreibung der Empfindungen der Körper, die wechselseitig penetriert werden und immer wieder den Höhepunkt eines totalen Orgasmus erreichen.

Fausta gesteht dem Analytiker, dass die vergangenen Tage für sie unglaublich erregend waren; ihre Gedanken kreisten den ganzen Tag um den Moment, an dem sie ihre Posteingang öffnen und die Kommunikation mit diesem geheimnisvollen und faszinierenden Gesprächspartner wieder aufnehmen konnte. Sie sagt auch, sie habe manchmal daran gedacht, sich mit ihm zu treffen, aber als er dies dann tatsächlich vorschlug, habe sie Nein gesagt und das Ganze habe sich erledigt. Voller Erstaunen hört der Analytiker der Patientin zu und fragt sich, was ihm in der Beziehung mit der Patientin entgangen ist, denn er hatte in den vergangenen Monaten den Eindruck gehabt, sie sei integrierter und zu affektiver Abhängigkeit fähig.

Was bedeutet es für die Patientin, einen virtuellen Orgasmus erreicht zu haben?

Der Analytiker war überzeugt, dass nach der psychischen Arbeit, die sie in ihren Sitzungen geleistet hatten, kaum noch das Risiko bestand, dass die Patientin in erotische Fantasien fliehen würde. Doch dies war nicht der Fall: Ihre Flucht in die sexuelle Fantasie begann von Neuem, anscheinend ohne dass die Übertragung eine Rolle spielte. Der Analytiker denkt natürlich, dass die Patientin, indem sie ihm den Text vorlegte, immer noch seinen Voyeurismus wecken und ihn möglicherweise sogar dazu einladen wollte, mit ihm eine sexuelle Beziehung einzugehen.

An Beispiel der Fallgeschichte von Faustas Analyse wollte ich nochmals zeigen, wie in ihrem Fall die sexuelle Flucht ins Internet nichts anderes darstellte als die Fortsetzung des analytischen Geschehens, der erotischen Übertragung und der Flucht in eine illusionäre Welt. Es sieht so aus, als hätte Fausta im Internet Lust am Erregen und Erregtwerden gefunden, die ihr – nach der Analyse und Bearbeitung der erotischen Übertragung in den vorangegangenen Monaten – in der Beziehung zum Therapeuten verweigert worden war.

Rückzug in die Fantasie

Der Rückzug in die sensorische Fantasie verläuft lange Zeit parallel zur Welt der Beziehungen, wobei sich die beiden Welten nie begegnen. Die virtuelle Realität bekommt einen hohen Stellenwert, weil sie die Bewältigung der Frustrationen des realen Lebens ermöglicht. Diese Funktion übernimmt häufig das Internet, da es die Projektion des Lustgewinns in eine virtuelle Welt ermöglicht, die wie eine abgeschlossene, kontrollierbare und sich wiederholende Erfahrungswelt aufgebaut ist.

* * *

Ermanno ist ein junger Mann von zweiundzwanzig Jahren, als er zu mir kommt, um eine Analyse zu beginnen. Er scheint sehr zu leiden, sein Gesicht ist blass und ausgemergelt. Ermanno spricht mit weicher, leiser Stimme und sagt, er habe keine Freunde und lebe im engen Rahmen seiner Familie – seiner Mutter und seiner Schwester. Sich kreativ zu betätigen ist für ihn die einzige Möglichkeit, Beziehungen zu anderen Menschen zu pflegen. Er sagt, er könne gut mit Ton arbeiten und seine Fähigkeiten in den Kindergruppen einbringen, die an den Aktivitäten der Kirchengemeinde teilnehmen. In seiner Kindheit war für ihn eine Tante väterlicherseits wichtig, eine autoritäre Frau, die in einer religiösen Welt lebte und sich für andere aufopferte. Sie ersetzte nicht nur seine schweigsame und depressive Mutter, sondern auch seinen Vater, der früh starb, als er zehn Jahre alt war.

Ermanno war schon immer zierlich und mochte keine sportlichen Aktivitäten, die ihm dabei geholfen hätten, Beziehungen zu gleichaltrigen Jungen aufzubauen. Als Heranwachsender war er oft ihrem Spott ausgesetzt; er wusste nicht, wie er sich gegen sie wehren und mit ihnen Freundschaft schließen sollte.

Es scheint sicher, dass er in seiner emotionalen Entwicklung blockiert wurde. Jetzt als Erwachsener fehlt ihm jegliche Orientierung; er sagt, er habe immer wieder dieselben Träume, in denen er sich im Freien bzw. in verlassenen oder verwahrlosten Gegenden befindet, ohne dass irgendjemand in der Nähe ist.

Es ist nicht klar, ob Ermanno jemals sexuelle Erfahrungen gemacht hat. Er ist diesbezüglich zurückhaltend und scheint jegliches Verlangen in dieser Richtung fast aus seinem Kopf verbannt zu haben. Dann erzählt er sehr zögerlich von den erotischen Fantasien, die er im Gymnasium hatte; er erinnert sich, dass er sich zu Jungen hingezogen fühlte, die gut aussahen und kräftig waren. Er träumte davon, sich ihnen anzuschließen und an ihrer Attraktivität teilzuhaben, aber er empfand sich selbst als so hässlich und verachtenswert. Es gelang ihm nie, eine homosexuelle Erfahrung zu machen, aber er entwickelte eine Strategie, die ihm dies – mit Hilfe des Internets – ermöglichte: Er nahm an Chatlines teil. Dort war es möglich, sich zu verkleiden und sich als Frau zu präsentieren. So begann er ein sehr aufregendes Spiel. Online konnte er als Frau leben und über die Macht verfügen, Männer zu verführen sowie das Objekt ihrer Begierden, ihrer leidenschaftlichen Mitteilungen und Forderungen zu sein.

Ermanno sagt, das Spiel hätte ihm nach einiger Zeit keinen Spaß mehr gemacht; im Gegenteil, er verspürt jetzt den Wunsch nach einer echten menschlichen Beziehung. Er merkt, dass ihm jetzt leider das nötige Rüstzeug fehlt, um diesen Wunsch zu verwirklichen.

* * *

Übergangsraum

Man könnte vermuten, dass die Flucht in den virtuellen Raum des Internets für manche Patienten möglicherweise eine Abwehrfunktion erfüllt und eine Art Übergangsraum darstellt, in dem sie ihren Phantasien freien Lauf lassen und sich verstecken, den sie aber auch jederzeit wieder schrittweise verlassen können.

Ich weiß nicht, ob diese Hypothese auf alle Patienten zutrifft, die in der Welt des Computers leben, da es meines Erachtens einen konzeptionellen Unterschied zwischen *Übergangsbereich* und *psychischem Rückzug* gibt. Dies ist ein qualitativer, kein quantitativer Unterschied. Der Übergangsbereich ist ein offener Raum, in dem die Illusion eine zentrale Rolle spielt, da das Kind zwar noch nicht in der Lage ist, Symbole zu erzeugen, aber sich auf dem Weg dorthin befindet. Ein Übergangsobjekt zeichnet – auch in Bezug auf die fehlende Differenzierung zwischen dem *Ich* und dem *Nicht-Ich* – einen Entwicklungsweg nach. Beim psychischen Rückzug, der vollständig von der sensorischen Erfahrung beherrscht wird, gibt es keinen potenziellen Raum für Entwicklung; die anspielungsreiche und symbolische Erfahrung wird ausgelöscht. Im Internet rührt das Vergnügen daher, dass die Objekte vorhersehbar bzw. kontrollierbar sind und nicht komplex und widersprüchlich wie reale emotionale Beziehungen.

In der einsamen Vorstellungswelt (die der Patient selbst erschafft und genießt) kann ein einfacher Klick Körper heraufbeschwören und Reize erzeugen, die zur Erregung notwendig sind und mit denen man tun kann, was man will. Außerdem ist es möglich, die erregenden Eigenschaften eines Objekts mit den Augen in sich aufzunehmen.

Psychischer Rückzug findet nicht in einem Bereich statt, der zwischen Fantasie und Realität angesiedelt ist: Er ist vielmehr eine psychopathologische Konstruktion, die eine hypnotische Anziehungskraft auf den Rest der Persönlichkeit ausübt, die durch den Rückzug ständig an Bedeutung verliert. Beobachtet man Menschen, die in diese Falle geraten, wird deutlich, dass sie tatsächlich einen Zustand der Regression erreichen, wie er für die Sucht kennzeichnend ist.

Das Internet an sich ist nicht die Ursache einer Pathologie, aber es bietet eine ideale Möglichkeit, eine Pathologie ans Licht zu bringen, wenn die hierfür notwendigen Voraussetzungen gegeben sind.

Ein Anreiz für Perversionen?

Die zu Beginn dieses Kapitels aufgeworfene Frage – ob durch die voyeuristische Nutzung des Internets eine perverse Handlung auf die virtuelle Welt begrenzt wird und damit das Risiko schwindet, dass sie in der Realität ausagiert wird – bleibt umstritten. Eine pornografische Website übernimmt einerseits die Funktion des Containers einer Perversion, andererseits ermöglicht ihr zwanghaftes Aufrufen die Verbreitung perverser Konstruktionen und bestätigt die Gültigkeit des wahnhaften Kerns, der dafür sorgt, dass diese Konstruktionen weiter bestehen.

Ich glaube nicht, dass eine pornografische Website hochgradig destruktive Perversionen abschwächen kann. Die Tatsache, dass der Marquis de Sade Bücher schrieb, anstatt seine perversen Fantasien weiter auszuleben, lässt sich nicht auf die Containerfunktion des Schreibens zurückführen, sondern maßgeblich auf die Tatsache, dass er seine Freiheit verlor, weil er gefangen genommen wurde. Als er sich in seinem Schloss zunächst noch frei bewegen konnte, begann er, sich junge Bedienstete beiderlei Geschlechts zu halten; er wollte sie bei einer aufwändigen, von sexuellem Missbrauch und körperlicher Demütigung geprägten Aktion einsetzen, die in einer kriminellen Orgie enden sollte. De Sade konnte seinen Plan nicht ausführen, da er denunziert und in die Bastille eingesperrt wurde. Dort konnte er seine Fantasien nicht mehr ausleben und begann, die Romane zu schreiben, die ihn berühmt machen sollten.

Das Internet stellt den Rahmen dar, den imaginären Bereich, auf den jegliche virtuelle Darstellung perverser Sexualität projiziert und somit nicht in der Realität ausgelebt werden kann; es bietet aber oft auch einen Weg, der die Progression eines pathologischen Prozesses begünstigt.

Hierzu schreibt Amati-Mehler (1984) in einem Artikel, der den Risiken des Kindes im technologischen Zeitalter gewidmet ist:

> »Die Vorherrschaft der Bilder geht auf eine primitive Funktion der Psyche zurück, einen Zeitpunkt, an dem das visuelle Denken vorherrschte. Dies ist ein interessanter Aspekt, der weiter untersucht werden sollte. Denn er impliziert eine gewisse ›hypnotische‹, süchtig machende Wirkung, die es schwierig macht, Grenzen zwischen dem Selbst und dem Spiel zu ziehen, und das gesamte psychische Funktionieren – manchmal über Stunden hinweg – erfasst. Meines Erachtens verdient dieser Gedanke weitere Aufmerksamkeit, weil hierbei eine Regression in Zustände der Undifferenziertheit gefördert wird, die zwischen dem eigenen Ich und dem, was außerhalb des eigenen Ichs ist, liegen.« (S. 302; Übersetzung E. K.)

In *Die Tränen des Eros* (1961) beschreibt der Autor Bataille sich selbst und gibt ein außerordentlich eloquentes Beispiel für die Bedeutung des visuellen Bildes beim Auslösen eines perversen Orgasmus. Er erreichte eine sexuelle Ekstase unter anderem dadurch, dass er sich vollständig mit einem jungen Chinesen identifizierte, der im Sterben fotografiert wurde, nachdem er grausam gefoltert worden war. Das grausame Bild, der starre Blick, die geschundenen, nackten Rippen des Sterbenden lösten bei Bataille Lustkrämpfe aus. Er identifiziert sich mit dem Gefangenen und erzählt, dass während der sexuellen Ekstase ein Lichtblitz von unten nach oben durch seinen Kopf geht, so voluptuös wie der Durchfluss des Samens beim Sex. Er sagt, es fühle sich so an, als hätte er sich in einen erigierten Phallus verwandelt, und meint, dass die (religiöse) Ekstase und der psychische Orgasmus eines perversen Aktes vieles gemeinsam hätten. Das Foto, das Bataille benutzte, um die Ekstase zu erreichen (ein wichtiges Detail: das Bild wurde ihm von seinem Analytiker gegeben), lässt sich in keiner Weise mit den unzähligen Figuren aus der perversen Vorstellungswelt vergleichen, die die heutige Welt des Internets bereithält.

Als Therapeuten sind wir aufgefordert, uns mit dieser grenzenlosen virtuellen Welt auseinanderzusetzen, die unsere Patienten verstärkt nutzen; sie verblüffen uns mit dem immensen, unsichtbaren und stillen Netzwerk, das uns umgibt und dessen Bedeutung für die Psychopathologie wir zunehmend erkennen müssen.

Kapitel 15
Einige Probleme bei der Behandlung von Borderline-Patienten

»[...] aber eine regellose [Phantasie] nähert sich dem Wahnsinn, wo die Phantasie gänzlich mit dem Menschen spielt, und der Unglückliche den Lauf seiner Vorstellungen gar nicht mehr in seiner Gewalt hat.«
(Immanuel Kant, 1912, S. 86)

Es gibt viele Gründe, warum die Behandlung von Borderline-Patienten schwierig ist. Zwei davon werde ich in diesem Kapitel untersuchen. Erstens sind diese Patienten nicht in der Lage, die Funktionsweise ihrer eigenen Psyche und die Gründe für das Verhalten anderer zu verstehen, da ihnen die emotional-rezeptive Fähigkeit fehlt. Zweitens sind sie, da sie aus einem traumatischen Umfeld kommen, besonders anfällig für Frustrationen und reagieren auf Konflikte mit Gewalt; sie sind nachtragend und versuchen, sich an den Objekten zu rächen, mit denen sie in Konflikt geraten. Deshalb halten Borderline-Patienten oft eine sehr hartnäckige Bindung an ihre traumatisierenden Primärobjekte aufrecht, von denen sie sich nicht trennen können.

Bekanntlich wurde der Begriff »Borderline« zunächst verwendet, um ein psychopathologisches Syndrom genau zu beschreiben, das eine Zwischenstellung zwischen Neurose und Psychose einnimmt. Er bezeichnete eine Gruppe von Symptomen, die zu beiden nosografischen Kategorien gehörten, die aber eine mögliche psychotische Entwicklung hinter einer neurotischen Fassade verbargen.

Diese nosologische Kategorie wurde erst in den 1960er Jahren als eigenständige klinische und diagnostische Einheit mit ihren jeweiligen Merkmalen getrennt betrachtet. Kernberg (1967) versah sie als erster mit dem Status *einer stabilen, spezifischen pathologischen Persönlichkeitsorganisation*, die nach ihren eigenen Gesetzen funktioniert. Er beschrieb vier spezifische Merkmale, die diese Struktur kennzeichnen:

- ein schwaches Ich: Unfähigkeit, Angst zu containen, mangelnde Impulskontrolle, mangelnde Entwicklung der sublimatorischen Funktionen;

- Regression in Richtung primärer Denkprozesse;
- spezielle Abwehrmechanismen: Spaltung, primitive Idealisierung, projektive Identifikation, Verleugnung, Omnipotenz und Entwertung des Objekts;
- pathologische internalisierte Objektbeziehungen.

Eine natürliche Funktion

Die Entwicklung des analytischen Prozesses ist bei Borderline-Patienten mit Schwierigkeiten verbunden; die Bedingungen, unter denen sich der analytische Prozess entwickeln kann, sind sehr komplex, da die Patienten nicht auf ein unbewusstes emotional-rezeptives Instrumentarium zurückgreifen können, das es ihnen ermöglicht, ihren eigenen emotionalen Zustand wahrzunehmen und ihr Verhalten gegenüber anderen zu kontrollieren (Fonagy & Target, 1996). Diese Defizite scheinen ihren Ursprung in einer Reihe von infantilen emotionalen Traumata zu haben, die darauf zurückzuführen sind, dass die Elternfiguren auf die normalen kindlichen Turbulenzen mit aggressiven Zurückweisungen reagierten.

Untersuchungen über die Kindheit dieser Patienten zeigen, dass sie zahlreiche emotionale Traumata und frühe Vernachlässigungen erlitten haben (Adler, 1988).

Die Eltern erwiesen sich im Allgemeinen als unfähig, ein unterstützendes Objekt für das emotionale Wachstum ihrer Kinder zu sein. Sie waren distanziert oder intrusiv und neigten dazu, ihre Kinder als eine Erweiterung ihrer selbst zu benutzen. Vor allem war ihr Verhalten wechselhaft und unberechenbar, sodass sie als verwirrend und nicht vertrauenswürdig erlebt wurden. Auch wenn Fälle früher Vernachlässigung oder sexuellen Missbrauchs dokumentiert wurden, ist das gleichbleibende gemeinsame Merkmal der Mangel an emotionalem Kontakt während des gesamten Heranwachsens.

Diese Kindheitserfahrungen führen zu einer hohen Sensibilität und Intoleranz gegenüber Frustrationen, selbst gegenüber solchen, die unvermeidlich sind. Es scheint, dass Borderline-Patienten sich ihr ganzes Leben lang nicht von den Auswirkungen befreien können, die die emotionalen Traumata auf ihre Psyche hatten – wie wenn sie von einer ständigen manischen Wiedergutmachung der erlittenen Verletzungen beherrscht würden.

Gerade weil ihnen die Fähigkeit zum gefühlsmäßigen Verstehen fehlt, ist ihr Verhalten repetitiv, impulsiv und aggressiv und zielt eher darauf ab, Spannungen zu negieren, als die Ursachen von Konflikten in menschlichen Beziehungen zu verstehen.

Diese einleitenden Bemerkungen stimmen mit dem überein, was Fonagy mehrfach betont hat: Borderline-Patienten weisen ein Defizit auf, was ihre Reflexionsfähigkeit betrifft. Ursache hierfür ist eine unzureichende Reaktion der Mutter auf das Spiegelungsbedürfnis des Kindes und vor allem ein zu geringes Maß an Kohärenz und Sicherheit in den frühen Objektbeziehungen.

Der Erwerb der Reflexionsfähigkeit ist Teil eines Prozesses, der mit der Entwicklung der affektiven Resonanz in den ersten Lebensmonaten beginnt. Dieser von Stern (1986) beschriebene Prozess durchläuft bei Säuglingen von acht Monaten die Phase des Reagierens auf die Stimmung des Anderen und reicht bis hin zum Verstehen der Absichten des Anderen, wie es in den Kooperationsspielen von Säuglingen von vierzehn Monaten gezeigt wurde. Fortgeschritteneres Wissen über eigene und fremde psychische Zustände wird im Alter von etwa vier Jahren erworben.

Die Reflexionsfähigkeit ist demzufolge nicht angeboren, sondern wird im Laufe des Wachstums erworben und entwickelt sich in den darauffolgenden Jahren weiter.

In Kapitel 7 versuchte ich im Kontext der Pathologie von Borderline-Patienten Folgendes zu erklären: Das Defizit im emotionalen Verstehen hängt damit zusammen, dass die traumatischen Erfahrungen in die Zeit fielen, in der sich das Instrumentarium ausgebildet hat, das für die Entwicklung der unbewussten emotional-rezeptiven Funktionen verantwortlich ist. Schwierige Kindheitserfahrungen begünstigen den Aufbau pathologischer Strukturen, die den Aufbau der Funktionen beeinträchtigen, die die unbewusste innerpsychische Kommunikation steuern.

Deshalb könnte man Borderline-Patienten als Personen bezeichnen, die über kein Unbewusstes oder vielmehr ein unzureichendes emotional-rezeptives Unbewusstes verfügen, was sich am häufigsten darin zeigt, dass zwischenmenschliche Beziehungen innerhalb und außerhalb der Übertragung beeinträchtigt werden. Die Aufrechterhaltung von Bindungen oder einer stabilen Identität scheint diesen Patienten nicht möglich oder gefährlich: Sie schwanken zwischen einem extremen Bedürfnis nach Abhängigkeit und der Gefahr, sich eingeschlossen und eingeengt zu fühlen. Dies hat einige Analytiker dazu veranlasst, spezielle Therapieformen vorzuschlagen, die der Instabilität dieser Patienten Rechnung tragen. Als Beispiel möchte ich die übertragungsfokussierte Psychotherapie (TFP) von Kernberg (2010) anführen: Seine zugrunde liegende These lautet, dass der Therapeut – mit dem Ziel, das Ausagieren außerhalb der Analyse zu verringern – Deutungen anbieten sollte, die sich ausschließlich auf die Übertragung konzentrieren, während der Patient von einem Team begleitet wird, das ihm beisteht und für ihn die Containerfunktion übernimmt.

In der Übertragung würden die inkonsistenten emotionalen Dyaden, die nicht in den Rest der Persönlichkeit integriert sind, im Mittelpunkt stehen und könnten auf diese Weise durchgearbeitet werden.

In diesem Kapitel hebe ich ein Element besonders hervor, das bei einer Borderline-Pathologie meiner Meinung nach immer zu finden ist, nämlich die Tendenz, eine Art sadomasochistische Bindung an die ursprünglichen, frustrierenden Objekte aufrechtzuerhalten.

Die Beziehungen der Borderline-Patienten sind unvollständig, chaotisch, aber oft sehr intensiv. Sie weisen folgende Merkmale auf: ein hohes Maß an persönlicher Überempfindlichkeit, Desorientiertheit, was die eigene Identität betrifft, emotionale widersprüchliche Reaktionen sowie Schwierigkeiten, sich kohärent und strukturiert zu verhalten.

Das wesentliche Kennzeichen ist ein hohes Maß an Instabilität und Unberechenbarkeit; dieser Aspekt zeigt sich auch während der Therapien, die meist turbulent verlaufen und von repetitiven, impulsiven Handlungen, suizidalen bzw. autoaggressiven Tendenzen oder Momenten intensiver Abhängigkeit (einem Wechsel zwischen Entfremdung und Abbrüchen) geprägt sind.

Eine Patientin

Ich werde nur den Anfang der psychoanalytischen Therapie dieser Patientin[22] beschreiben, um deutlich zu machen, wie sich die Merkmale der Borderline-Organisation *bereits in sehr früher Form zeigen.*

> Emma, eine nette, sportliche wirkende, blonde Frau und erfolgreiche Journalistin, sieht aus, als hätte sie es im Leben nicht leicht gehabt; sie wirkt traumatisiert und deprimiert.
>
> »Ich bin schon seit Beginn meines Lebens depressiv; ich werde von Angstzuständen und Albträumen gequält. Ich hatte einen vollständigen Zusammenbruch, als mich meine Stiefmutter im letzten Frühjahr erneut im Stich ließ. Ich kann nicht ohne Medikamente leben [sie nimmt Antidepressiva sowie Schlaftabletten und hat ein Alkoholproblem]. Ich kann dieses absurde Verhalten nicht abstellen. Ich befürchte, dass meine Ehe in die Brüche gegangen ist.«
>
> Später gesteht sie, dass sie, wenn sie die Spannungen nicht mehr aushält, in einen Club geht, wo Menschen an Gruppensex teilnehmen. Sie hat ständig Auseinandersetzungen mit ihrem Mann und beide sind streitsüchtig. Ihre letzte Krise wurde durch das Verhalten ihrer Stiefmutter ausgelöst, was zu einer heftigen Auseinandersetzung führte. Obwohl Emma sagt, dass sie ihre Stiefmutter nicht liebt, scheint sie dennoch sehr abhängig von ihr zu sein und die unvermeidlichen Konflikte hinterlassen bei ihr verheerende Auswirkungen.

22 Dieser Fall wurde in der Supervision mit der Berliner Kollegin Franziska Henningsen besprochen.

Als Emma ein Jahr alt war, starb ihre Mutter, nachdem im Anschluss an eine Routineoperation eine Sepsis aufgetreten war; damals war sie wegen des Todes ihrer Mutter depressiv. Eine ältere Großtante kümmerte sich um sie, bis sie vier Jahre alt war: Sie erinnert sich, diese Frau sehr geliebt zu haben.

Als ihr Vater zum zweiten Mal heiratete, musste Emma zu ihrer großen Enttäuschung nach Hause zurückkehren. Bald darauf wurden zwei Halbbrüder geboren.

Von da an wurde ihr Leben schrecklich. Sie wurde von ihrer Stiefmutter fast jeden Tag geschlagen, oft ohne Grund. Sie erinnert sich, dass sie von ihrem Vater einen schrecklichen Schlag ins Gesicht bekam. Als sie in die Schule kam, erlaubte ihre Stiefmutter ihren Lehrern, sie zu schlagen, wenn sie nicht gehorchte. Zu Hause verhielten sich ihre Eltern im Umgang miteinander gewalttätig; einmal warf ihre Stiefmutter ihrem betrunkenen Vater eine Bierflasche an den Kopf und das Haus war voller Blut. Emma durfte ihre Großtante nicht mehr besuchen, die nicht mehr in der Nähe wohnte, sondern in eine andere Stadt gezogen war.

Emma war eine intelligente Studentin, die ihren Abschluss mit Leichtigkeit schaffte. Ihre erste Ehe endete mit einer Scheidung, und die Tochter, die aus dieser Ehe hervorging, lebt bei ihr. Vor acht Jahren heiratete sie ein zweites Mal, und zwar einen gutaussehenden griechischen Journalisten, der sich sehr machohaft verhält. Es gibt zwischen ihnen viel Gewalt und Streit. Ihr Mann hat als Journalist wenig Erfolg und verdient nicht viel Geld; er ist sehr egozentrisch.

Emma war schon immer eine brillante Journalistin; sie genießt mehr Ansehen als ihr Mann, aber ihre Konflikte haben ihre Karriere beeinträchtigt. Sie erlebt gerade eine berufliche Krise. Mit fünfzig Jahren hat sie das Recht auf eine Festanstellung, aber die Leitung des Radiosenders, für den sie seit elf Jahren arbeitet, versucht, sie (wie auch alle anderen älteren Kollegen) loszuwerden.

In den ersten beiden Analysesitzungen berichtet sie von zwei Träumen.

»Ich gehe mit meinem Mann in Richtung der Pfarrkirche. Die Kirche sieht nicht so aus wie in Wirklichkeit. Hoch oben im Mittelschiff, im Gang zwischen den Kirchenbänken, hängen zwei Lanzen. Ich sage etwas zu meinem Mann, was er nicht versteht; irgendetwas an diesen Lanzen ist zu viel für mich, sodass ich es nicht länger ertragen kann. Auf der linken Seite findet gerade eine Taufe statt, deshalb spreche ich im Flüsterton. Ich will die Menschen in der Kirche nicht stören. Mein Mann geht voraus und ich folge ihm zum Altar. Dort steht eine Frau, die etwas vorbereitet und mich begrüßt: ›Wie schön, dass Sie uns noch besuchen kommen.‹ Plötzlich stehen meine Eltern (mein Vater und meine Stiefmutter) vor mir; meine Nase läuft, aber ich habe kein Taschentuch, deshalb wische ich mir die Nase mit der Hand ab. Mein Vater sieht angewidert aus. Meine Mutter, die

Stiefel aus Schlangenleder trägt, hebt ihren Fuß und versucht, mir in den Bauch zu treten. Ich packe ihren Stiefel, streife ihn ab und schlage sie. Ich mache dies, um mich zu verteidigen.«

Sie erklärt, dass ihr Bruder sein zweites Kind erwartet.

Dann erzählt sie von einem zweiten Traum, den sie in derselben Nacht hatte. »In dem Traum war ein Raum voller Dämonen, Lebewesen und Lianen. Auf dem Friedhof wurde ein Herz entnommen und in einer Plastiktüte in die Jacke meines Mannes gesteckt. Es roch entsetzlich. Ich sagte: ›Es muss weg!‹«

Diese beiden Träume, die sie zu Beginn der Analyse erzählte, scheinen besonders wichtig zu sein, da sie das traumatische Ereignis, die Art und Weise, wie die Patientin darauf reagiert und den Zustand ihrer inneren Objekte sehr genau beschreiben. Die Kirche, in der sie mit ihrem Ehemann war, ist kein ruhiger Ort des Gebets, sondern ein Ort potenzieller Gewalt mit Waffen, die von der Decke hängen. Die sadomasochistische Beziehung zu ihrer Stiefmutter wird in dem Traum deutlich dargestellt. Die Patientin wird zwar zuerst angegriffen (sowohl von ihrem Vater, der seinen Abscheu über den Mangel an Anstand zum Ausdruck bringt, als auch von ihrer Stiefmutter), aber ihre Reaktion ist genauso blind gewalttätig.

Vor der Auseinandersetzung mit ihren Eltern herrschte im Traum eine gewisse Ruhe, als eine Frau sagte, wie schön es sei, sie wiederzusehen. Emma gelang es, sich in ihrem Traum für einen kurzen Moment an ein positives Erlebnis mit einer Frauengestalt zu erinnern, das sicherlich mit der frühesten Zeit im Haus ihrer Großtante zusammenhängt. Das positive Erlebnis ist allerdings nur von sehr kurzer Dauer und wird durch den gewalttätigen Ausbruch ihrer Stiefmutter jäh zunichte gemacht.

Der erste Traum scheint eine sehr reale, tatsächliche Erfahrung zu wiederholen. Obwohl ihre Stiefmutter von frühester Kindheit an bösartig zu ihr war (Emma erinnert sich, dass sie, als ihre Stiefmutter und ihr Vater mit ihren beiden jüngeren Geschwistern in Urlaub fuhren, bei den Nachbarn zurückblieb), konnte sie sich psychisch nie von ihr trennen; sie hält eine Art sadomasochistische Bindung an sie aufrecht, bei der sie das Opfer ist. Jede noch so kleine Frustration, die von der Stiefmutter provoziert wird, reicht aus, um unendlichen Schmerz und rachsüchtige Wut zu entfachen.

Der zweite Traum scheint noch wichtiger zu sein. Die Atmosphäre ist höchst beunruhigend, mit einem verwesenden Herz, das beseitigt werden muss. In diesem Fall könnte es sich auf das Herz der Patientin beziehen oder das Herz ihrer Liebesobjekte: ihre verstorbene Mutter oder ihren Ehemann, mit dem sie jetzt im Streit liegt. Im Traum sieht es so aus, als müsse sie ihren sensiblen und affektiven Persönlichkeitsanteil ausmerzen, um jegliche Hoffnung auf Wiedergutmachung zu zerstören. Dies zeigt sich auch darin, dass sie sich daran erinnert, als Sechsjährige oft erbrochen zu haben; sie litt unter tiefen Angstzuständen und vermisste ihre Mutter schrecklich. Emma ging einmal auf den Friedhof und legte sich auf das Grab ihrer Mutter: »Es war kalt und fühlte sich so gut an.«

Dieses Kindheitserlebnis war wahrscheinlich ausschlaggebend; dadurch wurde der Grundstein gelegt, dass sie – in einem Zustand der unbewussten Verschmelzung mit ihrer verstorbenen Mutter – ihren affektiven Teil ablegte und so ohne emotionale Kontakte blieb.

Emmas Analyse durchlief, wie es für die Therapien von Borderline-Patienten typisch ist, Höhen und Tiefen sowie extreme Situationen.

In der ersten Phase dominierten promiskuitive sexuelle Beziehungen mit Männern, zu denen sie im Internet Kontakt aufgenommen hatte, manisches Verhalten, das in der Anschaffung teurer Haustiere zum Ausdruck kam, und ein Lebensstil, der weit über ihr Einkommen hinausging.

Die schlimmsten Konfliktsituationen gab es mit ihren Liebesobjekten, zunächst mit ihrem Mann, von dem sie sich erfolgreich trennte, und dann mit ihrer Tochter, die in der Pubertät riskante Verhaltensweisen entwickelte. Die Spannungen mit der Leitung des Radiosenders, bei dem sie arbeitete, waren genauso gravierend; durch die Drohung mit ihrer Entlassung wurde sie als Person und als berufstätige Frau eliminiert.

Es gab auch einige äußerst gefährliche Momente: Krisen der Depression, der Wunsch, alles zu beenden, und ein ständiges Gefühl der Sinnlosigkeit hinsichtlich ihrer Therapie, obwohl die analytische Bindung sehr stabil war. Was in der Übertragung stattfand, war sicherlich weniger wichtig im Vergleich zu den komplizierten Beziehungen und Konflikten, die sie außerhalb der Übertragung erlebte; aber all dies führte zu schwierigen Situationen in der Gegenübertragung, da die Patientin auch den Analytiker in die Ereignisse ihres Lebens hineinzog.

Wie bei allen Borderline-Patienten war es auch bei Emma notwendig, die analytische Beziehung auf der Basis der positiven Erfahrung, die sie mit einer guten Elternfigur (ihrer Großtante) gemacht hatte, aufrechtzuerhalten und sie vor den Auswirkungen des Konflikts zu schützen, die sich im ersten Traum mit ihrer Stiefmutter zeigten.

In unserer Beziehung zu Borderline-Patienten stellt in der Gegenübertragung die Aufrechterhaltung einer ausgewogenen Position zwischen Anteilnahme und dem richtigen Maß an Distanz eine komplizierte Aufgabe dar. Der Analytiker muss wissen, wie er ein ausgewogenes Verhältnis beibehalten kann, auch wenn dies keineswegs einfach ist. Trotz aller Versuche des Patienten, den Analytiker vollständig in sein Leben außerhalb der Analyse einzubinden, muss der Analytiker um jeden Preis vermeiden, den impliziten und expliziten Bitten des Patienten nachzugeben.

Rosenfeld (1978) macht diesbezüglich eine sehr nützliche Beobachtung und sagt: Borderline-Patienten unterscheiden sich von Psychotikern dadurch, dass sie ihre omnipotente narzisstische Struktur auf realistische Situationen projizieren, die diese Struktur um jeden Preis »kaschieren«, da diese Situationen tatsächlich ihren pathogenen Strukturen entsprechen.

Die sadomasochistische Bindung

Es ist richtig, dass das Leiden der Borderline-Patienten in einer frühen narzisstischen Wunde seinen Ursprung hat, aber es ist auch richtig, dass die gesamte Borderline-Organisation auf die hasserfüllte Rache für das vergangene und gegenwärtige Unrecht ausgerichtet ist, das der Patient erlitten hat.

Deshalb halten Borderline-Patienten eine sehr hartnäckige Bindung zu ihren traumatisierenden Primärobjekten aufrecht, von denen sie sich nicht trennen können; sie erreichen nie einen Zustand echter Trauer, das heißt, sie können den traumatisierenden Objekten der Vergangenheit nie verzeihen oder akzeptieren, dass sie das Verlorene nie zurückgewinnen können.

Im Verlauf der Konflikte, die die alten Traumata wieder auftauchen lassen, enden diese Patienten in einem unaufhörlichen Kampf gegen das frustrierende Objekt, der sie dazu bringt, auch gegen sich selbst aggressiv zu werden.

* * *

Carla ist eine schwer gestörte Patientin. Seit ihrer frühen Kindheit leidet sie unter anorektischen Episoden; das erste Trauma ergab sich aus einer Funktionsstörung des Pylorus während ihrer ersten Lebensmonate, die dazu führte, dass es Schwierigkeiten beim Füttern gab. Die Familie brauchte einige Zeit, um diese Dysfunktion zu erkennen (man dachte, sie sei bloß launisch).

Während der Adoleszenz wurde die Patientin mehrmals wegen schwerer anorektischer Episoden ins Krankenhaus eingeliefert. Es wurden außerdem verschiedene Versuche unternommen, sie in einer Wohngemeinschaft unterzubringen, um sie aus ihrem familiären Umfeld zu entfernen; verschlimmert wurde die Situation durch ständige Konflikte mit ihrer Mutter. Trotzdem hat Carla geheiratet und Kinder bekommen. Ihre Beziehung zu Menschen, die ihr wichtig sind, ist stets heikel und grenzt an eine Katastrophe mit Selbstmorddrohungen und Handlungen, die zu weiteren Krankenhauseinweisungen führen. Zu ihrer umfangreichen Symptomatik gehören Panikattacken und anorektische Phasen, die sich mit bulimischen Orgien abwechseln. Obwohl Carla über vierzig ist, Kinder bekommen und eine Familie gegründet hat, besteht immer noch eine sadomasochistische Bindung an ihre Mutter. Wenn ihre Mutter beispielsweise die Stadt verlässt, um ihre Schwester zu besuchen oder einen Kurzurlaub zu machen, entwickelt Carla beunruhigende Symptome, was das Essen und ihr sonstiges Verhalten betrifft. Ihr letzter Krankenhausaufenthalt nach einem medikamenteninduzierten Selbstmordversuch liegt erst sehr kurz zurück.

Zurück in der Analyse, erzählt sie mir, dass ein tiefgreifendes Missverständnis mit ihrem Mann dazu geführt hat, dass sie sich selbst verletzt hat. Außerdem wusste sie wie üblich nicht, wie sie mit Konflikten umgehen soll, außer durch selbstzerstörerisches Verhalten.

Die Ruhe nach diesem Sturm dauerte nur wenige Tage: Die Sitzungen unmittelbar danach sind voller Drohungen und aggressiver Äußerungen; sie will sich aus dem Fenster stürzen oder wieder Pillen schlucken. Carla ist erneut dazu übergegangen, sehr früh aufzustehen, um eine Stunde lang wie wild zu rennen; wenn sie zur Therapie kommt, ist sie völlig außer Atem, da sie mit dem Fahrrad fährt, obwohl sie bequem die öffentlichen Verkehrsmittel benutzen könnte. Auf diese Weise ist es ihr gelungen, die kleine Menge an Gewicht zu verlieren, die ihr hageres Aussehen etwas weniger beunruhigend gemacht hatte. Sie schläft nicht, fühlt sich depressiv und hat Selbstmordfantasien. Sie fügt hinzu, dass sie gewalttätige Impulse gegen ihre Kinder hat, die ihre einzigen Liebesobjekte sind. Aus diesem Grund möchte sie in eine Klinik eingewiesen werden. Ich sage ihr, dass ihre selbstzerstörerische Neigung sich wieder einmal entfesselt hat. Sie scheint überrascht, gibt dann aber zu, dass sie wieder wütend auf ihren Mann ist, der sich von ihr distanziert hat, und dass sie ihre Mutter hasst, die Gleichgültigkeit vortäuscht. Sie sagt, sie sei fasziniert von der Idee eines Krankenhausaufenthaltes: einem Ort, an dem sie Zuflucht findet, einem Schoß, in den sie voller Glück zurückkehren kann.

* * *

Was geschieht in Carlas Psyche? Sie hat keinen eigenen Raum; sie muss, um zu überleben, unauflösbar an ihre Objekte (Mutter, Ehemann und Analytiker) gebunden bleiben. Die frühere sadomasochistische Bindung, die in der Adoleszenz ihre schwere anorektische Symptomatik verursachte, ist immer noch vorhanden, taucht bei jeder Frustration von Neuem auf und ist ihr überhaupt nicht bewusst.

Der Angriff auf das Objekt zeigt sich nicht in vitaler Wut, sondern in Selbstzerstörung. Wie eine Selbstmordterroristin schleudert Carla ihren Körper gegen das verhasste Objekt, um es zu treffen und es in ihre selbstzerstörerischen Handlungen einzubinden. Carlas Selbstvernichtung wird durch eine Reaktion ausgelöst, die sie in einem wechselseitig destruktiven Impuls an das traumatische Objekt bindet; Magersucht ist in Wirklichkeit eine selbstzerstörerische psychische Strategie, die einen endlosen, gewaltsamen Angriff auf das körperliche Selbst und das frustrierende Objekt beinhaltet.

Vor allem ist der Borderline-Patient nicht in der Lage, Frustrationen auszuhalten, sowohl solche, die unvermeidlich sind, als auch solche, die durch ein bösartiges Objekt verursacht werden; er reagiert mit rachsüchtigem Verhalten, das den Gegner vernichten soll oder mit einem destruktiven Angriff auf sich selbst. Eine offensichtliche Anfälligkeit für narzisstisches Verhalten, die sich wahrscheinlich aus einer privilegierten Beziehung in der Kindheit entwickelt hat, lässt den Borderline-Patienten sowohl schwach als auch überheblich erscheinen; dies führt dazu, dass er sein Trauma auf viktimistische Weise nutzt und seine Wut als erregendes Element zu verwendet.

Der Analytiker muss in der Beziehung zu seinem Patienten auf Folgendes achten: Er darf nicht in den sadomasochistischen Teufelskreis geraten, er muss wissen, wie er seine Interventionen richtig abstuft, er muss sich darum bemühen, seine Interventionen an die Aufnahmefähigkeit des Patienten anzupassen und dabei versuchen, ihn von Moment zu Moment zu verstehen.

Das bisher Gesagte erfasst nur einen Teil der komplizierten psychischen Verfassung des Borderline-Patienten. Berücksichtigt man, was ich in Kapitel 5 über die Konstruktion des Rückzugs geschrieben habe, können wir meines Erachtens feststellen, dass ein Patient mit dieser Diagnose oft in einer illusionären und verfälschten Fantasiewelt lebt.

Wenn diese illusionäre Welt von Frustration bedroht oder von der Realität angegriffen wird, entlädt sich eine endlose Wut gegen das Selbst und gegen denjenigen, der als Verantwortlicher für dieses Versagen wahrgenommen wird. Mit anderen Worten, es handelt sich um eine Reaktion auf eine narzisstische Wunde, eine Bedrohung der Grandiosität des Patienten, die paradoxerweise seine Vitalität steigert.

Wenn die Krise ausgelöst ist, müssen wir auch alle möglichen selbstschädigenden Handlungen antizipieren, die das Leben des Patienten in Gefahr bringen könnten. In diesen Fällen entfaltet sich ein Über-Ich, das den Patienten mit brutaler Gewalt angreift, ihn für seine Misserfolge bestraft und sich an demjenigen rächt, der angeblich die Frustration verursacht hat.

* * *

Eine fünfundzwanzigjährige Patientin von mir, die in einer Fantasiewelt lebte, zeigte mir in ihren ersten analytischen Sitzungen oft Zeichnungen oder andere »Kreationen«, die sie geschaffen hatte. Ich beschränkte mich darauf, deren Inhalt zu deuten; ihr stillschweigendes Ziel war es aber, mich davon zu überzeugen, dass ich eine große Künstlerin in Therapie hatte, deren Erfolg unmittelbar bevorstand. Eine weitere Eigenart dieser Frau war, dass sie meist zu spät zur Sitzung kam, sehr sorgfältig gekleidet war und oft Kleider aus vergangenen Zeiten trug, woraus ich schloss, dass sie in diesem Moment mit einer Fantasiefigur identifiziert war. Es ließ sich auch nicht einfach nachvollziehen, was in ihren affektiven Beziehungen real und was »geträumt« war. Dies wurde auf dramatische Weise bestätigt, als ihr Partner, der in einer anderen Stadt lebte und mit dem es offensichtlich einen gegenseitigen Scheinpakt gab, die Beziehung abbrach. Es folgte ein Suizidversuch.

Aber schon zuvor waren mir ihre außergewöhnlich gewalttätigen Träume besonders aufgefallen: Im Allgemeinen wurde sie von Männern gequält, die drohten, sie zu vergewaltigen oder die es tatsächlich taten. Ich kam zu dem Schluss, dass sie vielleicht in ihrer Kindheit missbraucht worden sei, aber nach und nach wurde mir klar, dass sich in ihren Träumen ein brutales Über-Ich zeigte, das in Aktion trat, sobald die Patientin ihre illusionäre (amouröse und selbst erschaffene) Welt verlassen und sich ihrer unvermeidlichen narzisstischen Enttäuschung und Frustration stellen musste.

Hass in der Gegenübertragung

Einer der Gründe, warum die Therapie mit Borderline-Patienten schwierig ist, besteht in ihrer Unfähigkeit, ihre Emotionen zu containen und auf andere abzustimmen. Sie besitzen auch nicht die Fähigkeit, ihre eigenen emotionalen Zustände zu verstehen – das wichtigste Instrument, das es ihnen ermöglichen würde, ihre Emotionen zu containen und zu transformieren. Dies bedeutet, dass wir sie nicht daran hindern können, ihre Emotionen auf gewalttätige und erdrückende Weise loszuwerden. Es ist auch schwierig, das Übertragungsgeschehen vorherzusagen: Es kann von Momenten der Ruhe und Gelassenheit in stürmische und explosionsartige Phasen übergehen.

Borderline-Patienten sind sehr weit von dem entfernt, was man üblicherweise als depressive Position bezeichnet, der Fähigkeit, sich in andere hineinzuversetzen und ihr Verhalten sowie ihre Grenzen zu verstehen; Patienten, die nicht über diese Fähigkeit verfügen, haben vor allem kein Verständnis für das Leiden anderer oder deren Sichtweise.

Winnicott (1949) hat den Hass beschrieben, den der Analytiker in der Gegenübertragung empfindet. Bei diesen Patienten, die uns ständig auf die Probe stellen, können wir nicht umhin, Hassgefühle zu entwickeln: Das ständige Zuspätkommen, die verpassten Sitzungen, die abrupten Stimmungsschwankungen, das Vergessen zu bezahlen, der ständige Versuch, den Analytiker in etwas zu verwickeln und ihn dazu zu bringen, anstelle des Patienten zu agieren – all dies führt zu dem Gefühl, dass wir unablässig bombardiert werden, aber keine Gelegenheit haben, an dem analytischen Geschehen wirklich beteiligt zu sein. Doch trotz dieser ständigen Unruhe geht die analytische Therapie weiter und der Patient wird allmählich auch fähiger, seine eigenen Gefühle auf andere abzustimmen und einen Platz in der Außenwelt zu finden, der sich für den Austausch von Beziehungen eignet.

Es ist sehr wahrscheinlich, dass die lange Übernahme der Containerfunktion durch den Analytiker dazu dient, die übermäßige Unruhe und Aggression des Patienten zu filtern, und ihm hilft, nach und nach eine innere Welt aufzubauen, in der die Objekte liebevolle Eigenschaften annehmen können.

In diesem Kapitel habe ich eine Reihe von Merkmalen des Borderline-Syndroms beschrieben. Zum Schluss möchte ich an die wichtigsten erinnern:

- die ständige Präsenz des Traumas aus der Kindheit und Jugendzeit;
- ein viktimistischer Umgang mit dem Trauma;
- Wut als ein erregender psychischer Zustand;
- die Unfähigkeit, ein normales Maß an Frustrationen auszuhalten;
- die Unmöglichkeit, die depressive Position zu erreichen;
- heftige Wechsel in der Übertragung;
- der Drang, den Analytiker zum Agieren zu veranlassen;
- das Vorhandensein eines sadistischen Über-Ichs;
- die Unfähigkeit, sich mit dem Anderen zu identifizieren;
- das überwiegende Leben in einer Fantasiewelt.

Kapitel 16

Elemente einer analytischen Therapie psychotischer Patienten

»Die Wahnvorstellung kommt aus deinem Innersten und diese Erkenntnis überflutet deine Psyche.«
(Ein psychotischer Patient in der Analyse; Übersetzung E. K.)

In diesem Kapitel beschreibe ich die häufigsten Probleme bei der Therapie psychotischer Patienten. Eine der Hauptschwierigkeiten ist die hartnäckige Sturheit, mit der sich der psychotische Zustand aufdrängt und den gesunden Persönlichkeitsanteil erobert. Ich möchte kurz einige besondere Aspekte erläutern, die der Analytiker berücksichtigen sollte: Er muss wissen, wie diese Aspekte zu verstehen sind und was er dem Patienten vorschlagen muss, damit dieser auf die verführerische Macht der wahnhaften Welt verzichten kann.

Die Probleme, die bei der Behandlung psychotischer Patienten auftreten, hängen von vielen Faktoren ab. Ein Faktor ist sicherlich, dass der Analytiker nicht die gleiche Therapiemethode wie bei neurotischen Patienten anwenden kann. So wie Physiker nicht die klassische Physik anwenden können, um Atome zu untersuchen, so können Psychoanalytiker nicht die psychoanalytischen Methoden anwenden, die zum Verständnis von Neurosen entwickelt wurde, um sich der Welt der Psychose zu nähern. Dies hält viele Kollegen davon ab, einen Patienten in die Therapie aufzunehmen, der an dieser Symptomatik leidet.

Wenn wir auf diese Art von Patienten treffen, müssen wir die mögliche Weiterentwicklung des psychotischen Prozesses im Auge behalten und sofort intuitiv erkennen, welch gefährlichen Weg ein Patient einschlagen könnte. Mit anderen Worten, wir müssen wissen, wie die Psyche des Psychotikers funktioniert und welche Risiken die Behandlung mit sich bringt.

Ein besonderes Merkmal der Psychose besteht darin, dass die pathologische Veränderung, wenn sie erst einmal eingetreten ist, sich als so hartnäckig erweist, wie wenn die eingetretene Mutation die zuvor bestehende Struktur ausgelöscht hätte – vergleichbar mit dem Lavastrom eines Vulkans. Dies führt in der Gegenübertragung zur Bestürzung des Analytikers; denn er sieht, dass der gesunde Persönlichkeitsanteil des Patienten verschwunden ist, mit dem er bis dahin glaubte, interagieren zu können. Der psychotische Zustand gleicht einem reißenden Fluss, der einen Damm benötigt, damit der Fluss nicht über die Ufer tritt.

Im Gegensatz zu früher können die extremen Ausmaße einer psychotischen Symptomatik durch Psychopharmaka reduziert werden, sodass es durchaus möglich ist, während einer Krise zu intervenieren. Deshalb sollte ein Analytiker, der psychotische Patienten behandeln will, immer mit einem Psychiater zusammenarbeiten. Gewöhnlich werden psychotische Patienten, wenn sie zu uns kommen, mit Psychopharmaka behandelt, die sie bereits während ihres Krankenhausaufenthaltes eingenommen haben; ist dies nicht der Fall, müssen wir mit den Patienten Vereinbarungen treffen und sie zu einem Psychiater schicken, der sie regelmäßig sehen kann. Dies muss unbedingt vorher geklärt werden; wenn nämlich im Laufe einer Behandlung eine psychiatrische Intervention notwendig erscheint, könnte der Patient die Aufforderung, zu diesem Zeitpunkt einen Psychiater aufzusuchen, als Weigerung des Analytikers verstehen, sich um ihn zu kümmern. Natürlich ist es wichtig, einen psychiatrischen Kollegen auszuwählen, der sich in die analytische Therapie einfühlt und sehr darauf bedacht ist, diese nicht zu stören.

Der psychotische Anteil übernimmt das Kommando

Mein Modell zum Verständnis psychotischer Prozesse basiert auf dem von Bion (1957) besonders hervorgehobenen Gegensatz zwischen dem gesunden und dem psychotischen Persönlichkeitsanteil. Dieses Modell lässt sich auch auf den Umgang mit Perversionen anwenden, wo wir den gesunden vom perversen Persönlichkeitsanteil unterscheiden können. Im Fall von Perversionen hält aber der perverse Anteil, indem er Macht über den gesunden Anteil ausübt, ein gewisses Gleichgewicht aufrecht und die Machtübernahme betrifft nie die gesamte Persönlichkeit. Bei Psychosen dagegen dominiert der psychotische Anteil nicht nur den gesunden Persönlichkeitsanteil, sondern ergreift nach und nach Besitz von ihm und verschlingt ihn, bis er sich seiner ganz entledigt. Ein weiterer Unterschied besteht darin, dass der Psychotiker eine radikale Umkehr des Denkens und der Regeln vornimmt, die für das Verstehen menschlicher Beziehungen notwendig sind. Dies ist ein langwieriger Prozess; er beginnt in der Kindheit, bleibt in der Regel während der Adoleszenz verborgen und manifestiert sich offen im frühen Erwachsenenalter. Wenn der gesunde Anteil vollständig vom kranken Persönlichkeitsanteil erobert wird, kommt es zur Krise, die manchmal einen Krankenhausaufenthalt und eine psychopharmakologische Behandlung erforderlich macht. Eine psychotische Episode ist zudem ein traumatisches und zerstörerisches Ereignis, das tiefe Spuren hinterlässt und starke Hemmungen und Denkverzerrungen hervorruft, die noch lange nachwirken, auch wenn die Krise bereits überwunden ist. Deshalb ist es meistens besser, mit dem Patienten zu arbeiten, bevor die Krise sich manifestiert, und auf jeden Fall, solange es nur eine einzige psychotische Episode gegeben hat.

Das von Bion empfohlene Modell des psychotischen und des gesunden Persönlichkeitsanteils hat eine unmittelbare Auswirkung auf die Arbeit mit psychotischen Patienten. Während der Therapie ist es wichtig, den Patienten einerseits dazu zu bringen, zu verstehen, wie der psychotische Teil ihn erobert, und andererseits ihn zu motivieren, die Gefahr wahrzunehmen, die er eingeht, wenn er sich verführen lässt. Dieser Aspekt der Therapie lässt sich in der Praxis nicht einfach umsetzen, da der Patient dem Analytiker nicht ohne Weiteres von seiner wahnhaften Konstruktion erzählt; denn es handelt sich in den Augen des Patienten um einen angenehmen psychischen Zustand, der seiner Omnipotenz dient. Erst im Nachhinein, wenn die Krise sich voll entfaltet hat, entdeckt der Analytiker, in welchem Ausmaß er vom Patienten hereingelegt wurde.

Die Beschädigung des emotionalen Unbewussten und die Beeinträchtigung der Denkfähigkeit, die die Krise verursacht hat, verhindern, dass sie wirklich transformiert werden kann, selbst wenn sie klinisch überwunden wurde. Die Krise wird meist dissoziiert und bleibt in der Psyche verankert, wo sie zu ständiger Instabilität führt. Dies erklärt, warum jeder Zusammenbruch eine weitere Schädigung hinterlässt.

Schwierigkeiten bei der Behandlung

Freud beschrieb Verdrängung als einen Vorgang, durch den Gedanken und Emotionen, die mit dem Bewussten unvereinbar sind, verdrängt, das heißt, ins Unbewusste verlagert werden. Bion behauptet, dass Verdrängung ein physiologischer Vorgang ist, der die Transformation von Sinneswahrnehmungen in Gedanken ermöglicht.

Die Schwierigkeit bei unserer analytischen Arbeit mit psychotischen Patienten kommt zu einem großen Teil daher, dass sie ihr emotionales Denkvermögen nicht wie wir nutzen können. Um Emotionen durchzuarbeiten, verlagern wir einen großen Teil unserer bewussten Wahrnehmungen ins Unbewusste. Dadurch werden Ereignisse unbewusst durchgearbeitet, erhalten eine Bedeutung und werden größtenteils in unsere persönliche emotionale Erfahrung integriert. Träume bezeugen diese ständige Verknüpfung und emotionale Sinngebung des Erlebten. Die Verdrängungsprozesse, derer sich Träume bedienen, sind reversibel und ermöglichen es uns, durch Assoziationen zur erlebten emotionalen Realität zurückzukehren.

Dieser Vorgang basiert auf der Funktionsweise des dynamischen Unbewussten (dem von Freud untersuchten System), das eine ständige Symbolisierung und Oszillation (Bions semipermeable Membran) zwischen Wach- und Traumwahrnehmung ermöglicht.

All dies fehlt dem psychotischen Patienten oder ist bei ihm sehr schwach ausgeprägt, jedenfalls solange er von dem psychotischen Persönlichkeitsanteil beherrscht wird; deshalb lässt sich keine traditionelle analytische Technik anwenden, die auf freien Assoziationen und der Deutung verdrängter Inhalte beruht, um unbewusste Prozesse zunehmend bewusst zu machen.

Die von der Psychoanalyse entdeckten Gesetze des unbewussten Denkens, die mit der Funktionsweise der *unbewussten psychischen Realität* zu tun haben (mit ihren Mechanismen der Verdrängung, des unbewussten Konflikts, der symbolischen Transformation, den Phasen der kindlichen Sexualität und so weiter), treten während des psychotischen Zustands nicht auf.

Deshalb vertrete ich diese Ansicht: Mit Hilfe der traditionellen analytischen Kategorien des dynamischen Unbewussten gelingt es uns nicht, die Besonderheit einer Psychose und die scheinbar bizarre und mysteriöse Art und Weise, wie sie sich äußert, vollständig zu verstehen.

Im psychotischen Zustand benutzt der Patient seine Psyche nicht, um die Welt zu begreifen, sondern um Bilder und Empfindungen zu erzeugen. Halluzinationen sind tatsächlich das Ergebnis der sensorischen Nutzung der Psyche, die Wahrnehmungen aus denselben sensorischen Kanälen erzeugt.

Wahnhafter Traum

Bei einer Psychose kann auch der Traum eine psychopathologische Konstruktion sein: Im Gegensatz zu dem, was Freud schrieb, als er behauptete, dass die Psychose alle Merkmale eines Traums enthalte, ist die Psychose genau das Gegenteil eines Traums. Der Traum eines psychotischen Patienten kann eine Wahnvorstellung sein; tatsächlich müssen wir zwischen einem *Traumgedanken* und einem *wahnhaften Traum* unterscheiden.

Dadurch, dass eine emotionale Bearbeitung des Unbewussten ausbleibt, kommt es in keinem Fall zu einer Begegnung zwischen dem Träumer, der den Traum träumt, und dem Träumer, der ihn versteht, genau wie dies bei einer Wahnvorstellung der Fall ist. Dies erklärt die Unklarheit und Unverständlichkeit einiger Träume, die im psychotischen Zustand geträumt werden, und die extremen Schwierigkeiten, die Patient und Analytiker beim Verstehen dieser Träume haben.

Trotzdem sind die Träume von Psychotikern äußerst nützlich, da sie, wie ich später erläutern werde, eine Möglichkeit des direkten Zugangs zur psychotischen Transformation bieten, da diese durch die Träume beschrieben wird: Wenn ein Patient seine psychopathologische Konstruktion geheim hält, sind die Träume manchmal die einzige uns zur Verfügung stehende Möglichkeit, seine Neigung zum Wahn zu erforschen. Die Fähigkeit des Analytikers, irgendwelche Spuren dieser Transformation im Traum zu erfassen, wird absolut entscheidend.

Manche Träume sagen den Ausbruch einer Psychose voraus, was ein Analytiker, der mit der Therapie solcher Patienten Erfahrung hat, früh wahrnehmen kann. Ein Beispiel hierfür ist der Traum, der sich zu Beginn der Wahnvorstellungen von Gerichtspräsident Schreber manifestiert. Ich werde in den folgenden Abschnitten einige Beispiele für diese Art von Träumen anführen.

Die Krebsmetastase

Wie ich bereits dargelegt habe, hinterlässt der Ausbruch einer psychotischen Krise unauslöschliche Spuren und bringt eine komplexe Rekonstruktionsarbeit mit sich. Wir dürfen nicht vergessen, dass der psychotische Kern, sobald die Krise eingetreten ist, wie ein Baum zurückbleibt, dessen Stamm gefällt wurde, dessen Wurzeln aber gut in der Erde verankert sind.

Deshalb wäre es viel effektiver, in der Kindheit oder während der Adoleszenz zu arbeiten, wenn die Anzeichen einer Krise bereits vorhanden sind, die – wenn sie nicht erkannt werden – im Erwachsenenalter zu einer viel schwerwiegenderen Krise führen. Ich glaube, dass der Ausbruch einer psychotischen Krise (in Verbindung mit einem möglichen Klinikaufenthalt) die therapeutische Aufgabe viel schwieriger macht; sie wäre viel leichter, wenn der Analytiker früher intervenieren könnte.

Genau genommen wirkt der psychotische Kern auf den Rest der Persönlichkeit wie eine Krebsmetastase, die sich unaufhaltsam ausbreitet. Auch wenn es mühsam ist und viel Zeit erfordert, einen Zugang zur Funktionsweise einer Psychose zu bekommen, so lässt sich die Arbeit am wahnhaften Kern nicht vermeiden; vor allem ist es notwendig, mit dem Patienten den Ausbruch der ersten Krise durchzuarbeiten.

Der Widerstand des Patienten gegen die Bearbeitung der vergangenen psychotischen Krise lässt sich auf unterschiedliche Weise erklären. So wie es für die Überlebenden einer Katastrophe schwierig ist, den Schrecken und die Sinnlosigkeit der erlittenen Gewalt erneut zu durchleben, so geht es auch dem psychotischen Patienten, der in die Vergangenheit zurückgehen und die katastrophalen Auswirkungen seiner wahnsinnigen Gedanken noch einmal erleben muss. Wenn der Analytiker die psychotische Krise mit seinem Patienten teilen will, muss er sich diesem leidvollen Bereich mit äußerster Vorsicht und Sensibilität nähern, da der Patient nur unter größten Schwierigkeiten seinen Blick darauf richten kann.

Die Unfähigkeit des Patienten, sich zu erinnern, ist nicht nur auf den Schmerz zurückzuführen, die eigene Verrücktheit anzuerkennen, sondern auch auf Angst. Die Krise erneut zu überdenken bedeutet, dieselbe Fantasie anzuregen, die die Wahnvorstellung verursacht hat und die den Patienten noch einmal überfallen könnte. Er hat nicht nur Angst, sondern lässt sich möglicherweise auch – wenn die psychotische Krise als ekstatische Erleuchtung erlebt wurde – von ihren verführerischen Eigenschaften anlocken; die Faszination, die der psychotische Kern ausübt, ist der Grund, dass der Patient das erneute Auftauchen der Wahnvorstellung zulässt.

Das Verständnis für psychotische Störungen hat den Horizont und die Erkenntnismethoden der Psychoanalyse erweitert. Diesbezüglich genügt es, auf die Notizen, Eingebungen und Äußerungen in Bions *Cogitations* (1992) zurückzukommen, die darauf abzielen, gleichzeitig die Kernaussagen über die Denkvorgänge des Mathematikers und des Psychotikers zu erfassen. Bions Erkenntnis der Alpha-Funktion und der Beta-Elemente, die sich aus seiner Fragestellung zum mangelnden Denkvermögen des psychotischen Patienten ableiten lässt, ist auf einer allgemeinen theoretischen Ebene nützlich, findet aber – meiner bescheidenen Meinung nach – nur in unserer Arbeit mit diesen Patienten Anwendung.

Ich glaube, ein tiefergehendes Verstehen der Psyche des Psychotikers (ich hoffe, dass sich meine Kollegen zunehmend für die Behandlung von Psychotikern in einem analytischen Setting einsetzen werden) wird nicht nur Fortschritte in der analytischen Behandlung in diesem Bereich bringen, sondern auch eine echte erkenntnistheoretische Öffnung der Disziplin selbst bewirken. Wir nähern uns immer mehr dem Wissen, wie Denken entsteht und wie wichtig Emotionen, die aus Beziehungen erwachsen, für die Entwicklung der intuitiven Fähigkeiten sind, über die der Psychotiker nicht verfügt.

Kapitel 17
Der therapeutische Umgang mit wahnhaften Erfahrungen

»Ein Analytiker, der psychotische Patienten behandeln will, benötigt eine zusätzliche Ausbildung, die manchmal mehrere Jahre dauern kann. Es gibt wenige Analytiker, denen es leichtfällt, den psychotischen Patienten zu verstehen.«
(Rosenfeld, 1987, S. 59; Übersetzung E. K.)

Ich betrachte Wahn als das Ergebnis des Rückzugs aus der Realität, der in der Kindheit begann. Diese dissoziierte Realität liefert dem psychotischen Persönlichkeitsanteil, der auf dem Höhepunkt der Krankheit meistens die Oberhand gewinnt, die hierfür notwendige Nahrung. Um das Wesen und die Dynamik wahnhafter Erfahrungen tiefgehender zu erforschen, werde ich auch darlegen, warum sich diese Realität als so äußerst hartnäckig erweist und warum sie auch nach Überwindung der eigentlichen psychotischen Episode die Tendenz hat, erneut in Erscheinung zu treten.

In diesem Kapitel beschreibe ich zunächst die Art und Weise, wie die psychoanalytische Theorie versucht hat, die Wesensmerkmale wahnhafter Erlebnisse zu identifizieren.

Theorien der Kontinuität und Diskontinuität

Die verschiedenen psychoanalytischen Konzeptualisierungen über Psychose weisen auf eine wichtige Unterscheidung hin, die verschiedene therapeutische Techniken erfordert.

In der Psychoanalyse werden, wie wir wissen, gegensätzliche Standpunkte in Bezug auf die Entstehung von Psychosen mit *kontinuitätsbasierten* und *diskontinuitätsbasierten* Theorien begründet (London, 1973): Die Ersteren neigen dazu, psychotisches Verhalten auf innerpsychische Konflikte zurückzuführen, die vom Wesen her denen des neurotischen Patienten ähneln; diskontinuierliche Theorien hingegen sind *spezifisch*, da sie von einer bestimmten Störung ausgehen.

Nach der ersten Theorie entwickelt sich Wahn auf der Ebene der unbewussten Funktionen, die das psychische Leben des Patienten bestimmen (*Wahn als Kommunikation oder Ausdruck eines Konflikts*). Er kann als eine Möglichkeit des Patienten betrachtet werden, seine verborgene Realität kundzutun. So erklärt Freud (1911c) Schrebers Krankheit als Folge eines homosexuellen Konflikts in der Kindheit, der sich in der anschließenden Abfolge äußert: innerpsychischer Konflikt, Angst, Projektion und Regression in einen Zustand vor der Fixierung. Schrebers Verfolgungswahn wäre dann nur eine Konstruktion, die seine verdrängte Homosexualität verdeckt.

Betrachtet man Wahn als eine Mitteilung, muss man versuchen, seine implizite Bedeutung zu entschlüsseln, indem man ihn beispielsweise wie einen Traum behandelt. Einige Autoren haben sich in der Tat die Frage gestellt, ob eine wahnhafte Konstruktion noch Spuren von Kindheitskonflikten enthält und ob der Wahn durch das Aufspüren des darin vorhandenen Realitätskerns aufgelöst werden kann.

In Anlehnung an Freuds Hypothesen zur Deutung von Schrebers Krankheit ist Niederland (1951) der Auffassung, dass Schreber Angst hatte, die Position seines Vaters einzunehmen, und sich zunehmend hilflos fühlte angesichts der Aussicht, ihm als Mitglied des Reichstags oder als Senatspräsident gegenüberzustehen.

Die Überzeugung, dass Wahn wichtige Botschaften enthält, zieht sich durch das Denken anderer Autoren, wie zum Beispiel das von Israëls (1989); er glaubt, dass Paul Schrebers Verfolgungsangst mit den intrusiven Methoden seines autoritären Vaters zusammenhängen könnte, die in der Phase seiner Regression als Halluzinationen oder Wahnvorstellungen wiederkehrten.

Diskontinuitätsbasierte Theorien dagegen gehen von einer klaren Trennung zwischen Neurose und Psychose aus und betrachten den psychotischen Zustand als dissoziierte Erfahrung, die weder integriert noch transformiert werden kann (*Wahn als Konstruktion einer dissoziierten Realität).* Die Explosion der Psyche, der eigentliche psychotische Zusammenbruch, wäre demnach nichts anderes als die Folge desselben Mechanismus, der zum Wahn führt.

Unter diesem Gesichtspunkt wird Wahn als gefährliche parasitäre Konstruktion betrachtet, die *als solche* untersucht werden muss, um sie zu containen und zu transformieren oder um sie zu *dekonstruieren* – mein Vorschlag für die Bezeichnung dieses Vorgangs. Indem wir den Wahn dekonstruieren, das heißt, die Macht über das psychische Funktionieren des Patienten reduzieren, beseitigen wir ein Hindernis für die Wiederaufnahme des intuitiven Denkens und des Kontakts mit der emotionalen Realität. Freud (1924e) räumt ein, dass der Wahn eine gewisse positive Funktion erfüllt; er nimmt an, dass das Ich etwas finden muss, wodurch es ersetzt werden kann, wenn die Realität durch den Triumph des Es über das Realitätsprinzip ausgelöscht wird: Der Wahn wäre dann ein Versuch, die Realität zu rekonstruieren und neu zu organisieren.

Ein Autor, der von der Freud'schen Hypothese des Wahns als Rekonstruktionsversuch abrückte, ist Federn (1952); er behauptet, dass Wahn *keinen Rekonstruktionsversuch darstellt*, sondern die Folge einer Verfälschung der psychischen Realität ist. Federn behauptet: Bei einer Psychose besteht die wichtigste Schädigung darin, dass das Ich über keine Grenzen mehr verfügt und deshalb die halluzinierte Realität in das Ich eindringt.

Aus diesem Grund schlägt Federn vor, dass unsere therapeutische Arbeit mit psychotischen Patienten keine *Deutungen des Sinngehalts* und auch des Übertragungsgeschehens beinhalten sollte (für ihn ist deshalb der Wahn keine Kommunikation), da diese die Verwirrung eines bereits zerstreuten Ichs erhöhen. Stattdessen sollte unsere Arbeit darauf abzielen, das Identitätsgefühl des Patienten zu stärken, ihn vor übermäßiger Angst zu schützen und seine Denkfähigkeit zu stärken. Was die freien Assoziationen betrifft, so sollten diese nicht gefördert, sondern eingeschränkt werden, da der psychotische Patient von einem Übermaß an Sinn und Bedeutung überschüttet wird. Eine der wichtigsten Thesen Federns lautet: »Bei der Neurose wollen wir die Verdrängung beseitigen, bei der Psychose wollen wir sie wiederherstellen« (1952, S. 136; Übersetzung E. K.). Es geht nicht darum, »das Unbewusste bewusst zu machen, sondern das Unbewusste wieder zugänglich zu machen« (1952, S. 178; Übersetzung E. K.). Mit anderen Worten: Federn geht davon aus, dass man den Wahn nicht deuten kann, da der psychotische Patient die Fähigkeit zur Symbolisierung verloren hat; stattdessen ist es notwendig, ihn davon abzuhalten, sich von einem Übermaß an Bedeutung verführen zu lassen.

Der psychotische und der nicht-psychotische Persönlichkeitsanteil

Freud (1940a) beschrieb als erster die Funktionsweise der beiden Persönlichkeitsanteile bei einer Psychose:

> »Es bildeten sich zwei psychische Einstellungen anstatt einer einzigen, die eine, die der Realität Rechnung trägt, die normale, und eine andere, die unter Triebeinfluss das Ich von der Realität ablöst. Die beiden bestehen nebeneinander. Der Ausgang hängt von ihrer relativen Stärke ab.« (S. 132f.)

Es ist Autoren wie Katan und Bion zu verdanken, dass die Dynamik des psychotischen und des normalen Funktionierens weiter erforscht wurde.

Katan (1954) untersuchte vor allem die präpsychotische Phase der Krankheit, solange ein Persönlichkeitsanteil noch in der Lage ist, Kontakt zur Realität aufrechtzuerhalten. Der Autor stellt fest, dass

> »der Wahn über kein Unbewusstes verfügt [...]. Man kann zwischen einer neurotischen und einer wahnhaften Projektion unterscheiden. Die neurotische Projektion dient der Abwehr des Es [...]. Die wahnhafte Form der Projektion hat eine ganz andere Struktur [...]. Anders ausgedrückt, auch wenn dies nicht ganz genau zutrifft: Ein Teil des Es ist zur Außenwelt geworden. Der Wahn ist ein Zeichen dafür, dass in der präpsychotischen Phase oder in der nicht-psychotischen Schicht der Kontakt abgebrochen wurde und die Ausbildung des Wahns das Ergebnis des Versuchs darstellt, den Bruch mit der Realität zu reparieren.« (S. 126; Übersetzung E. K.)

Wie bereits erwähnt, unterscheidet auch Bion (1957) zwischen einer psychotischen und nicht-psychotischen Persönlichkeit und erläutert insbesondere die Unterschiede zwischen ihrem psychischen Funktionieren. Der neurotische Teil funktioniert durch Assimilation, Introjektion und Unterscheidung, während der psychotische Teil mit gewalttätigen Projektionen arbeitet, die darauf abzielen, die Anhäufung von psychischen Elementen, die er nicht »verdauen« kann, loszuwerden.

In Anknüpfung an Kleins Intuitionen (1930) bezüglich der Unfähigkeit zur Symbolisierung und an Segal (1956) bezüglich der Unmöglichkeit des Psychotikers, sich der depressiven Position zu stellen, behauptet Bion, dass die Unfähigkeit, Schmerzen zu ertragen, den Patienten dazu bringt, die Funktion des Denkens zu zerstören. Während der neurotische Patient die Verdrängung nutzt, um die negativen Erlebnisse ins Unbewusste zu verlagern, zerstört der psychotische Patient dieses Potenzial, das sein Unbewusstes nutzen könnte, um die psychischen Erfahrungen zu verstehen. Nach Bion besteht die Hauptfunktion des Unbewussten tatsächlich darin, Sinnesdaten in symbolische Elemente umzuwandeln; würden sie nicht umgewandelt, wäre psychisches Leben unmöglich.

Ein psychotischer Patient kann die Sinnesdaten eines Erlebnisses nicht unbewusst verdrängen und verarbeiten (er kann nicht *träumen*), das heißt, er kann auch keinen Nutzen daraus ziehen. Es ist bemerkenswert, dass andere Autoren, zum Beispiel Abraham und Federn, zwar von unterschiedlichen Standpunkten ausgehen, aber zu ähnlichen Schlussfolgerungen über die gescheiterte Funktion der Verdrängung kommen.

Aus diesem Grund ist die scheinbare Zugänglichkeit für den Beobachter zu dem, was man als offene Manifestation des psychotischen Unbewussten (ein Unbewusstes ohne Verdrängung) betrachten könnte, das Ergebnis einer fehlgeschlagenen Transformation der sensorischen Daten. Aufgrund der Zerstörung der Alpha-Funktion befindet sich der psychotische Patient in einem Zustand schweren psychischen Mangels.

An dieser Stelle ist die Unterscheidung zwischen »nicht wahrnehmend« und »nicht bewusst« (unbewusst) wesentlich. Ich werde hier einen Unterschied zwischen Bewusstsein und Wahrnehmung machen, zwei Begriffe, die für vergleichbar gehalten werden.[23]

Während im Normalfall »nicht bewusst« (unbewusst) und »nicht wahrnehmend« ähnlich sind (wir nehmen nicht wahr, d. h., wir kennen unsere unbewussten Gedanken nicht), ist sich der Psychotiker bewusst, was er macht (d. h., er spürt seinen Wahn und fixiert ihn in seinem Gedächtnis), aber er nimmt dessen Bedeutung nicht wahr. Deshalb bin ich davon überzeugt, dass wir bei unserer analytischen Arbeit mit psychotischen Patienten versuchen müssen, sie dazu zu bringen, eine *Wahrnehmung* (und kein *Bewusstsein*) zu entwickeln, die ihnen seit ihrer Kindheit fehlt.

Verfolgungsangst

Ich greife jetzt das Problem der besonderen Merkmale des Wahns auf und der außergewöhnlichen Art und Weise seiner Konstruktion, indem ich einen kurzen Ausschnitt aus der Analyse eines Patienten erläutere.

* * *

Der heute siebenunddreißigjährige Giovanni begann vor sechs Jahren eine Analyse mit vier Sitzungen pro Woche, nachdem er aufgrund einer psychotischen Episode ins Krankenhaus eingeliefert worden war.

Anfangs war er völlig wahnhaft, auf der Suche nach einer Deutung seines Zustandes und eingenommen von einer Realitätswahrnehmung, die auf einem Verfolgungswahn beruhte. Diese äußerst starke Tendenz, sein Verhalten zu deuten, ging so weit, dass sie zeitweise sogar die analytische Beziehung kontaminierte; es bestand die Gefahr einer psychotischen Übertragung, die es unmöglich gemacht hätte, die Analyse fortzusetzen.

Die Episode des Verfolgungswahns, die vor der Behandlung begonnen hatte, war nach einer Phase des Größenwahns aufgetreten, in der Giovanni glaubte, er könne mächtig und berühmt werden, und sich als Beherrscher der Welt sah.

23 In einigen Sprachen, zum Beispiel im Französischen, gibt es nur ein Wort für die beiden Begriffe »nicht bewusst« (unbewusst) und »nicht wahrnehmend«.

Nach einer Meinungsverschiedenheit mit einem Kollegen fühlte er sich von der Organisation seines Kontrahenten verfolgt, die ihn mit versteckten Mikrofonen und Videokameras überwachte und alles Mögliche plante, um ihn zu töten (Gift in sein Glas an der Bar, Giftgas zu Hause, tödliche Strahlen aus seinem Computer usw.).

* * *

Ich möchte nun auf eine Sequenz aus jüngster Zeit eingehen, um genau aufzuzeigen, wie hartnäckig eine wahnhafte Erfahrung sein kann.

* * *

Giovanni geht es inzwischen – nicht nur, was seine Symptome betrifft – viel besser. Er hat sich aus der bedrohlichen Herrschaft des psychotischen Zustands befreit und hat mit Hilfe der analytischen Arbeit begonnen, eine eigene persönliche Identität aufzubauen, um zumindest teilweise seine Gefühlswelt zu verstehen.

Natürlich verläuft dieser Prozess keineswegs linear. Der Wahn zeigt sich immer noch zeitweise; je nachdem, was sich im Leben des Patienten ereignet, ändert die Wahnvorstellung ihren Inhalt und die Art, wie sie sich äußert, aber – und dies stellt ein wichtiges Element dar – sie wird ständig in die Analyse eingebracht, um durchgearbeitet zu werden. Dies ermöglicht es sowohl Giovanni als auch mir, zu der Wahnvorstellung einen sicheren Abstand zu gewinnen und sich ihrer Macht zu entziehen. Die wahnhafte Erfahrung ist für Giovanni immer noch eine zweite Realität, auch wenn sie für ihn nicht mehr so bedrohlich ist wie in den ersten Jahren der Analyse; sie ist eine Realität, in die er sich begibt, aus der er aber leicht wieder herauskommen kann.

Ich sagte bereits, dass dieser Patient große Fortschritte gemacht hat; in der Analyse bleibt er in der Beziehung und kommuniziert mit mir. Es ist ihm gelungen, wichtige stabile Bindungen zu Gleichaltrigen einzugehen, und er hatte kürzlich eine bedeutsame Begegnung mit einer jungen Frau; vor ein paar Wochen beschloss er, ein größeres Bett zu kaufen, damit sie zusammen schlafen konnten. Er ging in ein Geschäft und ließ sich von einem Verkäufer eine Reihe von Matratzen zeigen; dann zeigte der Verkäufer auf eine der Matratzen, die ihm am geeignetsten erschien. In diesem Moment erschrak Giovanni und spürte, wie er in die wahnhafte Erfahrung eintauchte.

* * *

Ich versuche zu begreifen, wie es dazu kam, dass die schreckliche Verfolgungsangst wieder auftauchte. Für einen Beobachter von außen ist es schwierig, den Zusammenhang zwischen dem Kaufvorschlag für eine Matratze und dem Auftauchen der Verfolgungsangst zu verstehen. Selbst der Patient hätte Schwierigkeiten gehabt, irgendwelche nützlichen Hinweise zu geben, wenn er gefragt worden wäre.

Für mich schienen eine Matratze und ein Bett sofort sehr bedeutsam zu sein, nicht wegen ihres symbolischen Wertes, sondern vor allem weil es sich um so konkrete visuelle Bilder handelte. Dies liegt daran, dass ich Giovanni schon lange zuhöre und die wahnhaften Erfahrungen klar vor Augen habe, die vor und während der Analyse auftauchten. Ich brachte die Angst des Patienten sofort mit einer seiner vielen wahnhaften Wahrnehmungen aus der Vergangenheit in Verbindung; ich sehe ihn wieder vor mir, wie er vor langer Zeit nicht mehr schlafen konnte und von Verfolgungsängsten und halluzinatorischen Wahrnehmungen gequält wurde. Nachts hatte er fürchterliche Angst vor der bösen Macht seiner Verfolger: Er war sich sicher, dass ein bestimmtes Leuchten, das von seiner *Matratze* ausging, auf radioaktives Material zurückzuführen sei, das seine Feinde in sein *Bett* gelegt hatten, um ihn zu töten. Demzufolge versuchte der Verkäufer, als er Giovanni eine Matratze zum Kauf vorschlug, die Verfolgung wiederaufzunehmen; er war möglicherweise der Abgesandte irgendeiner Person, die den Tod des Patienten herbeiführen will.

Ein wichtiger und systemischer Teil der analytischen Arbeit befasst sich mit der Neigung des Patienten, dem Schrecken oder der Verführung des Wahns zu erliegen; deshalb ist es sehr wichtig, ständig an der Rekonstruktion der ersten psychotischen Episode zu arbeiten, die in einer Bereitschaft zu Wahnvorstellungen mündet.

Dieser Aspekt der Therapie darf keineswegs vernachlässigt werden, und es ist notwendig, möglichst systematisch damit umzugehen. Meiner Meinung nach ist es unerlässlich, dass der Patient sich dieser Aufgabe stellt, damit er allmählich lernt, sich zu wehren und eine Distanz zum psychotischen Funktionieren aufzubauen.

Sobald die psychotische Episode vorbei ist, neigt der Patient im Allgemeinen dazu, das erreichte labile Gleichgewicht zu bewahren, auch wenn dies mit zahlreichen Einschränkungen verbunden ist; er lernt, von jenen emotionalen Erfahrungen Abstand zu halten, die ihn destabilisieren könnten, und spürt, dass es eine Grenze gibt, über die er sich nicht hinwegsetzen kann. Aus diesem Grund dosiert er Beziehungen und seine affektive Beteiligung, die neue psychotische Ausbrüche auslösen könnten; er weiß, dass es katastrophal wäre, wenn er sich über seine eigenen Grenzen – seine Säulen des Herkules – hinauswagt. Ein Rückfall in die Psychose wird vor allem durch eine Weiterentwicklung eingeleitet, die die psychische Struktur des Patienten nicht ertragen kann.

Ich nahm dieses klinische Beispiel auf, um die Hartnäckigkeit wahnhafter Erfahrungen zu veranschaulichen und um zu zeigen, wie sie zurückkehren und den

Patienten erneut bedrohen. Auch Freud (1940a) weist darauf hin, dass der Wahn immer latent ist, aber seine Macht hartnäckig aufrechterhält:

> »Kehrt sich das Verhältnis um [oder ist der Teil, der mit der Realität in Kontakt ist, stärker; Anm. d. Verf.], so ergibt sich eine anscheinende Heilung der Wahnkrankheit. In Wirklichkeit ist sie nur ins Unbewusste zurückgetreten, wie man ja auch aus zahlreichen Beobachtungen erschließen muss, dass der Wahn lange Zeit fertig gebildet lag, ehe er manifest zum Durchbruch kam.« (S. 133)

Ein Nachdenken über diese kurze Sequenz dient dazu, dass wir einige Beobachtungen über die Strukturierung des Wahns und sein Wiederauftauchen machen können.

Im Fall dieses Patienten, Giovanni, entspricht der mnemotechnische Auslöser, der diesen Wahn antreibt, nicht einer Erinnerung, die sich in einen Kontext einbinden lässt; der Wahn scheint vielmehr ein Fremdkörper zu sein, ein radioaktives Fragment, das seine Welt immer noch kontaminieren kann. Trotz jahrelanger Analyse und Reflexion über die Fähigkeit des Patienten, die Realität zu verändern (sowohl in einem grandiosen Sinne als auch im Sinne eines Verfolgungswahns), verweilt ein Wahnsplitter immer noch in seinem Kopf und bleibt als gefährliche Quelle seines Wahnsinns bestehen.

Im obigen Ausschnitt erfolgt schnell eine Wiederbildung der Wahnvorstellung auf der Grundlage elementarer assoziativer Verbindungen. Das Wort *Matratze* rief die Szene ins Gedächtnis, in der früher der Wahn auftauchte, und rückte genau die Sequenz ins Blickfeld, in der der Patient glaubte, verfolgt zu werden. Beachten Sie, wie ein *Wort* hier zu einer konkreten Tatsache geworden ist. Die Matratze ist nicht irgendeine Matratze, sondern genau diejenige, auf der der Patient Gefahr läuft zu sterben. Worte lassen sich hier mit Steinen vergleichen oder, wie Freud sagen würde, *die Repräsentation der Sache* ersetzt *die Repräsentation des Wortes*. Freud (1915e) geht von dieser Unterscheidung aus und vermutet, dass bei einer schizophrenen Störung *Worte* in den sogenannten Primärprozess eintreten. Nachdem Schizophrene sowohl an der Repräsentanz der Sache als auch an der des Wortes nicht mehr affektiv beteiligt sind, schlagen sie, um gesund zu werden, »in dieser Absicht den Weg zum Objekt über den Wortanteil desselben ein [...], wobei sie sich aber dann mit den Worten an Stelle der Dinge begnügen müssen« (Freud, 1915e, S. 302). Genauso geht der Psychotiker mit Wörtern um, die verdichtet und ersetzt werden, als wären sie Dinge. Meiner Meinung nach sind Freuds Erkenntnisse hierzu von unschätzbarem Wert, um zu verstehen, wie Worte und verbale Assoziationen ein wahnhaftes Bild konkret verstärken können. Bereits das Wort

Öl, das jemand in einer Unterhaltung beiläufig erwähnte, löste bei Giovanni in der Vergangenheit denselben wahnhaften Zustand aus (seine mutmaßlichen Verfolger kamen aus dem Iran, einem Land mit großen Ölvorkommen).

Wahn wird zweifellos nicht durch einen Gedanken ausgelöst, sondern durch eine Vision, eine Sinneserfahrung bzw. eine Abfolge von erschreckenden visuellen Bildern, die sich unauslöschlich eingeprägt haben, sich wieder in den Vordergrund drängen und die Psyche überfluten. Ich zitiere noch einmal Giovanni: »Diese Erkenntnis kommt aus deinem Innersten und überflutet deine Psyche.« Tatsächlich denkt der Patient während einer wahnhaften Erfahrung nicht; er *sieht* oder *hört*: Die sensorischen Bilder ersetzen die Wahrnehmung der psychischen Realität. Das Selbst löst sich auf und mit ihm die Fähigkeit zu denken.

Wie ich hoffentlich zeigen konnte, verbleibt der Wahn mit all seinen vielen Facetten in der Psyche als etwas Schreckliches, das sich ereignet hat und *nicht durchgearbeitet werden kann*, weil es von einer traumatischen Angst dominiert wird.

Der Unterschied zwischen Traum und Wahn

Trotz ihrer scheinbaren Ähnlichkeit ist ein Wahn das Gegenteil eines Traums. Wenn psychotische Patienten Träume haben, können wir diese nicht als Träume betrachten, da sie nicht das Ergebnis eines Symbolisierungsprozesses darstellen und es keinen inneren psychischen Raum gibt, in dem sie verarbeitet werden können; ihre Träume enthalten oft psychotisches Material und ermöglichen uns einen Blick auf den Wahn in seinem Entstehungsprozess; dies versuche ich im Folgenden deutlich zu machen.

Money-Kyrle (1971) vertritt die Ansicht, dass die Neigung, die Realität zu verändern, der menschlichen Psyche innewohnt; die Psychoanalyse sollte das Ziel haben, dem Patienten zu helfen, die Hindernisse zu überwinden, die das verbergen, was von Natur aus bekannt ist. Folglich würde ein Bereich der Psyche die unbewusste Wahrnehmung der Wahrheit aufrechterhalten, auch wenn sie durch Abwehrmechanismen verzerrt wurde.

Money-Kyrle beschreibt in seinem Konzept des psychischen Funktionierens die Dynamik der Verdrängung der psychischen Wahrheit bei normalen und neurotischen Personen sehr präzise und gründlich; trotzdem ist sein Konzept nicht geeignet, um die psychotische Situation zu erfassen. Seine Behauptung, die Psychose habe in einer unbewussten Wahnvorstellung ihren Ursprung, ist zwar richtig, aber es trifft auch zu, dass wir zwischen den verschiedenen Ebenen der Verzerrung der Realität unterscheiden müssen: der *bewussten*, der *unbewussten* und der wirklich *wahnhaften* Ebene.

Im Verlauf regulärer analytischer Therapien lässt sich feststellen: Dadurch, dass der Analysand allmählich seine eigene psychische Realität wahrnimmt und die Fähigkeit entwickelt, seine emotionale Wahrheit zu verstehen, erweisen sich einige seiner Überzeugungen als falsch. Dies ist die Wachstumserfahrung, die es der Persönlichkeit ermöglicht, integriert und bereichert zu werden.

Diese Möglichkeit besteht für psychotische Patienten meines Erachtens nicht, da ihre psychotischen Konstruktionen nicht auf abgespaltene oder verdrängte Omnipotenzphantasien zurückverweisen, die wieder integriert werden können.

Zwischen dem unbewussten Gedanken, der hilft, die psychische Realität wahrzunehmen, und der wahnhaften Aktivität gibt es keine Kontinuität. Es handelt sich um zwei gegensätzliche Funktionen.

Psychopathologische Konstruktionen haben wie auch Wahnvorstellungen die Tendenz, die Wahrnehmung der psychischen Realität durch den Aufbau einer konkurrierenden Wahrnehmungswelt bis hin zu ihrer Zerstörung zu verzerren; sie zielen darauf ab, eine »neue Realität« zu erschaffen, die besser und erstrebenswerter zu sein scheint. Aus diesem Grund erkennt der Patienten nicht, wie die psychopathologischen Konstruktionen von ihm Besitz ergreifen und er ohne sein Zutun von ihnen angezogen wird.

Wahnvorstellungen lassen sich schwer zerstören, da sie eher sensorische, als gedanklich erzeugte Konstruktionen darstellen. Der Patient ist davon überzeugt, dass sie real sind, da wahnhafte und halluzinatorische Konstruktionen ihre Ähnlichkeit mit der Realität aus selbst-erregenden und sensorischen Aktivitäten der Psyche herleiten.

Im psychotischen Zustand wird die Psyche tatsächlich nicht als Denkapparat, sondern als Sinnesorgan benutzt. Wahnvorstellungen und Halluzinationen haben dieselbe Qualität wie gewöhnliche Wahrnehmungen, die von äußeren Objekten durch die Stimulation der Wahrnehmungsorgane hervorgerufen werden; deshalb präsentieren sie sich dem Patienten als *Realität*, obwohl sie für den externen Beobachter – da er sie mit dem Patienten nicht teilt – nicht *real* sind.

Das Wesen des Wahns

Wahn ist eigentlich eine psychopathologische Konstruktion, ein *psychischer Zustand*, der sich nicht durch Deutungsarbeit behandeln lässt, indem seine verborgene Bedeutung aufgezeigt werden soll. Sowohl die äußere als auch die innere Realität werden im Wahn verändert und somit auch das Gefühl der persönlichen Identität. Man könnte sagen, dass Wahn eine Verfälschung darstellt, die der Patient nicht wahrnimmt, die sich seinem Bewusstsein aufdrängt und eine fortschreitende Veränderung seines Realitätssinns bewirkt.

Wahn muss dekonstruiert und darf nicht gedeutet werden, da er eine »Neukonstruktion« darstellt, die nicht symbolisiert oder integriert werden kann. Er liegt außerhalb des Bereichs der »Traumfunktion im Wachzustand«, die es uns ermöglichen würde, emotionale Veränderungen durchzuführen, welche zur Integration unseres Identitätsgefühls und der Wahrnehmung unserer Existenz beitragen. Wahn hat seinen Ursprung in der Psyche, die von einer dissoziierten Realität in Besitz genommen wird, »der anderen Realität«, in die sich der Patient vor langer Zeit geflüchtet hat.

Badaracco (1983), der einen Teil seines Berufslebens der Behandlung von Psychosen gewidmet hat, bringt ähnliche Gedanken zum Ausdruck, wenn er schreibt:

> »Aufgrund unserer klinischen Erfahrungen sind wir zu der Überzeugung gelangt, dass tatsächlich die Zwischenglieder fehlen, als wenn der Prozess des therapeutischen Durcharbeitens in Wirklichkeit eine Demontage der psychotischen Inszenierungen wäre, sodass die einzelnen Bestandteile durch den therapeutischen Prozess anschließend in einer anderen Form wieder zusammengesetzt werden können.« (S. 700; Übersetzung E. K.)

Ich schlage ebenfalls vor, mit den Möglichkeiten der Dekonstruktion oder Demontage zu arbeiten. Eine Dekonstruktion (dieser Begriff entspricht der psychopathologischen Konstruktion) ermöglicht es uns, sehr detaillierte Untersuchungen vorzunehmen und Schritt für Schritt zurückzuverfolgen, wie die psychopathologische Konstruktion entstand und sich weiterentwickelt, indem wir auch die aktuellen und vergangenen emotionalen Zustände, die den Wahn ankündigen, genau untersuchen.

Wird die Macht des Wahns demontiert, entwickeln sich gleichzeitig Bewusstseinsfunktionen, die den Patienten allmählich in die Lage versetzen, »zu sehen« und sich somit den Verlockungen der psychopathologischen Konstruktion zu entziehen. Abgesehen von ständigen Perspektivwechseln gewährleistet im Lauf der Zeit die Aufrechterhaltung dieser Fähigkeit, dass die wahnhafte Erfahrung, wenn sie wieder in Erscheinung tritt, erkannt wird und sich verändern lässt. Für diese Art der analytischen Arbeit sind innerpsychische analytische Deutungen von unschätzbarem Wert; sie erfordern keine symbolischen Bedeutungen bzw. betreffen auch nicht die Übertragung, sondern beschreiben dem Patienten kontinuierlich die Dynamik, wie seine Psyche von der psychotischen Organisation in Besitz genommen wurde.

Es trifft nicht zu, dass sich Wahn – wie oft behauptet wird – als eine Intuition manifestiert, die sich mit offensichtlicher Klarheit präsentiert und deshalb vom Patienten sofort akzeptiert wird. Dies ist nicht der Fall. Der Wahn entspringt nicht wie Minerva aus dem Kopf des Jupiters, sondern kündigt sich durch eine Reihe zusammenhängender Assoziationen an. Diese Anzeichen werden zunächst nicht ernst genommen, sie werden ignoriert oder, anders ausgedrückt, von der Wahrnehmung abgespalten. Sie kommen erst zu einem späteren Zeitpunkt ans Licht, wenn sie sich in einer scheinbar kohärenten Abfolge präsentieren. Ist ein gewisser kritischer Punkt erreicht, führen kleinste Veränderungen »plötzlich« zu einer wahnhaften Erleuchtung.

Ein klarer Fall von dissoziierendem Urteilsvermögen mit dem Ziel, die Wahnvorstellung beizubehalten, findet sich in den *Denkwürdigkeiten eines Nervenkranken* von Gerichtspräsident Schreber (1903). Während er in der Lage ist, die psychischen Zustände anderer Menschen zu verstehen, ist dies bei ihm selbst nicht der Fall. Er schreibt:

> »Ich kann diesen Punkt kurz dahin bezeichnen, daß *alles, was geschieht, auf mich bezogen wird.* Indem ich den vorstehenden Satz niederschreibe, bin ich mir vollkommen bewußt, daß es für andere Menschen naheliegt, dabei an eine krankhafte Einbildung auf meiner Seite zu denken; denn ich weiß sehr wohl, daß gerade die Neigung, alles auf sich zu beziehen, alles, was geschieht, mit der eigenen Person in Verbindung zu bringen, eine bei Geisteskranken häufig vorkommende Erscheinung ist. In Wirklichkeit liegt jedoch in meinem Falle die Sache gerade umgekehrt. Nachdem Gott zu mir in ausschließlichen Nervenzusammenhang getreten ist, bin ich für Gott in gewissem Sinn der Mensch schlechthin oder der einzige Mensch geworden, um den sich alles dreht, auf den alles, was geschieht, bezogen werden müsse und der also auch von seinem Standpunkte alle Dinge auf sich selbst beziehen solle.« (S. 231)

Die Manipulation der Bewusstseinsorgane

Meiner Meinung nach sind Psychose und Rückzug in einen lustvollen Zustand gleichbedeutend. Wäre die Faszination einer Psychose nicht zunächst lustvoll, könnten wir den Impuls, psychotisch zu werden, nicht verstehen.

Bereits Freud war davon überzeugt und auch Bion erinnerte uns daran: Wir besitzen ein *Bewusstseinsorgan*, das in der Lage ist, die psychische Realität zu verstehen; innerhalb gewisser Grenzen können wir dieses Organ manipulieren und verändern, ähnlich, wie dies bei allen Abwehrprozessen der Fall ist. Wir können tatsächlich feststellen, dass der psychotische Patient seine Psyche nicht zum Denken benutzt, sondern um Empfindungen zu generieren. Auf diese Weise werden Halluzinationen erzeugt, die zunächst angenehm sind, dann aber Angstzustände verursachen: Der Patient »sieht« mit den Augen seiner Psyche, er »hört« mit den Ohren seiner Psyche.

Die Manipulation der psychischen Wahrnehmungsorgane erreicht so extreme Ausmaße, dass Sonderwelten geschaffen werden, in denen der Patient gefangen ist: zum Beispiel Zustände sexuellen Wohlbefindens, perverser Lust oder wahnhafter Realität. Der Rückzug allerdings ist niemals für lange Zeit idyllisch; auf eine anfänglich berauschende Phase folgt ein erschreckender Absturz in die Angst. Die Veränderung der Bewusstseinsorgane, die durch die psychische Abwehr ausgelöst wird, erweist sich als katastrophal; um seine Allmacht aufrechtzuerhalten und seine Flucht vor der Realität fortzusetzen, muss der Patient tatsächlich seine Wahrnehmungsorgane zunehmend verletzen, bis er sie schließlich zerstört und wehrlos ist. Dies geschieht im psychotischen Zustand.

Schwierigkeiten bei der Durcharbeitung

Warum ist das wahnhafte Erlebnis so hartnäckig, dass es sich einer Durcharbeitung widersetzen kann? Ich bleibe jetzt, nur einen Moment lang, beim grandiosen Verfolgungswahn, denn bei anderen Formen des Wahns könnten die Dinge anders liegen.

Meiner Meinung nach wird der psychische Apparat destrukturiert, manchmal sogar dauerhaft, wenn er das Ausmaß des Schreckens erfährt, der im Verlauf des wahnhaften Prozesses erreicht wird. Deshalb lässt sich Wahn mit einem emotionalen Trauma vergleichen, das dazu bestimmt ist, den psychischen Apparat zu schädigen und die Angst aufrechtzuerhalten. Die wahnhafte Erinnerung ist der traumatischen Erinnerung äußerst ähnlich.

Van der Kolk (1994; Van der Kolk et al., 1996) vertritt die Ansicht, dass traumatische Erinnerungen unauslöschliche sensorische Bilder, Körperempfindungen, Geräusche und olfaktorische sowie optische Eindrücke darstellen, die vom Rest der Psyche getrennt sind. Sie sind vom Bewusstsein dissoziiert, können aber unerwartet hervorbrechen, wenn die traumatische Erinnerung aktiviert wird; sie tauchen dann aus ihrem Zustand der Abkapselung auf. Aus diesem Grund werden Erinnerungen und Gefühle, die mit traumatischen Erlebnissen in Verbindung gebracht werden, radikal vom Rest der Psyche getrennt (dissoziiert), weil sie unerträglich sind. Das Ergebnis ist, dass die dissoziative Abwehr, indem sie die Wahrnehmung des Geschehenen hemmt, den Prozess der Durcharbeitung des Traumas verhindert und die traumatische Erfahrung faktisch perpetuiert.

Dies ist auch bei der Psychose der Fall, die sich aus meiner Sicht mit einer endotraumatischen Tatsache vergleichen lässt. Der Patient »erholt« sich von der psychotischen Krise, aber er erholt sich *unzureichend*; die psychotische Episode wird dissoziiert (auch aufgrund der Wirkung von Psychopharmaka), wird nicht durchgearbeitet und kann jeder Zeit wieder auftauchen.

Sogar in einem ziemlich fortgeschrittenen Stadium der Analyse (im vierten Jahr) tauchte in dem Fall des Patienten Giovanni die traumatische Angst unmittelbar wieder auf; Grund hierfür waren assoziative Verbindungen von Kontiguität, Assonanz und Ähnlichkeit. Die Wörter (»Matratze« und »Öl«) wurden zu konkreten Stimuli, die aufgrund ihrer assoziativen semantischen Aura (Ähnlichkeit, Kontiguität, zeitliche oder räumliche Verknüpfungen) die psychotische Angst reaktivierten, die festgesetzt geblieben war, ohne durchgearbeitet werden zu können.

Ich erwähnte bereits, dass der Wahn leicht vom Patienten Besitz ergreift und dass diese Tatsache diejenigen, die sich mit der Therapie der Psychose befassen, vor besondere Probleme stellt. Es gibt einen für den Analytiker unzugänglichen Bereich der Psyche, in dem der Patient seine Psychose weiter ausbaut; deshalb betone ich, dass die Botschaft psychotischer Träume wichtig ist (Capozzi & De Masi, 2001); denn diese Träume beschreiben oft ziemlich deutlich und ohne Versuche der Tarnung den Rückzug sowie die besitzergreifende Wirkung des psychotischen Anteils.

Zwei klinische Fragmente

Ich stelle jetzt ein kurzes Fragment aus dem Fall eines Patienten und den ausführlicheren klinischen Fall einer Patientin vor. Beide hatten psychotische Episoden, von denen sie sich mit Hilfe der Analyse zu erholen versuchen, aber immer noch angezogen fühlen. In beiden Fällen ist der Traum wie ein Schaufenster, das den Inhalt der Wahnvorstellung zeigt; er wird mit erregenden Empfindungen in Verbindung gebracht, die auf den psychotischen Teil hindeuten, und mit ängstlichen Gefühlen, die aus dem gesunden Teil stammen.

* * *

Beim ersten Fall handelt es sich um einen jungen Mann im Alter von sechsundzwanzig Jahren, der eine wahnhafte Episode erlebte, in der er das Gefühl hatte, er sei »erleuchtet«. Der Papst teilte Gianni mit, dass er die »Morkema« erfunden hatte, eine Sprache, die es Taubstummen ermöglichte, untereinander und mit der ganzen Welt zu kommunizieren. Etwas später wurde dieser Erleuchtungsblitz zum Verfolgungswahn: Vielleicht war er nicht wirklich ein Genie, vielleicht hatte der Teufel ihm eine Falle gestellt, damit er sterben würde. Gianni sagte, eine »Stimme« habe ihm nahegelegt, er solle sich umbringen, da er sehr wahrscheinlich – aber erst nach seinem Tod – eine außergewöhnliche Tat vollbringen würde.

Nach einigen Monaten der analytischen Arbeit an seiner Wahnvorstellung erschien Gianni weniger ängstlich und erkannte allmählich, wie sich sein Drang nach grandioser

Überhöhung in Verfolgungsangst verwandelt hatte; er fürchtete, ein Teufel zu werden, der für die Zerstörung der Ordnung im Universum verantwortlich war.

Dies ist der Traum:

»Ich wachte auf, voller Angst. Ich träumte, ich hätte einen riesigen Bauch, weil ich schwanger war, und dann hatte ich einen zweiten Bauch, der sich wie ein Buch bewegte, mit einem weiteren Baby. Das Gefühl im Traum war sehr angenehm.«

* * *

In diesem Traum beschreibt Gianni, wie sich der psychotische Teil den gesunden Teil einverleibt. Der Patient sagt, dass er trotz des berauschenden Zustandes, der den Traum kennzeichnet, beim Aufwachen voller Angst war. Anhand der *gegensätzlichen Emotionen im Traum und im Wachzustand* (Freude und Angst) kann der Analytiker dem Patienten zeigen, wie der wahrnehmende gesunde Teil des Ichs sofort alarmiert und ängstlich ist, wenn der Patient sich von den verführerischen Verlockungen der wahnhaften Omnipotenz verleiten lässt.

Lust am Wahn

Ich kommentiere jetzt einen von mir supervidierten klinischen Fall, bei dem es relativ einfach ist, einige Merkmale des psychotischen Zustands und der List, die die Patientin umgarnt, zu identifizieren. Sie ist dann ihrerseits bereit, den Analytiker zu täuschen.

* * *

Einige Monate vor Beginn der Analyse war Agnese wegen einer akuten psychotischen Episode in die psychiatrische Abteilung des Krankenhauses ihrer Heimatstadt eingeliefert worden. Die offensichtlichen Symptome waren typische auditive und visuelle Halluzinationen und eine wahnhafte Bewusstseinsstörung, weshalb sie stark zu Deutungen und magischen Gedanken neigte. Die Anamnese, die von ihren Familienmitgliedern zum Zeitpunkt der Aufnahme erhoben wurde, war nicht sehr aussagekräftig. Agnese blieb nur kurze Zeit auf der Station und hatte dem Anschein nach bei ihrer Entlassung einen ausreichenden Realitätsbezug wiedererlangt, obwohl sie immer noch eine sehr flüchtige Erscheinung abgab.

Die psychotische Episode trat plötzlich auf und Agnese ging es anscheinend schnell wieder besser. Sie kam in die ambulante Behandlung eines Psychiaters, der ihr Psychopharmaka verschrieb und sie einige Monate später zu einer Analytikerin in Therapie schickte. Nach persönlichen Vorgesprächen, über die Dauer von zwei Monaten hinweg, akzeptierte Agnese den Vorschlag, mit der Analyse zu beginnen, die viermal wöchentlich auf der Couch stattfand. Die Analytikerin hielt es auch für sinnvoll, mit den Eltern zu sprechen, um sie über die mit der Therapie verbundenen Schwierigkeiten zu informieren und die Bereitschaft zur Unterstützung ihrer Tochter zu erkunden. Vor allem die Mutter wirkte sehr ängstlich und im Lauf der Therapie wurde deutlich, dass sie dazu neigte, Agnese die Schuld für ihre Einweisung ins Krankenhaus und für ihre Krankheit zu geben.

Zu Beginn verpasste Agnese keine einzige Sitzung. In den ersten Monaten wurde sie von ihrer Mutter begleitet, dann schaffte sie es allmählich, alleine zu kommen. Zunächst wirkt sie ausdruckslos und ängstlich, sie scheint noch in einer wahnhaften Atmosphäre versunken, die sie zu verbergen versucht. Sie ist traurig und leblos, als wenn sie nach dem Überwinden der psychotischen Krise depressiv, leer und orientierungslos geworden wäre. In einigen Sitzungen tauchen ein paar Erinnerungen an die schwierige Beziehung zu ihren Eltern auf. Sie erzählt, sie sei als Vierzehnjährige von ihrer Mutter geschlagen und gewaltsam nach Hause gebracht worden, da sie beim Händchenhalten und Küssen eines Jungen aus ihrer Schule, in den sie sich verliebt hatte, überrascht worden war. Agnese sagt, sie hätte es seither aus Angst vor einer möglichen Reaktion ihrer Eltern immer vermieden, mit einem Jungen auszugehen.

Tatsächlich hat sie in ihrer Jugend nie versucht, ein eigenständiges, von ihren Eltern getrenntes Leben zu führen. Sie verbrachte ihre Ferien nie alleine oder mit einer Gruppe von Freunden. Außerdem ging sie selten mit ihren Freundinnen aus, wodurch sie sich noch mehr von der Welt isoliert fühlte.

Vermutlich fing Agnese zu diesem Zeitpunkt damit an, ihren psychischen Rückzug zu konstruieren, der mit einem Liebesnest vergleichbar ist, in dem sie Schutz suchen konnte, eine fantastische Welt, in der ihre eigenen Kreationen durch Symbole und Zeichen bekräftigt wurden. Die Wahnvorstellung, die zu ihrer Einlieferung in die Klinik führte, war tatsächlich erotischer Natur. Der Protagonist war ein alter Schulfreund, der sich in sie verliebt hatte, ihr folgte, mit ihr sprach, überall anwesend, aber nie sichtbar war, weil er sich – so ihre Worte – immer vor ihren Augen versteckte. Ihr psychischer Zustand war von Raserei geprägt, die durch visuelle und auditive Halluzinationen angeregt wurde und sich auf die Gegenwart ihres Geliebten sowie die von ihm hinterlassenen Zeichen bezog.

Marco, der Protagonist der Wahnvorstellung, war tatsächlich einer ihrer Schulkameraden gewesen. Was aber am meisten auffällt: Agnese erinnert sich daran, dass er der Anführer einer aggressiven Gang war, die sich ständig über sie lustig machte und dazu beitrug, sie in ihrer Klasse noch mehr zu isolieren. Ihr wahnhafter Rückzug half ihr dabei, die frustrierende Realität, die sie erlebt hatte, vollständig umzukehren: Marco liebt sie jetzt und kann ohne sie nicht leben.

* * *

Ich beschreibe jetzt das Material einer Sitzung aus dem vierten Monat der Analyse.

Die Patientin tritt ein, lächelnd und als eher flüchtige Erscheinung: »Ich werde meinen Traum beschreiben: Ich lebte in einem Videospiel, die Wände öffneten und schlossen sich auf meine Befehle hin, je nachdem, ob ich sagte: ›Öffne die Datei, schließe die Datei.‹ Aber als ich sie öffnete, kamen ein paar Leute, die hereinwollten; sie waren gefährlich. Es war ein ständiges Öffnen und Schließen. Ich wollte die Datei öffnen, damit ich herauskonnte, aber ich musste sie schließen, um mich zu schützen. Ich habe immer Angst. Sogar gestern, als ich mit meiner Mutter nach Mailand fuhr, hatte ich Angst, und als ich nach Hause kam, atmete ich erleichtert auf.«

Es scheint, als ob Agnese in diesem Traum ihr psychotisches Funktionieren beschreibt: Sie kann ein Videospiel erschaffen, das ihre psychische Realität ersetzt und das sie nach Belieben öffnen sowie schließen kann. Doch dann wird das psychotische System bedrohlich: Agnese kann es nicht mehr beherrschen und läuft Gefahr, gefangen gehalten zu werden, ohne dass es einen Ausweg gibt.
In einer darauffolgenden Sitzung, etwa einen Monat vor den Sommerferien, berichtet sie:

> »Ich bin heute glücklich, weil ich einen schönen Traum hatte, keinen ängstlichen. Ich war mit meinen Freunden aus dem Gymnasium zusammen, aber nur mit denen, die ich mochte, darunter Diana und Luciana. Wir waren in einer Schule in der Nähe des Meeres. Ich musste einen Computertest machen, meine Freundinnen einen Mathematiktest. Irgendwann beichte ich ihnen, was im September passiert ist. Dann bitte ich sie, die Medizin zu holen, die ich nehmen muss. Sie sind sehr nett zu mir, sie verstehen mich, aber das Absurde an dem Traum ist, dass auch Marco kommt [die Figur aus der Wahnvorstellung, Anmerkung d. Verf.], er macht sich nicht über mich lustig und behandelt mich auch nicht schlecht; tatsächlich sagt er mir, dass er gerne mit mir ausgehen würde, sofern ich aufhöre, mich aufzuspielen. Dann bin ich ruhig und friedlich aufgewacht.«

Der Traum scheint ruhig und positiv. Im ersten Teil schafft es Agnese, mit ihren Freundinnen über ihre psychotische Krise zu sprechen, und erinnert sich sogar an die antipsychotische Medizin, die sie einnehmen muss. Doch an dieser Stelle taucht unerwartet Marco auf, der Protagonist ihres amourösen Wahns.

Es scheint wirklich ein friedlicher Traum zu sein, aber bei näherer Betrachtung erweist er sich als ausgesprochen zweideutig. Warum taucht Marco unerwartet in dem Traum auf? Warum ist die Schule am Meer?

Angesichts dieses Materials muss man sich als Analytiker oder als Analytikerin die Frage stellen, ob die Patientin nicht versucht, ihren Gesprächspartner davon zu überzeugen (wie sie es bei ihren beiden Freundinnen im Traum macht), dass alles gut läuft und dass sie ihren Seelenfrieden wiedergefunden hat, während sie in ihrer Wahnvorstellung insgeheim eigentlich ein weiteres Treffen mit Marco am Rande der Sommerferien vorbereitet.

In der nächsten Sitzung wirkt Agnese scheinbar ganz ruhig:

> »Es ist gerade eine Zeit, in der ich über die Zukunft nachdenke; zwei einfache Dinge machen mich euphorisch. Ich gebe Ihnen ein Beispiel: Ich habe eine Creme gegen Cellulite gekauft, um sie im Sommer zu benutzen, und das ist ein fixer Gedanke, ich denke nur noch an den Urlaub. Ich habe einen neuen Badeanzug gekauft. Ich verbringe viele Stunden vor dem Spiegel. Der Gedanke ist so berauschend, dass ich mich hyperaktiv fühle. Dann fange ich an, mit Daniele zu plaudern, und wir sprechen über alles, Filme, Theater, Sport.«

Die Analytikerin merkt an, dass die Gedanken der Patientin am Anfang tatsächlich angenehm sind und dann krankhaft und schlecht werden. Agnese antwortet:

> »Ich kann die Gedanken nur wegschicken, wenn ich eine kleine Dosis Beruhigungsmittel nehme. Jedes Mal, wenn ich ans Meer fahre, träume ich davon, jemanden zu treffen, der meinem Leben eine Wende gibt und mit dem ich vielleicht durchbrennen kann...«

Wir können aus dieser Sequenz die Schlussfolgerung ziehen, dass die Patientin eine weitere psychotische Episode vorbereitet, da die Sommerpause naht und ihre Analytikerin nicht da sein wird. Die Cellulite-Creme könnte auf den Beginn einer neuen euphorischen sexuellen Phase hinweisen.

Tatsächlich stellt sich in sehr kurzer Zeit die gleiche wahnhafte Atmosphäre der ersten psychotischen Episode wieder ein. Agnese beginnt, Sitzungen zu versäumen, und – während sie ihren Eltern erzählt, dass sie zur Analytikerin gehe –zieht es vor, in einem wahnähnlichen Zustand durch die Stadt zu streifen. Nur eine prompte, sorgfältige psychiatrische Intervention und – nach nur kurzer Urlaubspause – die Wiederaufnahme regelmäßiger Sitzungen werden eine erneute Einweisung ins Krankenhaus verhindern.

Dieses kurze klinische Beispiel soll zeigen, wie der Wahn, wenn er sich einmal etabliert hat, die Tendenz hat, erneut in Erscheinung zu treten.

In diesem Fall war der Reiz des erregten und ekstatischen Zustands äußerst verlockend und die nahende Sommerpause in der Analyse verstärkte den psychotischen Anteil. Agnese führte schon immer ein karges, isoliertes Leben und scheint deshalb ihren wahnhaften Teil als eine berauschende Erfahrung von Freiheit zu empfinden.

Die Patientin ist bereits in dem Moment, in dem sie den Traum von der Schule am Meer produziert, in Gefahr; der wahnhafte Teil ist bereits eine geheime Komplizenschaft mit dem gesunden Teil eingegangen. Parallel zur Zurückhaltung der Patientin, die kein gutes Zeichen ist (tatsächlich stellt sie oft das entscheidende Element eines neuen Rückfalls dar), offenbart der Traum in diesem Fall die Machenschaften des psychotischen Teils.

Daher ist die Fähigkeit des Analytikers, die Spuren der psychotischen Transformation im Traum erfolgreich aufzugreifen, absolut entscheidend.

Dieses klinische Material über Agnese ist ein Beispiel dafür, wie die Träume einiger Patienten zu einem wichtigen Indiz für eine bevorstehende psychotische Krise werden können. Die Erforschung, wie der Wahn entsteht, und seine Durcharbeitung sollten auch bei Agnese die wesentlichen Punkte der Analyse sein. Diese Arbeit muss ständig und über einen langen Zeitraum hinweg geleistet werden.

Die Bedeutsamkeit des psychotischen Traums

In den kurzen klinischen Fragmenten versuchte ich zu zeigen, dass psychotische Träume sehr nützlich sind, da sie die Grundlage der *realen Kommunikation mit dem Analytiker* darstellen, die auf andere Weise nicht möglich ist, solange der Patient als Komplize der wahnhaften Organisation von dieser beherrscht wird. So gesehen *enthält der Traum eine Botschaft, während der Wahn sie verdeckt.*

Die Bedeutung eines psychotischen Traums, die sich nicht auf die Suche nach einem symbolischen Inhalt, sondern auf die Erzeugung des psychotischen Zustands bezieht, kann eine Botschaft übermitteln; diese kann für die Arbeit am wahnhaften Kern des Patienten und an seiner Tendenz, wahnhaft zu werden, unverzichtbar sein. Die im »Traum« enthaltene Darstellung der Psychose und die Art und Weise, wie sich der Patient von ihr verführen lässt, kann ausführlich und zu späteren Zeitpunkten bearbeitet werden.

Abschließend: Wenn der Wahn eine psychopathologische Konstruktion ist, die darauf abzielt, die psychische Realität zu verändern, kann der psychotische Traum

– der auch den Druck des Wahns darstellt, der das Ich in Besitz nehmen kann – für den Patienten zu einem der Mittel werden, die ihm zur Verfügung stehen, um *mitzuteilen*, was geschieht, und um Hilfe bei der Befreiung aus den verführerischen Fängen der Psychose zu bekommen. Es ist also der Traum – und nicht der Wahn –, der es ermöglicht, uns etwas mitzuteilen und uns verstehen zu lassen, über welche Handlungsmöglichkeiten der Patient verfügt, um in einen psychotischen Zustand zu geraten.

Kapitel 18
Das Problem der Übertragung bei psychotischen Zuständen

»Die wahnhafte Produktion positioniert sich in einem Raum, der weder der innere Raum der Psyche noch der äußere Raum ist, und auch nicht der Zwischen- oder Übergangsraum der Psyche […].«
(Racamier, 2000, S. 873; Übersetzung E. K.)

Die psychotische Übertragung resultiert aus einem bereits vorhandenen Wahn, der in das analytische Setting und die Beziehung eindringt: Der Analytiker wird zum Objekt des Wahns und verliert seine deutende Funktion. Der psychotische Anteil, der den Rest der Persönlichkeit erobert hat, zerstört die Fähigkeiten des Patienten zur Intuition und Selbstbeobachtung und behindert die analytische Arbeit.

In diesem Kapitel erörtere ich das Auftreten psychotischer Episoden während der Analyse und insbesondere die wahnhafte Übertragung, die – nachdem sie sich etabliert hat – die Tendenz zeigt, den analytischen Prozess in eine gefährliche Sackgasse zu führen. Dieses Thema wird in der gegenwärtigen psychoanalytischen Literatur kaum diskutiert und auch neuere Arbeiten beschäftigen sich kaum mit der analytischen Therapie psychotischer Patienten.

Frühere Beiträge

In der früheren psychoanalytischen Literatur war das Einsetzen eines psychotischen Zustandes während der Therapie oft Gegenstand genauer Untersuchungen und brachte viele unterschiedliche Beiträge hervor.

1965 fand in New York ein Diskussionsforum der American Psychoanalytic Society mit dem Thema *»Severe regressive states during analysis«* unter dem Vorsitz von Frosch statt (Weinshel, 1966). Hauptziel dieser Konferenz war die Fragestellung: Kann eine regressive Desorganisation, die sich in schweren Fällen manifestiert, als ein notwendiger Schritt auf dem Weg zur Besserung des Patienten angesehen werden, auch wenn dies mit großen Turbulenzen und Schwierigkeiten verbunden ist, oder ist sie ein gefährliches Ereignis, das so schnell wie möglich beseitigt werden muss?

Es gab große Meinungsverschiedenheiten zu diesem Thema: Einige Teilnehmer vertraten die Ansicht, dass schwere Regressionen, die während einer Analyse auftauchen, dem Patienten überhaupt nicht helfen; andere dagegen waren der Meinung, dass bei schwerkranken Patienten regressive Erfahrungen als eine notwendige Vorstufe zur Reintegration auf höheren Anpassungsebenen betrachtet werden sollten.

Eine weitere Frage, die auf dem Diskussionsforum gestellt wurde: Ist es möglich, diesen Entwicklungsverlauf aus der Geschichte des Patienten und den Erstgesprächen vorauszusehen oder kann er erst im Laufe der Behandlung aufgedeckt werden?

Weitere Fragen, die aufgeworfen wurden, lauteten: Welche anderen Ereignisse können diese gefährlichen Reaktionen begünstigen oder bedingen und wie gestaltet sich das Verhältnis zwischen diesem Zustand, der realen Übertragung und der sogenannten Übertragungspsychose?

Beim erneuten Lesen der in diesem wichtigen Forum vorgestellten Beiträge wird deutlich, dass die Zeit zwar noch nicht reif war, um brauchbare klinische Antworten zu finden, dass die grundlegenden Fragen aber äußerst klar und deutlich gestellt wurden. Diese Fragen sind auch heute noch für uns gültig.

Das Modell

Wie im vorigen Kapitel bereits erwähnt, basiert mein Modell zum Verständnis der Entwicklung des Wahns und somit auch der psychotischen Übertragung auf dem Gegensatz zwischen den gesunden und den psychotischen Persönlichkeitsanteilen, auf die Bion (1957) aufmerksam gemacht hat. Im Fall der Psychose dominiert der psychotische Anteil nicht nur über den gesunden Anteil, sondern ergreift zunehmend Besitz von ihm und verschlingt ihn, bis er verschwindet. Der psychotische Rückzug ist für die Umgebung nicht immer ersichtlich. Ein Kind, das dabei ist, psychotisch zu werden, erscheint möglicherweise ruhig, obwohl es sicherlich isoliert und nicht sehr kommunikativ ist. Deshalb ignorieren seine Eltern im Allgemeinen die Tatsache, dass es sich bereits psychotisch zurückgezogen hat (Steiner, 1993) und in einer Realität der dissoziierten Fantasie lebt. Wie Resnik (2001) betont, pendelt der psychotische Patient ständig zwischen zwei Welten: der realen und einer anderen, die einem ununterbrochenen Traum ähnelt.

Die Bedeutung der Krise

Im Gegensatz zu der Position, die ich gerade dargestellt habe, vertreten einige Autoren die Ansicht, dass die Regression, die während einer psychotischen Krise auftritt, ein positives Ereignis ist und einen nahezu wesentlichen Bestandteil des analytischen Prozesses darstellt.
Little hat 1958 eine Abhandlung über die Übertragungspsychose oder die »wahnhafte Übertragung« verfasst, die sich bei Menschen mit Charakterstörungen, Perversionen, psychosomatischen Erkrankungen, mentalen Störungen, Borderline-Störungen usw. manifestiert. Eine wahnhafte Übertragung hat nicht den Als-ob-Charakter einer neurotischen Übertragung, außerdem fehlt die Fähigkeit zur Symbolisierung; folglich sind Deutungen der Übertragung in diesem Zustand unwirksam. Little führt weiter aus, dass auch die Traumanalyse kontraproduktiv sei, da sie sich mit Träumen beschäftigt, die nur Abwehrmechanismen enthalten und deren manifester Inhalt nicht zum latenten Inhalt, sondern nur zu zahlreichen Assoziationen führt. In derartigen Träumen sind der manifeste und der latente Inhalt identisch, sodass der manifeste Inhalt dem Traumgedanken entspricht. Obwohl diese besonderen Merkmale der wahnhaften Übertragung eine Therapie sehr kompliziert machen, ist Little davon überzeugt, dass der Patient in einen Zustand regredieren muss, in dem noch keine Integration stattgefunden hat und der Patient zwischen dem Selbst und dem Objekt, zwischen Seele und Körper nicht unterscheiden kann.

Auch Searles (1963) glaubt, dass Regression und Symbiose für die Fortsetzung der Ich-Entwicklung notwendig sind, er versteht unter Regression die Rückkehr zu einem vorangegangenen Zustand des Ichs, zu einer früheren Psychose oder einer früheren Fixierung. Wenn Searles von einer Übertragungspsychose spricht, meint er die Entwicklung einer psychotischen Episode während der Therapie einer scheinbar gesunden Person, die die Ich-Struktur eines Borderline-Patienten aufweist. Die Übertragungspsychose verfälscht die Beziehung zwischen Patient und Therapeut und verhindert, dass sie als zwei eigenständige Personen miteinander eine Beziehung eingehen.

Andere Autoren dagegen kritisieren das Konzept, das in der Regression eine wesentliche Phase der Therapie sieht, und halten diesen Vorgang, der so schnell wie möglich aufgehalten werden muss, für etwas Negatives. Es ist jedoch nicht einfach, therapeutische von pathologischen Regressionen zu unterscheiden.

1966 stellt Gustav Bychowski fest: Die Übertragungspsychose, die ohnehin immer als therapeutischer Misserfolg gelten sollte, ist durch völlig wahnhafte psychotische Verzerrungen gekennzeichnet, die auf die Person des Analytikers projiziert werden; bei der neurotischen Übertragung weiß der Patient, dass es sich um eine Fantasie handelt, während er es bei der psychotischen Übertragung für die Realität hält. Der Autor behauptet, dass der psychotischen Übertragung ein psychotischer Kern zugrunde liege, der einem primitiven archaischen Ich entspricht, das von Narzissmus und Grandiosität sowie ungebändigter Aggression und destruktiver Feindseligkeit geprägt ist. Dieses archaische Ich wäre das Ergebnis regressiver Prozesse, denen sich das Ich unterworfen hat, um frühere Traumata abzuwehren.

In seinem Artikel *»Reconstruction and mastery in the transference psychosis«* stellt Wallerstein (1967) fest, dass die Übertragungspsychose Ausdruck der Probleme ist, die bei der Analyse von eindeutig psychotischen Patienten oder Borderline-Patienten auftreten; der Analytiker ist bei dieser Art von Übertragung häufig in den Wahn einbezogen. Der Autor beschreibt sehr präzise, dass zwei seiner Fälle, zwei Frauen mit neurotischer Pathologie (die eine hysterisch, die andere schwer zwanghaft), eine wahnhafte Übertragung entwickelt hatten, obwohl sie für eine klassische Analyse geeignet schienen. Beide hatten als Kinder ihre Väter auf traumatische Weise verloren, ein Verlust, der nicht durchgearbeitet worden war, da der familiäre Kontext dies nicht zuließ. In beiden Fällen war die Übertragungspsychose ein Hinweis dafür, dass das ursprüngliche Trauma zurückgekehrt war und die psychotische Regression eine rekonstruktive Funktion erfüllte.

Psychotische Übertragung und Übertragungspsychose

Bei der Unterscheidung zwischen der *psychotischen Übertragung* und der *Übertragungspsychose* haben Kernberg (1975) und Rosenfeld (1979) wichtige Fortschritte erzielt, was das Problem der psychotischen Manifestationen während einer Therapie sowie die Beziehung zwischen Übertragung und Psychose betrifft.

Die psychotische Übertragung impliziert die Einbeziehung der Person des Analytikers in die wahnhafte Welt des Patienten, die Übertragungspsychose hingegen ist eine *Psychose*, die sich nur auf die *Übertragung* beschränkt: In diesem Zustand entwickelt der Patient Wahnideen, psychotisches Verhalten oder Halluzinationen nur innerhalb der analytischen Situation; der Verlust seiner Fähigkeit, zwischen Realität und Irrealität zu unterscheiden, beeinträchtigt sein Leben nicht allzu sehr, es bleibt allem Anschein nach unverändert.

Der Patient entwickelt Aggressivität und Hass nur auf den Analytiker, der als die Ursache von Angst und Schrecken erlebt, gefürchtet und auf wahnhafte Weise angegriffen wird. Deutungen werden so sehr missverstanden, dass Kommunikation völlig unmöglich ist; der Analytiker fühlt sich ohnmächtig und ist überwältigt von der gewalttätigen Entwicklung des psychotischen Prozesses, in den er hineingezogen wird.

Kernberg und Rosenfeld betrachten die Übertragungspsychose allerdings aus zwei unterschiedlichen Perspektiven.

Kernberg ist der Ansicht, dass sie eine unvermeidliche Entwicklung der analytischen Beziehung mit einem Borderline-Patienten darstellt, der die unbewussten pathogenen Beziehungen seiner Vergangenheit erneut erlebt; seine Verwirrung resultiert aus einem Mangel an Ich-Grenzen, der diese Zustände kennzeichnet. Deshalb muss die Übertragungspsychose gestoppt werden, indem man Regeln und Grenzen für die aggressiven Äußerungen des Patienten aufstellt.

Rosenberg hingegen vertritt die Hypothese, dass traumatisierte Borderline-Patienten ein äußerst sadistisches Über-Ich aufweisen. Wenn dieses Über-Ich auf den Analytiker projiziert wird, entwickelt sich die Übertragungspsychose: Der Patient wird von schrecklichen Ängsten ergriffen und hört, wie der Analytiker ihm sagt, dass er (der Patient) vollkommen böse sei. Seine Angst hat mit seiner Furcht zu tun, sich aufzulösen, zu sterben, völlig verrückt zu werden oder vom Analytiker verrückt gemacht zu werden. Rosenfeld geht davon aus, dass sich die Übertragungspsychose bei traumatisierten Borderline-Patienten durch eine zeitlich ungünstige Deutung der destruktiven Aspekte manifestiert; diese Patienten entwickeln einen Verfolgungswahn, da sich der Analytiker, ohne es zu wissen, wie ein destruktives Über-Ich verhalten hat.

Kurz gesagt, wir können davon ausgehen, dass sich die Übertragungspsychose bei Borderline-Patienten entwickelt, wenn der Analytiker den Patienten wiederholt nicht versteht. Der Patient fühlt sich dann angegriffen, als wenn der Analytiker absichtlich und offenkundig einen Fehler gemacht hätte, um ihn zu verletzen oder verrückt zu machen. Das Trauma, das der Patient in der analytischen Beziehung erlebt, versetzt ihn höchstwahrscheinlich erneut in einen ähnlichen Zustand, wie er ihn in seiner Kindheit erlitten hat.

Im Gegensatz hierzu entwickelt sich die psychotische Übertragung, nicht weil aufgrund einer ärztlichen Behandlung eine Erleichterung eingetreten ist, sondern weil ein bereits bestehender Wahn immer weiter in den analytischen Raum eindringt.

Absteckung der Grenzen

An dieser Stelle möchte ich darauf hinweisen, dass ich primär über die wahnhafte Übertragung schreibe; dies bedeutet nicht, dass eine nicht-psychotische Übertragung und die entsprechende Gegenübertragung nicht auch in verschiedenen Abschnitten der Therapie vorkommen und in der üblichen Weise behandelt werden müssen. Mit anderen Worten: Wir haben es mit zwei Realitäten zu tun, die nebeneinander existieren – der psychotischen und der nicht-psychotischen Realität.

Einige Analytiker beschreiben eine Gegenübertragung, die in der Therapie psychotischer Patienten die Merkmale einer überwältigenden Erfahrung annimmt: ein Zustand der Verwirrung, in dem die Grenzen des Selbst und das Identitätsgefühls gefährdet sind (Lombardi, 2005). Lombardi (2003) beschreibt sehr anschaulich seine Gegenübertragung, die er auf die gewalttätigen Projektionen eines seiner psychotischen Patienten zurückführte und die bei ihm ein so starkes Schwindelgefühl und Übelkeit auslöste, dass er sich an den Armlehnen seines Stuhls festhalten musste, damit er sich nicht mehr fühlte, als werde er ins Weltall geschleudert. Auch Resnik (2001) weist darauf hin, dass während der Psychose das Bild des Patienten von seinem Körper brüchig wird und er das Gefühl verliert, eine Person zu sein; all dies nimmt der Analytiker in der Gegenübertragung wahr, die dadurch für ihn zu einem Kompass wird, der die Richtung anzeigen kann, in die sich der Patient bewegt.

Die wahnhafte Übertragung

Ich habe bereits darauf hingewiesen, dass der psychotische Patient in einer sensorischen Realität verankert bleibt, die nicht in Gedanken umgesetzt werden kann, was auch seiner Unfähigkeit zu träumen entspricht.
Im Weiteren versuche ich zu zeigen, dass dieser Mangel den Psychotiker daran hindert, eine Übertragung mit emotionalem und symbolischem Gehalt zu entwickeln, deren Verständnis ihm durch eine Deutung zurückgegeben werden kann.

Die psychotische Übertragung beinhaltet die Einbeziehung der Person des Analytikers in die wahnhafte Welt des Patienten. Bis zu einem bestimmten Zeitpunkt ist der Patient in der Lage, den wahnhaften Zustand von der Übertragung zu unterscheiden, aber dann nimmt diese Fähigkeit ab; mit anderen Worten, der bereits bestehende Wahn entwickelt sich und breitet sich aus, um sich den Analytiker einzuverleiben. Während des psychotischen Zustands kann der Analytiker zu einer bedrohlichen Figur werden (wie bei einer Verfolgungsübertragung) oder als verführerische Person erscheinen, die den Patienten lockt oder erregt (wie bei einer wahnhaften erotischen Übertragung). Die Gefahr dieser Situation liegt darin, dass der Analytiker seine Position als eine vom Patienten getrennte Person verliert und seine analytische Funktion einbüßt. Um diese zurückzugewinnen, muss er sich aus der Zwangslage befreien, in die ihn der Patient gebracht hat. Auch wenn, wie gesagt, das Auftreten einer psychotischen Übertragung immer etwas Gefährliches ist, so ist es doch notwendig, an ihr zu arbeiten, um zu verstehen, wie der Patient sie konstruiert hat.

* * *

Giovanni[24] durchlief eine wahnhafte psychotische Episode, die sich bei einem Auslandsaufenthalt manifestierte und deren Symptome nach einer pharmakologischen Behandlung teilweise verschwanden. Der Verfolgungswahn, der nach einer Phase des zunehmenden Größenwahns auftrat, wurde durch einen Streit mit einem ausländischen Kollegen ausgelöst, der zum Anführer von Verschwörern wurde, die ihn töten wollten.

Obwohl sich Giovannis Zustand etwas gebessert und er eine Beratertätigkeit aufgenommen hat (für die er jeden Tag das Haus verlässt und Menschen trifft), lebt er, als wenn er sich in der Schwebe zwischen zwei benachbarten psychischen Realitäten befinden würde, von denen die eine jederzeit überraschend die andere ablösen kann.

Der Patient fürchtet immer noch, dass er in dem Café, in dem er zu Mittag isst, vergiftet werden könnte, und ist ständig bereit, aus trivialen Ereignissen Hinweise auf Verschwörungen gegen ihn zu entnehmen. Als er in einem Café in der Nähe meiner Praxis saß, kreuzten sich einmal unsere Wege, aber da ich ihn nicht sah, grüßte ich ihn auch nicht. In der folgenden Sitzung hat er große Schwierigkeiten und erhebliche Angst, mir gegenüber einzugestehen, dass er mich gesehen hat: Es hätte so ausgesehen, als ob ich rennen würde; er war sich sicher, dass ich in ein kleines Restaurant in der Nähe gehen wolle, dessen Besitzer die gleiche Nationalität hat wie sein Rivale und das ein Versteck seiner Verfolger ist, die ihn töten wollen.

Diese Art der Kommunikation beunruhigt mich sofort in hohem Maße: Die Hoffnung, dass der analytische Raum von der Verfolgung verschont bliebe, hat sich zerschlagen, und ich befürchte, in seinen Wahn einbezogen zu werden und meine analytische Funktion verlieren zu können. Deshalb frage ich Giovanni, wie um alles in der Welt er glauben könne, dass ich als sein Therapeut jemals daran denken würde, ihn zu verraten und mich mit den Menschen zu verbünden, von denen er sich verfolgt fühlt.

Giovanni sagt, er wisse nichts über mich; ich sei ein Fremder, der ihn möglicherweise verraten würde. Er fügt hinzu, ich könnte beispielsweise von seinen allmächtigen Verfolgern erschreckt oder den riesigen Geldsummen angelockt werden, die sie mir anbieten.

In den folgenden Sitzungen wiederholt er, dass er mich, seinen Analytiker, nicht kenne und nichts über mich wisse: Alle Menschen, außer seinen Eltern, könnten von seinem mächtigen Feind gekauft oder durch Gehirnwäsche dazu gebracht werden, ihn zu zerstören.

* * *

24 Ich habe diesen Patienten, der auch in Kapitel 17 erwähnt wird, bereits in meinem Buch *Vulnerability to Psychosis* (2009 [2006]) beschrieben.

In den folgenden Sitzungen wird dieser Punkt weiterbearbeitet. Der Patient beginnt sich einzugestehen: Wenn er den Mut hätte, mich, den Analytiker, näher kennenzulernen, könne er mich als Mensch sehen und das Bild von mir als affektlose Marionette aufgeben, die – wie es ihm eine wahnhafte innere Stimme suggeriert – von seinen Feinden manipuliert wird. Dies könnte dazu beitragen, dass er eine gute Beziehung zu mir aufbaut und in seiner inneren Welt eine dauerhafte Erfahrung macht.

Ich stelle fest, dass bei der Konstruktion der psychotischen Übertragung im Kern derselbe Mechanismus abläuft, der das wahnhafte System strukturiert: Sobald Giovanni das Gefühl hat, ich werde von seinen mächtigen Feinden versklavt, projiziert er offensichtlich seine früheren Einstellungen und Ängste auf mich (seine Vernichtung durch Macht und Reichtum oder seine Unterwerfung unter mächtige Leute).

Ich fragte mich anschließend, warum ich in dieser Sitzung Giovannis Verhalten nicht gedeutet und ihm gesagt hatte, dass ich aufgrund seiner Projektionen in einen Verfolger verwandelt worden war; ich hatte offensichtlich geahnt, dass er diese Art der Deutung (die Beschreibung seiner projektiven Identifikation) nicht verstehen konnte, da sein Denken zu konkret war. Deshalb hatte ich meinerseits mit einer Frage geantwortet, die ihm die Möglichkeit gab, einen Schritt zurückzugehen und über die gerade stattgefundene psychotische Transformation zu reflektieren.

In diesem entscheidenden Moment war mir klar geworden, dass eine dynamische Deutung den Patienten nicht erreicht hätte, da ihm jegliche Fähigkeit zur Selbstbeobachtung fehlte. Mit meiner Frage, wie ich zu seinem Verfolger geworden sei, wollte ich ihm stattdessen helfen, den Gedankengang, mit dem er die Wahnvorstellung konstruiert hatte, noch einmal nachzuvollziehen. Sobald die Projektion des Wahns stattgefunden hatte, erreichte die Verfolgungsangst ein traumatisches Ausmaß: Die Verfolgung war eine konkrete Tatsache geworden und alles deutete auf den Abbruch der Therapie hin.

Mein Gefühl der Beunruhigung führte ich auf die Gefährdung *der analytischen Beziehung* zurück, die als einzige eine Containerfunktion für das psychotische Funktionieren übernehmen und den gesunden vom psychotischen Anteil unterscheiden konnte.

In diesem Fall beruhte die analytische Technik auf dem Versuch, den Patienten dazu zu bringen, die Elemente zu erkennen, mit deren Hilfe er die Wahnvorstellung konstruiert hatte, die die Figur des Analytikers in sich einverleibt hatte. In der Diskussion im Anschluss an die wahnhafte Episode erkannte der Patient, dass eines der Elemente, welches die psychotische Übertragung begünstigt hatte, sicherlich die ganz unerwartete Tatsache war, mir auf der Straße begegnet zu sein. Sein Anspruch auf uneingeschränkte Kontrolle über die Realität wurde in Frage gestellt und er wurde von Angst gepackt.

In diesem Moment konnte der Patient nicht zwischen der Person (dem Analytiker) und der Welt, die ihn verfolgte, unterscheiden. Was die analytische Beziehung betrifft, hatte er tatsächlich keine großen Fortschritte gemacht und der Analytiker nahm nach einigen Monaten der Analyse einen ziemlich unklaren und konfusen Platz in seiner Psyche ein.

Die in diesem Fall angewandte Methode der Deutung hatte das Ziel, die Dynamik der wahnhaften Konstruktion zu verstehen: Deskriptive Deutungen sollten das Vorgehen des psychotischen Anteils in den Vordergrund rücken, den der Patient als Beschützer erlebt, der aber gleichzeitig ein schlechtes Licht auf die Objekte (den Analytiker) wirft, die einer guten Abhängigkeit dienen. Die Analyse der psychotischen Übertragung ging in diesem Fall Hand in Hand mit der Analyse des Wahns.

Rosenfeld (1997) weist auf die Notwendigkeit hin, die Entwicklung der psychotischen Übertragung von Anfang an zu verstehen, um zu verhindern, dass in kürzester Zeit der wahnhafte von dem gesunden Anteil Besitz ergreift. In diesem Fall kann jede Vergiftung der analytischen Beziehung und jeder Kompromiss in Bezug auf das Setting irreversibel werden. Es ist einfacher, die psychotische Übertragung rechtzeitig zu containen, solange der Patient, wie in Giovannis Fall, seinen Wahn nicht vor dem Analytiker verbirgt. Die Situation wird viel komplizierter, wenn der Patient – wie im folgenden Fall – seine Neigung zu einer wahnhaften Übertragung geheim hält.

Die heimliche wahnhafte Übertragung

Wir können von wahnhaften »Tagträumen« sprechen, wenn wir mit heimlich gehegten Fantasien konfrontiert werden, die neben den realen Beziehungen des Individuums in seinem Alltag existieren oder parallel zu ihnen aufrechterhalten werden. Es ist allerdings möglich, dass zu einem bestimmten Zeitpunkt sich das Gleichgewicht zwischen den beiden Realitäten zugunsten der Realität verschiebt, die in der Vorstellung konstruiert wurde.

Der wahnhafte Zustand kann als eine durch die Vorstellung hervorgerufene Verfälschung betrachtet werden, die der Patient nicht bemerkt, die sich aber dem Bewusstsein aufdrängt und eine fortschreitende Verzerrung der Realität verursacht. Während die psychische Realität von Zweifeln behaftet ist, bleibt die wahnhafte sensorische Realität eine unumstößliche Tatsache.

In Kapitel 9 habe ich Maria beschrieben, die eine Liebesübertragung auf mich entwickelte. Das war ein einzigartiger Fall, der auf einen besonderen Umstand zurückzuführen ist. Es handelte sich nämlich nicht um einen bereits existierenden wahnhaften Zustand, in dem sich – wie in Giovannis Fall, den ich gerade erläutert habe – die Figur des Analytikers einverleibt wurde: Der Fokus des Wahns lag vielmehr bei seiner Entstehung auf der Figur des Analytikers, der den wahnhaften Wunsch bestätigen sollte.

Wenn wir die beiden psychotischen Übertragungen von Giovanni und Maria vergleichen, können wir feststellen: Die verfolgende wahnhafte Übertragung (wie die von Giovanni) kam leichter zum Vorschein, da ein Teil des Patienten von seiner Angst befreit werden wollte, in Marias Fall hingegen blieb die Liebesübertragung geheim und wurde nicht kommuniziert, da Maria den lustvollen Zustand aufrechterhalten wollte. In Wirklichkeit sehnt sie sich nach dem Hochgefühl und erreicht es, indem sie in ihrer Fantasie eine irreale Situation schafft, die sie für wahr hält.

Was wird aus dem Analytiker in der psychotischen Übertragung?

Im Allgemeinen wird ein Fortschritt in der Analyse von einer zunehmenden Verinnerlichung der analytischen Funktion und der Figur des Analytikers begleitet, was auch aus dem Inhalt der Träume in einem fortgeschrittenen Stadium der Analyse hervorgeht. In diesen Träumen wird der Analytiker als eine freundliche oder liebevolle Figur repräsentiert, die mit positiven Emotionen ausgestattet ist. Im Verlauf der psychotischen Entwicklung stoppt dieser Prozess der Introjektion und bricht katastrophal zusammen, wie die folgende klinische Vignette zeigt.

* * *

Als ein junger Patient gerade dabei war, sich aus seinem größenwahnsinnigen psychotischen Zustand zu befreien, brachte er einen Traum, der – wie im Nachhinein zu sehen war – einen Angriff (der im Lauf der psychotischen Transformation durchgeführt worden war) auf den Analytiker und das Elternpaar darstellte.

> In dem Traum war er in das Haus eines Analytikerpaares eingeladen worden, das ihm erlaubte, in ihr Doppelbett zu gehen. Hier erregte er sich, indem er sich schnell drehte, und erreichte einen glückseligen Zustand der Lust. Seine Eltern erschienen, verschwommen und weit weg. An einem bestimmten Punkt war er von deformierten Dackeln mit rückwärts aufgesteckten Köpfen umgeben, die sich beschwerten und ihn beschuldigten, für ihre Missbildungen verantwortlich zu sein.

* * *

Der Patient sagte, er habe das Gefühl, dass die kleinen deformierten Tiere in seinem Traum etwas mit ihm zu tun hätten und dass sie so etwas wie sein kleines Selbst seien. Der Patient visualisierte im Traum den Zustand masturbatorischer Lust, der ihm den Zugang zu seinem Allmachtswahn ermöglicht hatte, aber jetzt wurde ihm die Destruktivität dieses Prozesses bewusst; sie war nämlich verantwortlich für seine psychischen Verletzungen und für die Abschwächung seiner Eltern und seines Analytikers. In der Übertragung hatte das Analytikerpaar ihm erlaubt, in ihr Bett zu gehen und sich wie ein Größenwahnsinniger zu erregen. So erschienen die Figuren seiner Eltern undeutlich und verschwommen, gleichzeitig fühlte er sich schuldig, seinem Selbst irreparablen Schaden zugefügt zu haben.

Ich berichte jetzt kurz von dem Material eines Falles in der Supervision, der zeigt, was mit der Figur des Analytikers geschieht, wenn der psychotische Zustand von der Psyche einer Patientin Besitz ergreift.

Angela ist eine junge Frau, einundzwanzig Jahre alt, deren erste psychotische Episode im Alter von sechzehn Jahren zusammen mit einer mystischen Wahnvorstellung und einem überschwänglichen Zustand auftrat, die sie zu dem Geständnis veranlassten, sie habe sexuelle Beziehungen mit Jesus Christus gehabt.[25] Sie war ein schüchternes Kind gewesen und hatte zurückgezogen in ihrer Fantasiewelt gelebt. Nach etwa zwei Jahren Therapie kam es zu einer zweiten psychotischen Episode: Die Patientin sagt, sie sei der Teufel, und sie bittet die Therapeutin, ihr nicht in die Augen zu sehen, da sie Angst habe, sie zu kontaminieren. Die Krise wird zu Hause mit Hilfe eines Psychiaters bewältigt. Angelas schwerkranker Zustand führt dazu, dass mehrere Sitzungen ausfallen, weil sie sich aus Angst, getötet zu werden, nicht mehr aus dem Haus traut. Die Therapeutin dachte ausführlich über die Gründe für die neue Krise nach und besprach sie in der Supervision.

Der Supervisor ist der Meinung, dass die Therapeutin zu sehr auf der symbolischen Ebene (inhaltliche Deutungen) gearbeitet habe und übermäßig besorgt um die Patientin gewesen sei, sodass gelegentlich nicht einmal die vereinbarten Zeiten des Settings genau eingehalten wurden. Vielleicht hatte die Angst, die die Patientin auf sie übertrug, die Therapeutin daran gehindert, die besonderen Aspekte der psychotischen Transformation wahrzunehmen und diese rechtzeitig zu containen.

Der Therapeutin wurde empfohlen, sie solle versuchen zu verstehen, wie Angela in den Wahn gerät, und alles aufschreiben, was sie ihr diesbezüglich mit-

25 Die Patientin wurde von Dr. Marina Medioli behandelt.

teilt. Die Patientin geht auf eine Kunstschule und wurde aufgrund ihrer zeichnerischen Fähigkeiten von ihrer Familie immer für ein kleines Genie gehalten. Oft brachte sie Zeichnungen mit in die Sitzungen und deren Inhalt wurde dann besprochen. Die analytische Sequenz, von der ich berichte, findet im Anschluss an Angelas partielle Genesung von der psychotischen Episode und ihre Wiederaufnahme der regelmäßigen Sitzungen statt. Dies ist der Zeitpunkt, an dem wir der Patientin helfen können, den Reiz zu verstehen, den die Psychose auf ihre Psyche ausübt. Was diesen Aspekt betrifft, werden in der folgenden Sequenz Angelas besondere intuitive Fähigkeiten deutlich.

In einer der Sitzungen spricht sie von einem Traum: »Ich bin mit meinem Vater in einem Zug; es ist Abend. Wir müssen in ein kleines Dorf in der Nähe fahren und da es Abend ist, stelle ich mir vor, dass wir in jener Nacht nicht mehr nach Hause kommen. Während der Fahrt arbeitete mein Vater sehr konzentriert an seinen Papieren, und ich fühle mich ein bisschen unbehaglich und allein. Dann befinde ich mich in einem anderen Auto, ich und mein Vater mit Frau Franzoni am Steuer.[26] Ich erkenne Frau Franzoni und fühle mich sehr unwohl, mit ihr im selben Auto zu sein. Ich komme zu einer Schule, die von einer hohen Mauer umgeben ist. Es ist eine Schule, in der Bogenschießen unterrichtet wird. An diesem Abend bin ich in einem Schlafsaal mit anderen Mädchen, und in der Dunkelheit sehe ich ein Mädchen, das mich auf seltsame Weise anlächelt; sie hat eine Art phosphoreszierenden Bogen. Am nächsten Morgen gehen wir alle ins Schwimmbad und aus Angst, dass jemand meinen Bademantel stehlen könnte, paddle ich wie ein Hund und halte den Bademantel in meinen Händen über dem Wasser.«

Was der Patientin zu dem Traum einfällt, ist ihre Angst, jemand könne ihr etwas wegnehmen, wenn sie ins öffentliche Schwimmbad geht; tatsächlich legt sie ihr Handtuch und ihre Schlüssel für den Spind an den Rand des Schwimmbeckens. Als die Therapeutin sie darauf hinweist, dass der Bademantel wie eine Haut sei, bestätigt sie, dass sie Angst habe, ihre Identität zu verlieren. Sie spricht über den Bogen und sagt, sie sei von dem Lächeln des Mädchens überrascht gewesen. Es sei die Art von Lächeln, die auch Angst einflößt. Sicherlich stehe hinter all dem auch ihre Angst, getötet zu werden, und deshalb sei die Tatsache, dass der Bogen phosphoresziert, etwas Gutes, weil man ihn somit gut erkennen und sehen könne.

Die Sitzung geht zu Ende, die Therapeutin verabschiedet sich von der Patientin und sagt zu ihr, dass beide die Aufgabe hätten, über den Traum nachzudenken.

26 Anna Maria Franzoni ist eine italienische Mutter, die wegen Kindstötung verurteilt wurde.

> In der nächsten Sitzung – vielleicht zum ersten Mal im Verlauf ihrer Therapie – bringt Angela ihren ersten durchgearbeiteten Beitrag ein. Sie habe viel darüber nachgedacht, was der Bogen im Traum bedeuten könne; er rufe bei ihr die Vorstellung von Licht hervor und deshalb kämen ihr Engel und Dämonen in den Sinn. Die Analytikerin weist sie darauf hin, dass dies der wahnhafte Teil sei, von dem sie erfasst, erleuchtet und verführt werde und der sie glauben lasse, dies sei der einzige Weg, etwas Überlegenes zu werden, nämlich ein Engel. Die Patientin stimmt zu und sagt, sie habe das Gefühl, ein Engel zu sein, der immer auch ein Teufel werden könne.

Der Traum zeigt die Verzauberung durch die sinnliche Grandiosität, die die Patientin gefesselt hat, macht aber auch mit großer Präzision deutlich, dass die psychotische Transformation nur deshalb erfolgen konnte, weil der Vater psychisch abwesend war.

Wir können vermuten, dass der psychisch abwesende Elternteil auch die Analytikerin sein könnte, die die Entwicklung der Flucht in den Wahn nicht vorausgesehen hat. Tatsächlich wird in den Träumen, die dem psychotischen Zustand vorausgehen oder folgen, die Analytikerin oft als farblose oder psychisch abwesende Figur dargestellt; die Patientin dagegen wird als eine Person gezeigt, die die universelle Ordnung verletzen oder eine parallele Realität aufbauen will, in der sie tun kann, was sie möchte. Dies wird durch die psychische Abwesenheit ihrer Eltern sowie ihrer Analytikerin möglich und gilt bei der Anamnese als etwas, was bei vielen psychopathologischen Symptomen psychotischer Patienten durchaus üblich ist. Die aktive Vorgehensweise der Patientin, die die psychische Abwesenheit der Analytikerin ausnutzt, um sich in den wahnhaften Zustand locken zu lassen, ist eine wichtige Dynamik. In der Schulszene, an einem Ort fernab von dieser Welt, an dem das Bogenschießen gelehrt wird, beschreibt Angela die berauschende sensorische Anziehungskraft des Wahns, des sinnlichen phosphoreszierenden Bogens.

Indem es der Patientin gelingt, im Traum Bilder für ihre halluzinatorische Realität zu finden, erlaubt sie ihrer Analytikerin den Zugang zu ihrem psychotischen Zufluchtsort.

Die genaue Beschreibung der Schwäche des gesunden Teils stellt meines Erachtens den dynamischen Kern dar, der mit all seinen Implikationen während des gesamten Verlaufs der Therapie ständig im Auge behalten werden muss.

Die pseudo-neurotische Übertragung bei psychotischen Zuständen

Es wird schwieriger, das Auftreten einer psychotischen Krise während einer Behandlung zu vermeiden, wenn der Analytiker den neurotischen Teil des Patienten bearbeitet und das Risiko einer psychotischen Krise vernachlässigt.

Während wir einerseits die Entwicklung einer psychotischen Übertragung erwarten und befürchten müssen, kann im Verlauf der Therapie eines psychotischen Patienten eine neurotische Übertragung bestehen. Diese Übertragung kann ein Abwehrmanöver des Patienten sein, der dazu neigt, seinen pseudo-neurotischen Teil zu benutzen, um den psychotischen Kern aus der Analyse fernzuhalten. Tatsächlich versuchen psychotische Patienten zu Beginn einer Therapie häufig, eine scheinbare Genesung zu erreichen, indem sie das fragile Gleichgewicht wiederherstellen, das ihre Persönlichkeit vor der Krise gekennzeichnet hatte. Es liegt auf der Hand, dass in solchen Fällen der Therapeut selbst zu Missverständnissen beiträgt, wenn er – wie im folgenden Fall – die Augen vor dem pathogenen Potenzial des psychotischen Kerns verschließt und somit die bequeme Haltung einnimmt, sich im Laufe des analytischen Prozesses nicht mehr mit der Pathogenität seines Patienten auseinandersetzen zu müssen.

* * *

Ada[27] ist eine junge Frau im Alter von dreiundzwanzig Jahren. Im Gymnasium litt sie unter Angstattacken und Phasen der Isolation, es folgten Magersucht und Diäten, die sie mit zwanghafter Strenge einhielt. Sie wurde von einem Psychiater, der sie während eines mehrwöchigen Krankenhausaufenthaltes behandelt hatte, zur Analyse geschickt. Zuvor hatte sie einen bizarren Versuch unternommen, Gegenstände zu verschlucken, der von ihrer Mutter vereitelt wurde; diese hatte eingegriffen und somit verhindert, dass Ada erstickte.

Zu Beginn der Analyse plagt Ada ein Gefühl der Leere und Abulie, sie sagt aber, sie habe sich vor ihrer Einlieferung ins Krankenhaus sehr intelligent, klar und kreativ gefühlt und in die Lektüre der großen Schriftsteller vertieft, vor allem Virginia Woolf.

In einem Gefühl zunehmender mentaler Erregung war ihr die Idee gekommen, sie sei Luzifer, der Lichtbringer, der bevorzugte Engel Gottes. Danach glaubte Ada, sie sei von Dämonen besessen und eine Unglücksbotin; außerdem hatte sie erkannt, dass sie sich umbringen müsse, um ein drohendes Weltende abzuwenden.

27 Ich habe diesen Fall mit Dr. Paola Capozzi besprochen. Das gleiche Material findet sich in Capozzi und De Masi (2001).

Letztlich verlor sie plötzlich ihre psychische Klarheit. Trotz ihrer Angst scheint der Erregungszustand, den sie während der psychotischen Episode erlebte, einen besonderen psychischen Ausnahmezustand darzustellen, an den sie sich mit Sehnsucht erinnert.

Die Therapie kann in zwei Teile gegliedert werden: Im ersten Teil überwiegen die Ängste ohne psychotische Symptome, im zweiten Teil wird die Patientin wieder psychotisch.

Im ersten Jahr der Behandlung wirft das Material der Sitzungen tatsächlich ein Licht auf ihre depressive Angst und den Zusammenbruch ihrer Identität. Die Analyse schien Fortschritte zu machen und die Deutungen des Übertragungsgeschehens – besonders jene bezüglich der befürchteten Unfähigkeit des Analytikers, sie zu verstehen und zu unterstützen – waren erfolgreich und halfen ihr zunächst, die zahlreichen Momente der Leere und Angst zu überwinden. Selbst wenn die Analyse gut verläuft, könnte man den Eindruck gewinnen, dass es »zu« gut läuft, und vielleicht annehmen, dass Ada, soweit es um eine Besserung geht, versucht, die Flucht nach vorn – in Richtung Genesung – anzutreten.

Jedenfalls war die Analytikerin davon überzeugt, dem Material genügend Aufmerksamkeit geschenkt zu haben; deshalb war sie von der neuen psychotischen Episode überrascht, die einsetzte, nachdem die Patientin schließlich der beharrlichen Bitte ihres Vaters zugestimmt hatte, mit ihm gemeinsam eine Reise zu unternehmen.

* * *

Aus diesem Grund verpasst Ada eine Woche lang ihre Sitzungen. Während der Reise wird sie erneut krank und hat die Wahnvorstellung, von ihrem Vater, den sie für den Teufel hält, sexuell erregt zu werden. Die Reise wird abgebrochen und die Patientin kommt erneut in die Klinik. Die Virulenz, mit der die neue psychotische Symptomatik ausbricht, zeigt uns, wie die gesamte analytische Arbeit, die scheinbar geleistet wurde, von einem Moment auf den anderen zunichte gemacht wird. An diesem Punkt fragt sich die Analytikerin, wie es dazu kommen konnte, dass sie eine so tief verwurzelte und unveränderte Fortdauer der psychotischen Situation nicht bemerkt hatte.

* * *

Offensichtlich wurden bis zu diesem Punkt nur die neurotischen Aspekte, die Ängste und entsprechenden Übertragungsprojektionen berücksichtigt, und es hatte sich im Lauf der Analyse keine Möglichkeit ergeben, tiefer in die psychotische Funktionsweise vorzudringen, die weiterhin existierte und Macht über die Patientin ausübte.

Bei der Wiederaufnahme der Analyse sagt Ada, sie habe die Reise mit ihrem Vater als ein inzestuöses Ereignis erlebt. Sie hatte den Eindruck, es sei für sie und ihren Vater anstößig, in einer Gruppe von Paaren zu sein. Die anderen hielten sie für ein Ehepaar in den Flitterwochen. Das Zweibettzimmer, in dem sie schliefen, erschien ihr wie eine riesige rote Vagina, die sie zu »sündigen« Gedanken gegenüber ihrem Vater provozierte.

Während der psychotischen Episode hatte sie Angst vor der Analyse und ihrer Analytikerin; sie dachte, die Analytikerin sei wütend auf sie, weil sie irgendeine Regel verletzt oder ihr Gehirn zerstört habe. Die Patientin hatte nämlich schon in den vorangegangenen Monaten gesagt, dass es ihr gelegentlich passiert, in die Gedankenwelt ihrer Analytikerin einzudringen.

Die Unterbrechung der Analyse bedeutete eine dramatische Wende, in der sich die vorangegangene psychotische Episode wiederholte. In der neuen wahnhaften Episode scheint die Patientin durch die inzestuöse Flucht mit ihrem Vater einen Angriff gegen die Analytikerin-Mutter ausagiert zu haben, die im Wahn zu einer beschädigten und rachsüchtigen Figur geworden war. Deshalb fühlte sich die Patientin schuldig und von ihrer Analytikerin bedroht, die das verfolgende psychotische Über-Ich repräsentiert.

Auf dem Höhepunkt dieser destruktiven Atmosphäre erlebte sich Ada als diabolisch (wie in der ersten Episode, in der sie Luzifer war); sie war mit der Figur ihres Vaters verbündet, der auch einen Teil von ihr repräsentiert, den Teil, der sie dazu drängt, sich in eine manische sexualisierte Realität zu stürzen.

* * *

Angesichts der erneuten psychotischen Episode erkennt die Analytikerin, die die Gefahr einer neuen psychotischen Krise unterschätzt hatte, dass sie »im Nachhinein« gekommen war, nachdem sich die psychotische Katastrophe bereits ereignet hatte.

Da Ada sich dem väterlichen Wunsch (der für die Patientin wie ein Ultimatum geklungen hatte) nicht widersetzen konnte, hatte sie der Analytikerin die Rolle einer schwachen Mutter zugewiesen, die von dem sexualisierten Vater mitgerissen wird.

Zwei Träume, die der Krise vorausgehen und deren Bedeutung erst jetzt erkannt werden kann, verweisen zurück auf die Erotisierung der gefürchteten Vaterfigur, die sich dann in dem wahnhaften Ausbruch äußerte:

»Wir sind in den Bergen beim Skifahren; abends müssen wir auf unsere Zimmer gehen. Ich hoffe, dass ich mit einem Jungen, der mir gefällt, auf dem Zimmer sein werde, aber stattdessen muss ich in das Zimmer von Pater X gehen, der Italienischlehrer ist. Er will mich anfassen; ich renne davon; er verfolgt mich; das Haus verwandelt sich in ein Schloss; wo immer ich hingehe, bricht Feuer aus...«

»Zu Hause feiern meine Eltern eine Orgie; sie sind wie Betrunkene, die auf den Betten herumhüpfen. Meine Eltern freuen sich, dass ich in diesem Moment ankomme. Ich bin sauer auf sie, ich versuche, meine Cremes und mein Make-up zu holen. Aber ich kann nicht: Es ist, als würde ich hängen, meine Hände sind gefesselt, wie in einem Pornofilm.«

In diesen Träumen beschreibt Ada, wie sie durch die Verwandlung ihrer Eltern in perverse Objekte einen orgiastischen Bewusstseinszustand erreicht, aus dem sich ihre Verstrickung in eine sexualisierte Welt ergibt. Ihre Gefangenschaft in der Psychose und ihr völliger Verlust jeglicher Wahrnehmung menschlicher Beziehungen resultieren aus ihrer Duldsamkeit (»Es ist, als würde ich hängen, meine Hände sind gefesselt«).

Trotz aller möglichen Einschränkungen, die sich aus der Komplexität dieser Behandlung ergeben, trugen die Träume dieser Patientin in besonderer Weise zum Verständnis der veränderten psychischen Zustände bei, noch bevor sie klinisch in Erscheinung traten.

Sie zu verstehen, half beim Aufbau einer analytischen Beziehung, die die Grundlage für die Vorbeugung und Vermeidung weiterer psychotischer Implosionen bildete, da die Analytikerin nun besser in der Lage war, die im Traum vorbereitete Psychose zu erkennen. Im Fall von Ada war folgende Erkenntnis wichtig: Die neurotische Übertragung, die während des gesamten ersten Jahres der Analyse mit dem stillschweigenden Einverständnis der Analytikerin weiterhin bestand, stellte sich im Nachhinein als eine Abwehrstrategie gegen eine potenzielle psychotische Transformation heraus, die auf der Lauer lag. Wie gesagt, es gab eine wechselseitige Kollusion zwischen Patientin und Analytikerin, da Letztere die psychotische Episode, die vor der Analyse aufgetreten war, unterschätzt und nicht bearbeitet hatte.

Ich möchte eine weitere Beobachtung zur Kollusion bezüglich der Rolle des Vaters in der Analyse der Patientin ergänzen. Der Vater, ein erfolgreicher Mann mit einem grandiosen manischen Charakter, dachte nicht sehr positiv über die Analyse seiner Tochter und hatte in der Tat ihr Einverständnis bekommen, mit ihm in den Urlaub zu fahren, ohne das Problem der verpassten Sitzungen zu berücksichtigen. Unerwartete Interferenzen durch Angehörige bei der Analyse von Psychotikern sind keine Seltenheit. Auf einer tieferen Ebene aber hält Ada an dem manischen Vater fest, der lieber mit ihr als mit ihrer Mutter in den Urlaub fährt. Schon im frühen Kindesalter identifizieren sich psychotische Patienten oft mit den pathologischen Aspekten eines oder beider Elternteile.

Die Verwandlung der Analytikerin in eine aggressive, rachsüchtige Figur, die sie bestrafen will, findet in Adas innerer Welt statt und lässt sich auf die erotisierte Verschmelzung mit ihrem Vater zurückführen.

Ein inneres Objekt, das zum Wahnsinn drängt

In einigen Fällen sind die Träume von psychotischen Patienten sehr hilfreich, da sie die Dynamik des psychotischen Kerns in Bezug auf andere Persönlichkeitsanteile sehr präzise beschreiben. In diesen Fällen ist es meines Erachtens äußerst wichtig ist, dem Patienten – sofern es das Material erlaubt – deskriptive Deutungen zu geben, damit der Einfluss des psychotischen Teils contained und isoliert werden kann. Besonderes Augenmerk muss auf die innerpsychische Dynamik zwischen dem psychotischen und dem nicht-psychotischen Teil der Persönlichkeit gelegt werden.

Ich erläutere dieses Problem, indem ich einen von Adas Träumen vorstelle:

> »Ich befinde mich in einer Ausstellung von Dalís Werken. Es gibt einen leeren Vorraum mit Säulen, die wie die Giraffenhälse von Dalís Frauen aussehen. Ich bitte Dalí, mich in einen Raum zu begleiten, weil ich Angst habe. Er geht mit mir in einen anderen Raum und gibt mir ein Stück der Madonnen-Skulptur zu essen, auf dem steht: ›Es ist jetzt zu spät.‹ Ich bitte ihn, mich nach Hause zu bringen, weil ich die Autoschlüssel nicht habe. Das Auto verwandelt sich in ein Fließband, es geht hoch, es ist wie ein Gummiband, an dem man mit beiden Händen ziehen muss. Es ist sehr steil, ich lache wie eine Verrückte und werfe mich nach hinten.«

Der Traum könnte als Übertragungstraum gedeutet werden: Die Figur des Dalí könnte für die Analytikerin stehen, die eine solche Anziehungskraft auf Ada ausübt, dass sie Ada aus der Realität in eine surreale Welt führt. Es ist nämlich möglich, dass die Patientin ihren Wahnsinn auf die Analytikerin projiziert hat, sodass dieser nicht mehr von ihrem wahnsinnigen Teil zu unterscheiden ist.

Jedoch gibt es in diesem Fall sehr wahrscheinlich keine Anzeichen dafür, dass wir es mit einer möglichen wahnhaften Übertragung zu tun haben. Viel eher haben wir es mit einem Traum zu tun, der eindeutig die Eroberung des gesunden Teils durch den psychotischen Teil (den surrealistischen Maler) beschreibt.

Eine Deutung, die sich auf die Analytikerin konzentriert, wäre für die Patientin verwirrend; sie könnte die Deutung so verstehen, als wenn die Analytikerin ihr sagen würde, dass sie (die Analytikerin) die Figur im Traum ist, die sie erregen und verrückt machen will. In diesem Fall würde die Patientin mit Verfolgungsangst reagieren.

Es ist hilfreicher und richtiger, eine *innerpsychische* Deutung vorzunehmen und zu beschreiben, wie zwei Teile von ihr in ihrer inneren Welt existieren: ein Teil, Salvador Dalí, der sie für sich gewinnen will, der sie erregt und sie glauben lässt, sie sei eine große Künstlerin, der sie aber in Wirklichkeit betrügt und verrückt macht, und ein anderer Teil, der dem Reiz des ersten Teils nachgibt. (Tatsächlich hatte Ada bereits von ihrer Begeisterung für Dalís Malerei und den Surrealismus, das Automatische Schreiben, das »das Unbewusste befreit«, und Polyphrasie gesprochen; außerdem hatte sie in der Vergangenheit Perioden der Grafomanie, in denen sie tagelang vor sich hinschrieb.)

Der Traum mit Salvador Dalí (dem surrealistischen Maler, der die Realität transformierte) ist ein starker Hinweis auf die verführerische Wirkung des psychotischen Teils, der dieses Mal dem Analytiker vorgestellt und mitgeteilt wird.

Die Deutung dieses Traumes auf der innerpsychischen Ebene war besonders wichtig, da sie die Beteiligung der Patientin an der Konstruktion des psychotischen Zustandes in den Vordergrund rückte, der zu ihrer ersten Krankenhauseinweisung führte. Es besteht natürlich ein Zusammenhang zwischen dieser Herangehensweise und dem Modell, das den psychotischen Teil vom neurotischen unterscheidet und die psychische Krise so erklärt, dass der neurotische vom psychotischen Teil erobert wird.

Deskriptive Deutungen, die sich auf die innere Welt konzentrieren, können dem Patienten helfen, gesunde Objekte, die die Entwicklung unterstützen, zu verstehen und sie von psychotischen zu unterscheiden, die ihn in den Wahnsinn treiben.

Das Träumen der Übertragung

Um den Unterschied zwischen der neurotischen und der psychotischen Übertragung zu erklären, greife ich auf eine Analogie zwischen Übertragung und Traum zurück, die auf Bions Aussage (1959, 1992) beruht, dass psychotische Patienten nicht »träumen« können. Die Übertragung hat mit Träumen viel gemeinsam: Sie enthält beispielsweise eine Bedeutung, die nicht manifest ist, die der Analytiker auslegen kann; außerdem handelt es sich hierbei um unbewusste Aktivitäten, die ein anderes Subjekt, den Analytiker, emotional einbeziehen und notwendig sind, damit Übertragungen zustande kommen.

Bei der neurotischen Übertragung sind sowohl die verdrängte als auch die bewusste Realität präsent; sie werden in den Analytiker projiziert, der als Übertragungsobjekt mitten zwischen Fantasie und Realität eine »Als-ob-Position« einnimmt. Die Analogie zwischen der Struktur eines Traums und der einer Übertragung würde auch erklären, warum der neurotische Patient in einer Position verharrt, in der er voller Zweifel ist und die Deutung der Übertragung akzeptiert, als wäre sie die Deutung eines Traums. Wir können deshalb davon ausgehen, dass neurotische Patienten die Übertragung »träumen« und auf diese Weise gestalten können, während dies psychotischen Patienten nicht möglich ist.

Den Ausgangspunkt der Entwicklung einer psychotischen Übertragung bilden nicht so sehr Verdrängungsprozesse der emotionalen Vergangenheit und Projektionen, sondern viel eher vertikale Spaltungen zwischen dem psychotischen Kern und dem Rest der Persönlichkeit.

Im psychotischen Zustand verliert die Übertragung ihren Traumcharakter, da die Fähigkeit zur Symbolisierung verlorengegangen ist. Die symbolische Deutung der Übertragung wird vom psychotischen Patienten als die Enthüllung einer anderen tatsächlichen Wirklichkeit und nicht als verdrängte Wirklichkeit erlebt.

In Adas Fall hätte die Patientin, wenn die Analytikerin, die Übertragung gedeutet hätte, das Gefühl gehabt, dass die Analytikerin wirklich Salvador Dalí sei, mit all den erregenden Implikationen und den damit verbundenen Ängsten.

Was wird übertragen?

Ich beziehe mich auf die wesentlichen Merkmale der psychotischen Übertragung und ihr Veränderungspotenzial und behaupte, dass bei einer psychotischen Übertragung der Entstehungsprozess des Wahns übertragen wird, während bei einer normalen Übertragung Kindheitsthemen (Freud) oder unbewusste Teile der Persönlichkeit (Klein) übertragen werden.

Deshalb wird nicht eine Wahrheit aus der Vergangenheit, sondern ein Veränderungsprozess der Realität »in die Gegenwart« übertragen. Eine veränderte Wahrnehmung der Figur des Analytikers findet auch bei einer normalen Übertragung statt, aber diese Verzerrung hängt von der Verdrängung der Vergangenheit ab oder von einer fehlenden Wahrnehmung von Teilen des Selbst, die projiziert werden.

Die neurotische Übertragung ergibt sich aus dem dynamischen Unbewussten, das seinen Ursprung in der Kindheit hat, während die psychotische Übertragung sich aus dem psychotischen Funktionieren heraus entwickelt und keine Verbindung zur kindlichen Vergangenheit hat. Sie ist ein übersättigter, konkreter Raum, ein »toter Punkt«, von dem keine Entwicklung ausgehen kann. Sie könnte durch den Großbuchstaben Ü mit vorangestelltem Minuszeichen dargestellt werden: – Ü.

Es erscheint paradox: Im normalen analytischen Prozess hoffen wir, dass der kranke Kern in das Übertragungsgeschehen einbezogen wird, damit er durchgearbeitet werden kann, während bei der Psychose die Entstehung einer psychotischen Übertragung überhaupt nicht der Therapie dient; sie bestätigt im Gegenteil, dass die psychotische Entwicklung, die nicht contained wird, in einen Bereich vorgedrungen ist, der freigehalten werden muss. Angesichts unserer bisherigen Aussagen und in Anlehnung an Rosenfelds (1997) These, dass die psychotische Übertragung so schnell wie möglich transformiert werden muss, können wir auch behaupten, dass wir analytisch arbeiten müssen, um dies zu verhindern.

Wir müssen dem Patienten helfen, einen Weg aus der Psychose zu finden, indem wir bei unserer Arbeit von seiner wahnhaften, von der Realität dissoziierten Welt ausgehen und ihn zu einem psychischen Funktionieren zurückführen, in der die Gesetze der psychischen Realität sowie der emotionalen Bindungen akzeptiert und für das psychische Überleben als notwendig erachtet werden.

Kapitel 19
Schwierige Patientinnen und Patienten: Schlussfolgerungen

Ich gehe davon aus, dass ein Analytiker, der schwierige Patienten behandelt, das gesamte Spektrum der psychischen Leiden (von der Neurose bis zur Psychose) im Blick haben und mit dem Verlauf sowie der pathogenen Entwicklung der einzelnen Krankheiten vertraut sein sollte.

Die in diesem Buch vorgestellten Fälle veranschaulichen die nosografischen Kategorien, die sich innerhalb präziser Koordinaten bewegen und als solche einen spezifischen therapeutischen Ansatz erfordern.

Ich habe einige Pathologien erforscht, die sich meiner Meinung nach schwer transformieren lassen und die eine besonders kreative Anstrengung erfordern, was die analytische Technik und Theorie betrifft. Ich konnte natürlich nicht alle schwierigen Fälle berücksichtigen, die manchmal unsere tatsächlichen Fähigkeiten übersteigen. Ein Beispiel hierfür ist die Anorexie in ihrer Reinform. Hier erleben wir, wie die Psyche im wahrsten Sinne des Wortes im Körper verschwindet und Verhaltensweisen überhandnehmen, die keinerlei Verbindung zu irgendeinem psychologischen Kontext haben und von einer tiefen Spaltung zwischen Körper und Gefühlen zeugen.

Einige schwierige Patienten leben in ständiger Angst, von unerträglichen Schmerzen überwältigt zu werden. Wir kennen die Mechanismen nur zu gut, die bei dem Versuch, dieser verzweifelten Situation zu entkommen, ins Spiel gebracht werden: Alkoholmissbrauch, Drogensucht, zwanghafte Sexualität, erregende Fantasien usw.

Wenn sich in den frühen Phasen der Strukturierung des Selbst etwas Traumatisches ereignet, bildet sich ein Kern, der von dunklem, stillem Leiden geprägt ist. Sobald der Schmerz einen unerträglichen Höhepunkt erreicht, scheint der Wunsch zu sterben (mit all seinen dramatischen Folgen) die einzige Möglichkeit zu sein, dieser Qual ein Ende zu setzen. Ein möglicher Suizid dient in diesem Fall dazu, den Teufelskreis des Schmerzes zu beenden; er hat nicht die gleiche aggressive und rachsüchtige Bedeutung wie bei einem Melancholiker.

Während der Analyse sind diese Patienten größtenteils passiv und bereit, emotional zu verschwinden, wenn der Analytiker geistig nicht hellwach und immer präsent ist sowie die Bereitschaft zeigt, sich zu beteiligen. Wir müssen bei ihnen ihre Vitalität und ihre Fähigkeit erneut wachrufen, sich an Objekte zu binden, auf die sie sich sinnvollerweise verlassen können.

Die Fähigkeit, eine gute Abhängigkeit erleben zu können, ist natürlich von Mensch zu Mensch verschieden; es kommt darauf an, ob psychopathologische Strukturen die Möglichkeit des Aufbaus von Bindungen, die die emotionale Entwicklung unterstützen, beeinträchtigen oder nicht.

Ein Beispiel für Patienten, die keine Bindungen eingehen konnten, sind diejenigen, die pathologische Strukturen (perverse, psychotische oder Borderline-Strukturen) aufgebaut haben, in die sie sich zurückgezogen haben. Der empfindsame und lebendige Teil ihrer Persönlichkeit hat sowohl einen Stillstand erlitten, als auch tiefgreifenden Schaden genommen, da er durch den pathologischen Prozess gefangen gehalten wird. Bevor wir zur Stärkung dieses Anteils beitragen können, müssen wir lange und hart daran arbeiten, den krankmachenden Strukturen, die den Patienten beherrschen, die Macht zu nehmen.

Die Schwierigkeit bei der Behandlung hängt tatsächlich von der Quantität und Qualität der psychopathologischen Strukturen ab, die der Patient – manchmal zusammen mit seiner ursprünglichen Umgebung – entwickelt hat. Einige dieser Strukturen sind möglicherweise äußerst gefährlich, weil sie die Tendenz haben, sich die gesamte Persönlichkeit einzuverleiben und sie zu zerstören.

Die Übertragung und ihre Deutung sind zwei wichtige Elemente, die wir im Hinblick auf die analytische Technik bei der Therapie schwieriger Patienten berücksichtigen müssen.

In Kapitel 18 beschreibe ich die Gefahr, dass die psychotische Übertragung die analytische Beziehung kontaminiert und den Entwicklungsprozess faktisch zum Stillstand bringt. Insgesamt kann man sagen, dass es kein positives Zeichen ist, wenn der Patient den Analytiker in seine psychopathologische Struktur einbezieht. Ein perverser Patient kann beispielsweise den Analytiker in seine perversen Fantasien einbeziehen, um ihn als sein Objekt zu benutzen und ihn dadurch seiner analytischen Funktion zu berauben. Diese Kontamination der Übertragung tritt eher ein, wenn es dem Analytiker nicht gelungen ist, sich auf die kranken Anteile des Patienten zu konzentrieren.

Ich glaube, dass die psychopathologische Struktur außerhalb der Übertragung bleiben muss, um durchgearbeitet werden zu können. Zunächst müssen wir uns bei unseren Deutungen darauf konzentrieren, mit großer Beharrlichkeit, Behutsamkeit und Aufmerksamkeit die Macht zu beschreiben, die von den pathologischen Organisationen ausgeht.

In den vorgestellten klinischen Fällen ist der – unterschiedlich strukturierte – psychische Rückzug ein durchgängiges Element: Bei Perversionen ist er sexueller Natur, bei Borderline-Störungen ist er im Bereich der Fantasie anzusiedeln, bei Delinquenz im destruktiven Narzissmus und bei Strukturen, die zu Psychosen führen, in Desorientiertheit und Destruktivität. In diesem Buch habe ich immer wieder betont, dass sich die analytische Arbeit bei schwierigen Fällen auf die innere Welt des Patienten konzentrieren und seine gesunden Anteile entwickeln sollte, die die Merkmale und Ziele der kranken Anteile immer stärker wahrnehmen müssen. Die analytische Behandlung bietet gleichzeitig die Chance, eine Beziehung zu schaffen, in der die Psyche des Patienten möglicherweise gestärkt wird und eine Bereicherung erfährt. Deshalb muss der Analytiker mit dem gesunden Teil sprechen, um einen Einblick in die Funktionsweise des kranken Teils zu bekommen. Die Arbeit, die vom Analytiker in diesen Fällen verlangt wird, hat oft wenig mit der Deutung der Übertragung zu tun, obwohl sie natürlich, wenn sie stattfindet, gedeutet werden muss.

Freud ging ursprünglich davon aus, dass die Neurose in einem Komplex aus der Kindheit ihren Ursprung hat und dass dieser Komplex während der Therapie auf die Figur des Analytikers übertragen wird. Durch die Deutung der Übertragung half der Analytiker dem Patienten, sich von dem Objekt aus der Vergangenheit zu unterscheiden. Das Wissen um die Vergangenheit wiederum förderte eine Rekonstruktion der Kindheitsgeschichte und trug dazu bei, dass sie nicht verdrängt wurde.

Bei schwierigen Patienten ist die Arbeit an ihrer verdrängten Vergangenheit nur bedingt sinnvoll, wohingegen die Erforschung ihrer inneren Welt viel wichtiger ist. Zunächst muss diese Arbeit durch Deutungen vorangebracht werden, die sich auf die innere Welt und auf die Dynamik zwischen den gesunden und den kranken Anteilen konzentrieren. Eine fehlende Wahrnehmung des möglichen Schadens, den die kranken Anteile anrichten können, ist eines der Merkmale schwieriger Patienten.

Der Mensch wird ohne Wahrnehmungsapparat für seine Emotionen geboren, besitzt aber das Potenzial, einen solchen zu entwickeln. Wie wir von Bion gelernt haben, muss es für die Entwicklung dieses Apparates eine Mutter geben, die dementsprechend reagiert und die emotionalen Präkonzeptionen des Kindes bestätigt.

Meines Erachtens erlebten schwierige Patienten vonseiten ihrer Eltern ein emotionales Defizit, dem eine mangelnde Strukturierung der Psyche folgte und dem sich die Entwicklung pathogener Strukturen anschloss.

In dem vorliegenden Buch spreche ich vom emotionalen Trauma (siehe vor allem Kapitel 3), um es von einem akuten, erkennbar offenkundigen Trauma zu unterscheiden und dessen pathogene Beziehungen zu veranschaulichen. Diese Beziehungen verhindern bereits in der frühen Kindheit auf verschiedene Weise (z.B. durch die emotionale Abwesenheit der Eltern oder, im Gegensatz dazu, durch ihr Eindringen in die Psyche des Kindes) die Entwicklung einer psychischen Struktur, die für das Verstehen der psychischen Realität geeignet ist. Dabei beziehe ich mich auf die Thesen von Bion (mangelnde Containerfunktion und mangelnde mütterliche Reverie), von Winnicott (unzureichende Haltefunktion) und Fonagy (Störung der Wahrnehmung der eigenen Individualität und des Selbstgefühls).

In Kapitel 7 behaupte ich, dass die psychische Abwesenheit der Eltern die eindeutige Strukturierung des *emotionalen Unbewussten* verhindert.

Ich halte es für sinnvoll, zwischen mindestens zwei Bedeutungen für das Unbewusste zu unterscheiden, die wahrscheinlich verschiedenen Funktionen der Psyche entsprechen, dem dynamischen Unbewussten und dem emotional-rezeptiven Unbewussten (Kapitel 7).

Das dynamische Unbewusste ist das von Freud entdeckte verdrängte Unbewusste. Die Erkenntnisse darüber wurden von Melanie Klein erweitert und weiterentwickelt; sie stellte die Mechanismen der Spaltung und Projektion in den Vordergrund, was zur Fokussierung auf die projektive Identifikation führte.

Das emotional-rezeptive Unbewusste wird von Bion beschrieben; er hebt es als den Ort hervor, an dem psychische Erfahrungen transformiert werden, und nicht als den Ort, an dem das Verdrängte deponiert werden kann.

Diese beiden Konzeptionen des Unbewussten schließen sich nicht aus, sondern ergänzen sich; sie stehen zueinander in einem Verhältnis, das sich mit der Metapher eines Gebäudes beschreiben lässt: Das emotionale Unbewusste stellt das unterirdische Fundament dar, das unter der Erde liegt und deshalb unsichtbar ist (nie erkannt werden kann), während das dynamische Unbewusste den Teil repräsentiert, der darüber liegt und sichtbar ist (und daher erkannt werden kann).

Das emotionale Unbewusste trägt kontinuierlich zum Aufbau eine Vorstellung von unserer persönlichen Identität bei, es bestimmt die Art und Weise, wie wir uns zur Welt verhalten, wie wir die Fähigkeit erwerben, Emotionen wahrzunehmen und mit ihnen umgehen, und wie wir das nicht wahrgenommene Bewusstsein unserer Existenz definieren. Meiner Meinung nach fehlen den meisten schwierigen Patienten diese Eigenschaften.

Ich habe diese Unterscheidung getroffen, da es meiner Meinung nach bei schwierigen Patienten etwas gibt, was nicht das System bewusst-unbewusst, sondern das System erkennend-nicht erkennend außer Kraft setzt. Die meisten schwierigen Patienten *erkennen* vor allem deshalb *nicht*, weil sie kein Gespür für die selbstzerstörerische Natur der pathologischen Konstruktionen haben.

Intuitive Fähigkeiten und Selbstwahrnehmung erwerben Säuglinge in den ersten Lebensmonaten aufgrund von Vorgängen, die nicht in Worte gefasst und bewusst wahrgenommen werden. Es handelt sich also um Funktionen, die gleichzeitig mit der Ausbildung der Grundlagen der Persönlichkeit entstehen. Die Patienten, die ich in diesem Buch vorstelle, besitzen nicht die Fähigkeit, emotional zu denken, da sie sich als Kinder als Reaktion auf unzureichende mütterliche Empathie isoliert und in eine imaginäre Welt aus imaginierten sensorischen Erregungen zurückgezogen haben.

Einige frühere Autoren, zum Beispiel Ferenczi, haben aufgezeigt, welche Rolle die traumatische Geschichte des Patienten als Ursache seines Leidens spielt; sie haben versucht, dem Therapeuten die aktive Position eines Ersatzobjekts zuzuschreiben, das in der Lage ist, den ursprünglichen Schaden zu reparieren. Meiner Ansicht nach positioniert sich der Analytiker bereits als ein Objekt, das sich von dem Objekt der Vergangenheit unterscheidet, da er mit jener rezeptiven emotionalen Fähigkeit ausgestattet ist, die dem früheren Objekt fehlte.

Das Besondere dieser therapeutischen Haltung besteht darin, nicht nur das traumatische Leiden des Patienten zu akzeptieren, sondern auch an den Strukturen zu arbeiten, die aus dem Trauma entstanden sind, die immer noch aktiv sind und ihre Wirkung zeigen. Mit anderen Worten: Es ist notwendig, an dem zu arbeiten, was der Patient selbst zu seiner Störung beigetragen hat und weiterhin beiträgt.

Aus diesem Grund schlage ich vor, nicht mit inhaltlichen Deutungen zu arbeiten, sondern mit *Dekonstruktione* bzw. mit *deskriptiven* Deutungen, die dem Patienten helfen können, seine eigene innere Welt zu verstehen und die Objekte, die seine Entwicklung fördern, von denen zu unterscheiden, die ihm schaden.

Während sich inhaltliche Deutungen auf die symbolische Ebene beziehen, geht es bei Dekonstruktionen darum, allmählich zu erkennen, wie der pathogene Kern aufgebaut und entwickelt wurde. Hierzu ist es notwendig, die gegenwärtigen und vergangenen emotionalen Situationen zu untersuchen, die zu der Störung führen bzw. geführt haben.

Schwierige Patienten konnten als Kinder keine Strukturierung ihrer Psyche erfahren und diese Entbehrung begünstigte ihren Rückzug in eine eigene Welt.

Drei verschiedene Gruppen von Patienten gehören zu dieser Kategorie: die perversen, die psychotischen und die Borderline-Patienten. Bei allen spielt der psychotische Rückzug eine wichtige Rolle. Der Erregungszustand und die sexualisierten Fantasien, die bei Perversionen vorherrschen, beeinträchtigen jedoch die Bindung an die Realität oder die Denkfunktionen nicht besonders. Die Psychose hingegen birgt ein enormes destruktives Potenzial, da sie die Grundlagen der Persönlichkeit – manchmal irreversibel – vernichtet. Der Perverse verzerrt die Regeln menschlicher Beziehungen, während der Psychotiker die Regeln des Denkens selbst verzerrt und zerstört.

Schwierige Patienten können vom symbolischen Denken keinen Gebrauch machen: Sie haben sich so lange auf sensorische Fantasieobjekte bezogen und deshalb nur die Erfahrung der konkreten Realität gemacht. Wenn diese Patienten dem psychopathologischen Zustand entkommen und mit der psychischen Realität in Kontakt treten, sind sie desorientiert und verwirrt; dann nehmen sie wahr, dass es eine unbekannte Welt gibt, in der sie nie gelebt haben und die sie nicht kennen.

Ich hoffe, meine Ausführungen machen deutlich: Bei meiner analytischen Arbeit mit schwierigen Patienten konzentriere ich mich auf die Erforschung ihrer inneren Welt, ihrer traumatischen Geschichte und besonders auf die Auswirkungen, die die intrusiven Objekte aus der Kindheit auf die Konstruktion ihrer psychopathologischen Strukturen hatten. Mit anderen Worten, ich versuche, über die Übertragungen und Gegenübertragungen hinauszugehen, die – sofern sie auftreten – genutzt und transformiert werden sollten.

Der Analytiker muss nach meiner Auffassung die Welt des Patienten ständig mit allen Elementen (Erinnerungen, Rekonstruktionen, Reflexionen über Lebenserfahrungen, einschließlich derer des Analytikers) integrieren, die für die Erweiterung des psychischen Lebens des Patienten möglicherweise nützlich sind.

Auch bei schwierigen Patienten hängt das therapeutische Ergebnis von der Fähigkeit des Analytikers ab, in seiner Psyche einen besonderen Platz für den Analysanden zu schaffen (für seine Geschichte, seine Probleme und für seinen unausgesprochenen Wunsch nach psychischer und emotionaler Entwicklung), und von der Bereitschaft des Patienten, den Analytiker als ein Objekt zu betrachten, das für sein Wachstum und seine Transformation unentbehrlich ist. Der analytische Prozess geht weiter und schreitet voran, solange diese intime und kreative Beziehung lebendig bleibt; sie ermöglicht es dem Patienten, etwas über die emotionale Realität zu erfahren und seine eigene persönliche Bedeutsamkeit zu entdecken.

In diesem Buch habe ich versucht, die Eigenart und den Ursprung einiger Krankheitszustände zu veranschaulichen, und ich habe etwas entworfen, was wir psychoanalytische Psychopathologie nennen könnten. In der Tat glaube ich nicht an die Möglichkeit, dass wir irgendein wirksames therapeutisches Instrument bereitstellen können, bevor wir nicht die Eigenart der Störung und den Weg kennen, auf dem der Patient zu diesen Krankheitszuständen gelangt ist. Ich bin überzeugt, dass es für schwierige Patienten – sowohl im theoretischen als auch im praktischen klinischen Bereich – noch viel zu tun gibt, und ich hoffe, dass diesem Buch noch weitere Beiträge folgen werden, die – indem sie die Psychoanalyse weiterhin fest in der klinischen Arbeit verankern –zu einer erfolgreichen Behandlung der vielen Patienten führen, die sich sonst auf falschen Wegen verirren und dazu verdammt sind, sich nie von ihren Krankheiten zu erholen.

Literatur

Abraham, K. (1973 [1907]). The experiencing of sexual trauma as a form of sexual activity. In: *Selected Papers on Psycho-Analysis* (S. 47–63). London: Hogarth.

Abraham, K. (1973 [1924]). A short study of the development of the libido, viewed in the light of mental disorders. In: *Selected Papers on Psycho-Analysis* (S. 418–501). London: Hogarth.

Adler, G. (1988). How useful is the borderline concept? *Psychoanalytic Inquiry, 8*, 353–372.

Amati-Mehler, J. (1984). Riflessioni sul »bambino tecnologico«. *Rivista di Psicoanalisi, 2*, 299–306.

Anders, G. (1985). Die Antiquiertheit des Hassens. In: R. Kahle, H. Menzner, & G. Vinnai (Hrsg.), *Hass. Die Macht eines unerwünschten Gefühls* (S. 11–32). Reinbek bei Hamburg: Rowohlt.

Anzieu, D., & Monjauze, M. (2004). *Francis Bacon. Ou le portrait de l'homme désespécé*. Paris: Seuil-Archimbaud.

Argentieri, S. (2006). Travestitismo, transessualismo, transgender: identificazione e imitazione. *Psicoanalisi, 2*, 55–91.

Arundale, J. (1999). Notes on a case of paedophilia. In: S. Ruszczynsky & S. Johnson (Hrsg.), *Psychoanalytic Psychotherapy in the Kleinian Tradition* (S. 135–152). London: Karnac.

Badaracco, J. G. (1983). Reflexiones sobre sueño y psicosis a la luz de la experiencia clínica. *Revista de Psicoanálisis, 40*, 4, 693–709.

Balint, M. (1956). Perversions and procreation. In: S. Lorand & M. Balint (Hrsg.), *Perversions. Psychodynamics and Therapy*. New York: Random House.

Balint, M. (1970). *Therapeutische Aspekte der Regression. Die Theorie der Grundstörung*. Stuttgart: Klett-Cotta. Engl.: Balint, M. (1968). *The Basic Fault. Therapeutic Aspects of Regression*. London: Tavistock.

Barrie, J. M. (2016). *Peter Pan*. Zürich: NordSüd Verlag. Engl.: Barrie, J. M. (1995). *Peter Pan and Other Plays*. Oxford: Clarendon (World's Classics).

Bataille, G. (1981). *Die Tränen des Eros*. Berlin: Matthes & Seitz. Engl.: Bataille, G. (2001 [1961]). *The Tears of Eros*, übers. v. P. Connor. San Francisco, CA: City Lights.

Baudrillard, J. (1999). *Il virtuale ha assorbito il reale. Intervista a Jean Baudrillard*, in: MediaMente (www.mediamente.rai.it/home/bibliote/ intervis/b/baudrillard.htm) aufgerufen am 28. Dezember 2013.

Beebe, B., Lachmann, F., & Jaffe, J. (1997). Mother-infant structures and presymbolic self and object representation. *Psychoanalytic Dialogues*, *7*, 133–182.

Bion, W. R. (2002). Zur Unterscheidung von psychotischen und nicht-psychotischen Persönlichkeiten. In: E. Bott Spillius (Hrsg.) *Melanie Klein heute. Entwicklungen in Theorie und Praxis*. Bd.1 Stuttgart: Klett-Cotta. Engl.: Bion, W. R. (1957). Differentiation of the psychotic from the non-psychotic personalities. *International Journal of Psychoanalysis*, *38*, 266–275.

Bion, W. R. (2013). *Frühe Vorträge und Schriften.* Frankfurt a. M.: Brandes & Apsel. Engl.: Bion, W. R. (1959). *Second Thoughts*. London: Heinemann.

Bion, W. R. (1992). *Lernen durch Erfahrung*. Frankfurt a.M.: Suhrkamp. Engl.: Bion, W. R. (1962). *Learning from Experience*. London: Heinemann.

Bion, W. R. (2009). *Aufmerksamkeit und Deutung*. Frankfurt a. M.: Brandes & Apsel. Engl.: Bion, W.R. (1970). *Attention and Interpretation. A Scientific Approach to Insight in Psycho-Analysis*. London: Tavistock.

Bion, W. R. (1978). *Four Discussions with W. R. Bion*. Strathtay, Perthshire: Clunie Press.

Bion, W. R. (1992). *Cogitations*, hrsg. v. F. Bion. London: Karnac.

Bleichmar, H. (2004). Making conscious the unconscious in order to modify unconscious processing. Some mechanisms of therapeutic change. *International Journal of Psychoanalysis*, *85*, 137–140.

Blum, H. P. (1973). The concept of erotized transference. *Journal of the American Psychoanalytic Association*, *21*, 61–76.

Bollas, C. (1979). The transformational object. *International Journal of Psychoanalysis*, *60*, 97–107.

Bollas, C. (1997). *Der Schatten des Objekts*. Stuttgart: Klett-Cotta. Engl.: Bollas, C. (1987). *The Shadow of the Object. Psychoanalysis of the Unthought Known*. London: Free Association.

Bollas, C. (1989). *Forces of Destiny. Psychoanalysis and Human Idiom.* London: Free Association.

Bollas, C. (1992). *Being a Character. Psychoanalysis and Self Experience*. New York: Farrar, Strauss & Giroux.

Bollas, C. (1995). *Cracking Up*. New York: Hill & Wang.

Bollas, C. (2011). *Die unendliche Frage.* Frankfurt a.M.: Brandes & Apsel. Engl.: Bollas, C. (2009). *The Infinite Question*. London: Routledge.

Bolognini, S. (1994). Transference: erotised, erotic, loving, affectionate. *International Journal of Psychoanalysis*, *75*, 73–86.

Bordi, S. (2009). *Scritti*. Mailand: Cortina.

Brenman, E. (2014). Fragen von Leben und Tod – tatsächlich oder vermeintlich. In: *Vom Wiederfinden des guten Objekts*. Jahrbuch der Psychoanalyse, 26 (S. 73–90).

Stuttgart-Bad Canstatt: frommann-holzboog. Engl.: Brenman, E. (2002). Matters of life and death – real and assumed. In: *Recovery of the Lost Good Object* (S. 34–47). London: Routledge

Brenman, E. (2014). *Vom Wiederfinden des guten Objekts*. Jahrbuch der Psychoanalyse, 26. Stuttgart-Bad Canstatt: frommann-holzboog. Engl.: Brenman, E. (2006). *Recovery of the Lost Good Object*. London: Routledge

Briggs, J. (1986). Expecting the unexpected. Canadian Inuit training for an experimental life-style. Vortrag bei der 4. internationalen Konferenz über Jäger- und Sammlergesellschaften. London School of Economics.

Busch de Ahumada, L. C. (2003). Clinical notes on a case of transvestism in a child. *International Journal of Psychoanalysis*, *84*, 291–313.

Bychowski, G. (1966). Psychosis precipitated by psychoanalysis. *Psychoanalytic Quarterly*, *35*,327–339.

Cantarella, E. (1992). *Bisexuality in the Ancient World*. New Haven, CT: Yale University Press.

Caper, R. (1998). Psychopathology and primitive mental states. *International Journal of Psychoanalysis*, *79*, 539–551.

Capozzi, P., & De Masi, F. (2001). The meaning of dreams in the psychotic states: theoretical considerations and clinical applications. *International Journal of Psychoanalysis*, *82*, 933–952.

Carey, B. (2008). Standing in someone else's shoes, almost for real. *The New York Times*, 1. Dezember, S. D5.

Carotenuto, A. (1986). *Tagebuch einer heimlichen Symmetrie. Sabina Spielrein zwischen Jung und Freud*. Freiburg: Kore. Engl.: Carotenuto, A. (1982). *A Secret Symmetry. Sabina Spielrein between Jung and Freud*. New York: Pantheon Books.

Carrara, S., & Zanda, G. (2008). Konferenz über »La psiche nella rete: Nuove opportunità e nuove patologie«, Lucca (Italien) 15. November 2008. In: *Psicoanalisi e metodo,* 9, 2009.

Carroll, L. (1981). *Alice im Wunderland*. Berlin: Matthes & Seitz. Engl.: Carroll, L. (1971). *Alice in Wonderland*. Oxford: Oxford University Press.

Chasseguet-Smirgel, J. (1973). Essai sur l'ideal du moi. *Revue Française de Psychanalyse*, *37*, 735–910.

Chasseguet-Smirgel, J. (1986). *Kreativität und Perversion*. Frankfurt a.M.: Nexus. Engl.: Chasseguet-Smirgel, J. (1985). *Creativity and Perversion*. London: Free Association.

Chiland, C. (1998). Transvestism and transsexualism. *International Journal of Psychoanalysis*, *79*, 156–159.

Chiland, C. (2000). The psychoanalyst and the transsexual patient. *International Journal of Psychoanalysis*, *81*, 21–35.

Chiland, C. (2004). Gender and sexual difference. In: I. Mathis (Hrsg.), *Dialogues on Sexuality, Gender and Psychoanalysis*. London: Karnac.

Chiland, C. (2005 [1997]). *Exploring Transsexualism*. London: Karnac.

Chiland, C. (2009). Some thoughts on transsexualism, transvestism, transgender, and identification. In: G. Ambrosio (Hrsg.), *Transvestism, Transsexualism in the Psychoanalytic Dimension*. London: Karnac.

Chodorow, N.J. (1992). Heterosexuality as a compromise formation. Reflections on the psychoanalytic theory of sexual development. *Psychoanalysis and Contemporary Thought*, *15*, 267–304.

Coates, S. (2006). Developmental research on childhood gender identity disorder. In: P. Fonagy, M. Leuzinger-Bohleber, & R. Krause (Hrsg.), *Identity, Gender, Sexuality. 150 Years after Freud*. London: Karnac.

Coates, S., & Moore, M. S. (1997). The complexity of early trauma. Representation and transformation. *Psychoanalytic Inquiry*, *17*, 286–311.

Coates, S., Friedman, R. C., & Wolfe, S. (1991). The etiology of boyhood gender identity disorder. A model for integrating temperament, development, and psychodynamic. *Psychoanalytic Dialogues*, *1*, 481–523.

Cooper, A. (2002). *Sex and the Internet*. New York: Brunner-Routledge.

Covington, C., & Wharton, B. (2003). *Sabina Spielrein: Forgotten Pioneer of Psychoanalysis*. New York: Brunner-Routledge.

Davies, J. M. (1996). Dissociation, repression, and reality testing in the countertransference. The controversy over memory and false memory in the psychoanalytic treatment of adult survivors of childhood sexual abuse. *Psychoanalytic Dialogues*, *6*, 189–218.

De Masi, F. (1988). Idealizzazione ed erotizzazione nella relazione analitica. *Rivista di Psicoanalisi*, *34*, 76–120.

De Masi, F. (1989). Il super-io. *Rivista di Psicoanalisi*, *35*, 393–431.

De Masi, F. (1996). Strategie psichiche verso l'autoannientamento. *Rivista di Psicoanalisi*, *42*, 549–566.

De Masi, F. (2009). *Die sadomasochistische Perversion*. Jahrbuch der Psychoanalyse, Beiheft 23. Stuttgart-Bad Canstatt: frommann-holzboog. Engl.: De Masi, F. (2003 [1999]). *The Sadomasochistic Perversion: The Entity and the Theories*. London: Karnac.

De Masi, F. (2009 [2006]). *Vulnerability to Psychosis: A Psychoanalytic Study of the Nature and Therapy of the Psychotic State*. London: Karnac.

Di Ceglie, D. (1998). Reflections on the nature of the »Atypical gender identity organization«. In: D. Di Ceglie & D. Freedman (Hrsg.), *A Stranger in My Own Body: Atypical Gender Identity Development and Mental Health* (S. 9–25). London: Karnac.

Di Ceglie, D. (2000). Gender identity disorder in young people. *Advances in Psychiatric Treatment. The Royal College of Psychiatrists, 6*,458–466.

Di Ceglie, D. (2009). Between Scylla and Charybdis: exploring atypical gender identity developments in children and adolescents. In: G. Ambrosio (Hrsg.), *Transvestism, Transsexualism in the Psychoanalytic Dimension* (S. 55–72). London: Karnac.

Di Chiara, G. (1985). Una prospettiva psicoanalitica del dopo Freud: un posto per l'altro. *Rivista di Psicoanalisi, 31*, 451–461.

Emde, R. N. (1989). The infant's relationship experience: developmental and affective aspects. In: A. I. Sameroff & R. N. Emde (Hrsg.), *Relationship Disturbances in Early Childhood: A Developmental Approach.* New York: Basic Books.

Fabbri, D. (2006). Per l'orgasmo clicca qui [Click here for orgasm]. *Io Donna*, 23. Februar.

Federn, P. (1978). *Ichpsychologie und die Psychosen*. Frankfurt a.M.: Suhrkamp. Engl.: Federn, P. (1952). *Ego Psychology and the Psychoses*. London: Imago, 1953.

Ferenczi, S. (1929). The unwelcome child and his death-instinct. *International Journal of Psychoanalysis, 10*, 125–129.

Ferenczi, S. (2019). *Sprachverwirrung zwischen den Erwachsenen und dem Kind.* Bremen: Inktank Publishing. Engl.: Ferenczi, S. (1955 [1933]). Confusion of tongues between adults and the child. In: M. Balint (Hrsg.), *Final Contributions to the Problems and Methods of Psycho-Analysis* (S. 102–107). London: Hogarth.

Fonagy, P. (1999). Memory and therapeutic action. *International Journal of Psychoanalysis*, *80*, 215–223.

Fonagy, P. (2005). Psychoanalytic development theory. In: E. S. Person, A. M. Cooper, & G. O. Gabbard (Hrsg.), *The American Psychiatric Publishing Textbook of Psychoanalysis.* Washington, DC: American Publishing.

Fonagy, P. (2006). Psychoanalysis and psychosexuality: an overview. In: P. Fonagy, M. Leuzinger-Bohleber, & R. Krause (Hrsg.), *Identity, Gender, Sexuality. 150 Years after Freud.* London: Karnac.

Fonagy, P., & Target, M. (1996). Playing with reality: 1, Theory of mind and the normal development of psychic reality. *International Journal of Psychoanalysis*, *77*, 217–233.

Fraiberg, S. (1982). Pathological defences in infancy. *Psychoanalytic Quarterly*, *51*, 612–635.

Freud, A. (1984). *Das Ich und die Abwehrmechanismen*. Frankfurt a.M.: Fischer., Engl.: Freud, A. (1961). *The Ego and the Mechanisms of Defence*. London: Hogarth and The Institute of Psycho-Analysis.

Freud, S. (1894a). *Die Abwehr-Neuropsychosen*. G. W., Bd. 1, S. 59–74. Engl.: Freud, S. (1894a). *The neuro-psychoses of defence*. S.E., 3, S. 43–61. London: Hogarth.

Freud, S. (mit J. Breuer) (1895d). *Studien über Hysterie*. G.W., Bd. 1, S. 75–312. Engl.: Freud, S. (mit J. Breuer) (1895d). *Studies on Hysteria*. S.E., 2, S. 1–335. London: Hogarth.

Freud, S. (1905d). *Drei Abhandlungen zur Sexualtheorie*. G.W., Bd. 5, S. 27, 33–145. Engl.: Freud, S. (1905d). *Three Essays on the Theory of Sexuality*. S.E., 7, S. 125–245. London: Hogarth.

Freud, S. (1905e). *Bruchstück einer Hysterie-Analyse*. G.W., Bd. 5, S. 161–286. Engl.: Freud, S. (1905e). *Fragment of an Analysis of a Case of Hysteria*. S.E., 7, S. 3–112. London: Hogarth.

Freud, S. (1909b). *Analyse der Phobie eines fünfjährigen Knaben*. G.W., Bd. 7, S. 241–377. Engl.: Freud, S. (1909b). *Analysis of a Phobia in a Five-year-old Boy*. S.E., 10, S. 3–251. London: Hogarth.

Freud, S. (1911c*). Psychoanalytische Bemerkungen über einen autobiographisch beschriebenen Fall von Paranoia (Dementia paranoides)*. G.W., Bd. 8, S. 239–316. Engl.: Freud, S. (1911c). *Psycho-analytic Notes on an Autobiographical Account of a Case of Paranoia (dementia paranoides)*. S.E., 12, S. 3–84. London: Hogarth.

Freud, S. (1912b). *Zur Dynamik der Übertragung*. G.W., Bd. 8, S. 364–374. Engl.: Freud, S. (1912b). *The dynamics of transference*. S.E., 12, S. 98–108. London: Hogarth.

Freud, S. (1912e). *Ratschläge für den Arzt bei der psychoanalytischen Behandlung*. G.W., Bd. 8, S. 367–387. Engl.: Freud, S. (1912e). *Recommendations to physicians practising psychoanalysis*. S.E., 12, S. 111–120 London: Hogarth.

Freud, S. (1914c). *Zur Einführung des Narzißmus*. G.W., Bd. 10, S. 137–170. Engl.: Freud, S. (1914c). *On narcissism: an introduction*. S.E., 14, S. 69–102. London: Hogarth.

Freud, S. (1915a). *Bemerkungen über die Übertragungsliebe*. G.W., Bd. 10, S. 306–321. Engl.: Freud, S. (1915a). *Observations on transference-love*. S.E., 12, S. 157–170. London: Hogarth.

Freud, S. (1915c). *Triebe und Triebschicksale*. G.W., Bd. 10, S. 210–232. Engl.: Freud, S. (1915c). *Instincts and their vicissitudes*. S.E., 14, S. 111–140. London: Hogarth.

Freud, S. (1915e). Das Unbewußte. G.W., Bd. 10, S. 264–303. Engl.: Freud, S. (1915e). *The unconscious*. S.E., 14, S. 159–204. London: Hogarth.

Freud, S. (1917e). *Trauer und Melancholie*. G.W., Bd. 10, S. 428–446. Engl.: Freud, S. (1917e). *Mourning and melancholia*. S.E., 14, S. 237–258. London: Hogarth.

Freud, S. (1919e). *»Ein Kind wird geschlagen«*. G.W., Bd. 12, S. 197–226. Engl.: Freud, S. (1919e). *»A Child is being beaten«*. S.E., 17, S. 175–204. London: Hogarth.

Freud, S. (1920g). *Jenseits des Lustprinzips*. G.W., Bd. 13, S. 1–69. Engl.: Freud, S. (1920g). *Beyond the Pleasure Principle*. S.E., 18, S. 3–64. London: Hogarth.

Freud, S. (1923b). Das Ich und das Es. *GW XIII*, S. 237–289. Engl.: Freud, S. (1923b). The *Ego and the Id*. S.E., 19, S. 3–66. London: Hogarth.

Freud, S. (1924b). Neurose und Psychose. *GW XIII*, S. 387–391. Engl.: Freud, S. (1924b). *Neurosis and psychosis*. S.E., 19, S. 147–153. London: Hogarth.

Freud, S. (1924c). Das ökonomische Problem des Masochismus. *GW XIII*, S. 371–383. Engl.: Freud, S. (1924c). *The economic problem of masochism*. S.E., 19, S. 157–170. London: Hogarth.

Freud, S. (1924d). Der Untergang des Ödipuskomplexes. *GW XIII*, S. 395–402. Engl.: Freud, S. (1924d). *The dissolution of the Oedipus complex*. S.E., 19, S. 173–179. London: Hogarth.

Freud, S. (1924e). Der Realitätsverlust bei Neurose und Psychose. *GW XIII*, S. 363–368. Engl.: Freud, S. (1924e). *The loss of reality in neurosis and psychosis*. S. E., 19, S. 182–187. London: Hogarth.

Freud, S. (1925j). *Einige psychische Konsequenzen des anatomischen Geschlechtsunterschieds*. G.W., Bd. 14, S. 19–30. Engl.: Freud, S. (1925j). *Some psychical consequences of the anatomical distinction between the sexes*. S.E., 19, S. 243–259. London: Hogarth.

Freud, S. (1926d). Hemmung, Symptom und Angst. *GW XIV*, S. 111–205. Engl.: Freud, S. (1926d). *Inhibitions, Symptoms and Anxiety*. S.E., 20, 77–174. London: Hogarth.

Freud, S. (1927d). Der Humor. *GW XIV*, S. 383–389. Engl.: Freud, S. (1927d). *Humour.* S.E., 21, S. 160–166. London: Hogarth.

Freud, S. (1927e). Fetischismus. *GW XIV*, S. 311–317. Engl.: Freud, S. (1927e). *Fetishism*. S.E., 21, S. 152–158. London: Hogarth.

Freud, S. (1930a). Das Unbehagen in der Kultur. *GW XIV*, S. 419–506. Engl.: Freud, S. (1930a). *Civilization and Its Discontents.* S.E., 21, S. 59–145. London: Hogarth.

Freud, S. (1933a). Neue Folge der Vorlesungen zur Einführung in die Psychoanalyse. *GW XV.* Engl.: Freud, S. (1933a). *New Introductory Lectures on Psycho-analysis.* S.E., 22, S. 3–182. London: Hogarth.

Freud, S. (1936a). Brief an Romain Rolland (zum 29. 1. 1936). Eine Erinnerungsstörung auf der Akropolis. *GW XVI*, S. 250–257. Engl.: Freud, S. (1936a). *A disturbance of memory on the Acropolis. An open letter to Romain Rolland on the occasion of his seventieth birthday*. S.E., 22, S. 239–248. London: Hogarth.

Freud, S. (1937c). *Die endliche und unendliche Analyse.* G.W., Bd. 16, S. 59–99. Engl.: Freud, S. (1937c). *Analysis terminable and interminable.* S.E., 23, S. 211–253. London: Hogarth.

Freud, S. (1940a). Abriß der Psychoanalyse. *GW XVII*, S. 63–138. Engl.: Freud, S. (1940a). *An Outline of Psycho-Analysis*, S.E., 23,S. 141–208. London: Hogarth.

Freud, S. (1940e). Die Ichspaltung im Abwehrvorgang. *GW XVII*, S. 57, 59–62. Engl.: Freud, S. (1940e). *Splitting of the ego in the process of defence*. S. E., 23, S. 273–278. London: Hogarth.

Garland, C. (2010). Psychoanalytic group therapy with severely disturbed patients: benefits and challenger. In: P. Williams (Hrsg.), *The Psychoanalytic Therapy of Severe Disturbance*. London: Karnac.

Giustino, G. (2009). Memory in dreams. *International Journal of Psychoanalysis*, *90*, 1057–1073.

Glasser, M. (1988). Psychodynamic aspect of paedophilia. *Psychoanalytic Psychotherapy, 2*, 121–135.

Glasser, M. (1998). On violence: a preliminary communication. *International Journal of Psychoanalysis*, 79, 887–902.

Glenn, J. (1984). Psychic trauma and masochism. J*ournal of the American Psychoanalytic Association,* 32, 357–386.

Gould, E. (1994). A case of erotized transference in a male patient formations and transformations. *Psychoanalytic Inquiry,* 14, 558–571.

Green, A. (1997). Opening remarks to a discussion of sexuality in contemporary psychoanalysis. *International Journal of Psychoanalysis*, 78, 345–350.

Green, A. (2011). *Die tote Mutter*. Gießen: Psychosozial-Verlag. Engl.: Green, A. (2001). The dead mother. In: *Life Narcissism, Death Narcissism,* übers. v. A. Weller. London: Free Association.

Green, A. (2017). *Illusionen und Desillusionen der psychoanalytischen Arbeit*. Frankfurt a. M.: Brandes & Apsel, Engl.: Green, A. (2011). *Illusions and Disillusions of Psychoanalytic Work*. London: Karnac.

Green, J. (1999). *Wenn ich du wäre*. München: Carl Hanser. Engl.: Green, J. (1950). *If I Were You*. London: Eyre & Spottiswoode.

Grossman, W.J. (1991). Pain, aggression, fantasy and concept of sadomasochism. *Psychoanalytic Quarterly, 40*, 19, 22–53.

Grotstein, J. (1981). Who is the dreamer who dreams the dream and who is the dreamer who understands it? In: *Do I Dare Disturb the Universe?* London: Karnac.

Hakeem, A. (2007). Trans-sexuality. A case of the »Emperor's new clothes«. In: D. Morgan & S. Ruszczynski (Hrsg.), *Lectures on Violence, Perversion and Delinquency*. London: Karnac.

Hill, D. (1994). The special place of the erotic transference in psychoanalysis. *Psycho-Analytic Inquiry, 14*, 483–498.

Isaacs, S. (1952). The nature and function of phantasy. In: P. Heimann, S. Isaacs, M. Klein, & J. Riviere (Hrsg.), *Developments in Psychoanalysis*. London: Hogarth.

Israëls, H. (1989). *Vater und Sohn. Eine Biographie*. Stuttgart: Verlag Internationale Psychoanalyse. Engl.: Israëls, H. (1989). *Schreber: Father and Son*. Madison, CT: International Universities Press.

Jacobs, W.J., & Nadel, L. (1985). Stress induced recovery of fears and phobias. *Psychological Review, 92,* 512–531.

Jaria, A. (1969). Contributo allo studio della pedofilia e delle sue implicanze psichiatrico-forensi. *Il lavoro neuropsichiatrico*, 44(3d).

Jiménez, J.P. (2006). After pluralism. Toward a new, integrated psychoanalytic paradigm. *International Journal of Psychoanalysis, 87*, 1487–1507.

Jones, E. (1978). *Das Leben und Werk von Sigmund Freud.* Bern / Stuttgart / Wien: Hans Huber. Engl.: Jones, E. (1972 [1953]). *The Life and Work of Sigmund Freud.* New York: Basic Books.

Joseph, B. (1982). Addiction to near death. *International Journal of Psychoanalysis*, 63, 449–456.

Joseph, B. (1985). Transference. The total situation. *International Journal of Psychoanalysis*, 66, 447–454.

Kant, I. (1983 [1798]). *Anthropologie in pragmatischer Hinsicht*. Stuttgart: Reclam. Engl.: Kant, I. (2006 [1798]). *Anthropology from a Pragmatic Point of View*, übers. v. R.B. Louden. Cambridge: Cambridge University Press.

Katan, M. (1954). The importance of the non-psychotic part of the personality in schizophrenia. *International Journal of Psychoanalysis, 35*, 119–128.

Kernberg, O. (1967). Borderline personality organization. *Journal of the American Psychoanalytic Association*, 15, 641–685.

Kernberg, O. (2009). *Borderline-Störungen und pathologischer Narzißmus*. Frankfurt, a.M.: Suhrkamp. Engl.: Kernberg, O. (1975). *Borderline Conditions and Pathological Narcissism*. New York: Jason Aronson.

Kernberg, O. (2014). *Liebesbeziehungen*. Stuttgart: Klett-Cotta. Engl.: Kernberg, O. (1995). *Love Relations*. New Haven, CT: Yale University Press.

Kernberg, O. (2016). *Übertragungsfokussierte Psychotherapie (TFP).* Göttingen: Vandenhoeck & Ruprecht. Engl.: Kernberg, O. (2010). Transference focused psychotherapy (TFP). In: P. Williams (Hrsg.), *The Psychoanalytic Therapy of Severe Disturbance.* London: Karnac.

Kerr, J. (1994). *Eine höchst gefährliche Methode*. München: Kindler. Engl.: Kerr, J. (1993). *A Most Dangerous Method.* New York: Knopf.

Khan, M. (1974 [1963]). The Privacy of the Self. London: Hogarth.

Khan, M. (1989). *Entfremdung bei Perversionen*. Frankfurt a. M.: Suhrkamp. Engl.: Khan, M. (1979). *Alienation in Perversion*. London: Hogarth.

Kim-Cohen, J., Caspi, A., Moffit, T. E., Harrington, H., Mine, B. J. & Poulton, R. (2003). Prior juvenile diagnoses in adults with mental disorder. Development follow-back of a prospective longitudinal cohort. *Archives of General Psychiatry, 60*, 709–717.

Klein, M. (1927a). Symposium on Child analysis. *International Journal of Psychoanalysis, 8,* 377–380.

Klein, M. (1927b). Criminal tendencies in normal children. *British Journal of Medical Psychology, 7*, 177–192.

Klein, M. (1930). The importance of symbol-formation in the development of the ego. *International Journal of Psychoanalysis, 11*, 24–39.

Klein, M. (1981). *Die Psychoanalyse des Kindes*. München: Kindler. Klein, M. (1932). *The Psycho-Analysis of Children*. London: Hogarth.

Klein, M. (1935). A contribution to the psychogenesis of manic-depressive states. *International Journal of Psychoanalysis, 16*, 145–174.

Klein, M. (1946). Notes on some schizoid mechanisms. *International Journal of Psychoanalysis, 27*, 99–110.

Klein, M. (1948). On the theory of anxiety and guilt. *International Journal of Psychoanalysis, 29*, 113–123.

Klein, M. (1955). *On identification.* In: M. Klein, P. Heimann, & R. Money-Kyrle (Hrsg.), New Directions in Psycho-Analysis. London: Tavistock.

Klein, M. (1963). Some reflections on »The Oresteia«. In: *Our Adult World.* London: Heinemann.

Kohut, H. (1981). *Die Heilung des Selbst.* Frankfurt a.M.: Suhrkamp. Engl.: Kohut, H. (1971). *The Analysis of the Self.* London: Hogarth Press.

Komisaruk, B., Beyer-Flores, C., & Whipple, B. (2006). *The Science of Orgasm*. Baltimore, MD: Johns Hopkins University Press.

LeDoux, J. (1996). *The Emotional Brain: The Mysterious Underpinnings of Emotional Life*. New York: Simon & Schuster.

Lemma, A. (2010). An order of pure decision. Growing up in a virtual world and the adolescents experience of being a body. *Journal of the American Psychoanalytic Association, 4*, 691–714.

Levin, F.M. (2009). *Emotion and the Psychodynamic of the Cerebellum*. London: Karnac.

Limentani, A. (1979). The significance of transsexualism in relation to some basic psycho-analytic concepts. *International Review of Psychoanalysis, 6*, 139–153.

Lingiardi, V. & Madeddu, F. (2002). *I meccanismi di difesa. Teoria, valutazione, clinica.* Mailand: Cortina.

Little, M. (1958). On delusional transference (transference psychosis). *International Journal of Psychoanalysis, 39*, 134–138.

Lombardi, R. (2003). Mental models and language registers in the psychoanalysis of psychosis. *International Journal of Psychoanalysis, 27*, 99–110.

Lombardi, R. (2005). On the psychoanalytic treatment of a psychotic patient. *Psychoanalytic Quarterly, 74*, 1069–1099.

London, N. J. (1973). An essay on psychoanalytic theory. Two theories of schizophrenia. *International Journal of Psychoanalysis, 54*, 169–193.

Lowenfels, W. (1962). Remembering Norman Douglas (for Nancy Cunard). *Literary Revue, 5*, 336–348.

Lubbe, T. (2008). A Kleinian theory of sexuality. *British Journal of Psychotherapy, 24(3)*, 299–316.

Mann, T. (2004) *Tod in Venedig*. Frankfurt a. M.: Fischer. Engl.: Mann, T. (1995). *Death in Venice*, übers. v. S. Appelbaum. Mineola, NY: Dover Thrift Editions.

Masson, J.M. (Hrsg.) (1986). *Sigmund Freud. Briefe an Wilhelm Fließ*. Frankfurt a. M.: S. Fischer. Engl.: Masson, J. M. (Hrsg. & Übers.) (1985). *The Complete Letters of Sigmund Freud to Wilhelm Fliess,* 1887–1904. Cambridge, MA: The Belknap Press of Harvard University Press.

McDougall, J. (1997). *Die Couch ist kein Prokrustesbett*. Stuttgart: Verlag Internationale Psychoanalyse. Engl.: McDougall, J. (1995). *The Many Faces of Eros*. London: Free Association.

Meltzer, D. (1966). The relation of anal masturbation to projective identification. *International Journal of Psychoanalysis, 47*, 335–342.

Meltzer, D. (1973). *Sexual States of Mind.* Strathtay, Perthshire: Clunie Press.

Merciai, S. (2002). Psicoterapia online: un vestito su misura. In: Psychomedia (www.psychomedia.it/pm/pit/olpsy/merciai.htm), aufgerufen am 28. Dezember 2013.

Miller, A. (1980). *Am Anfang war die Erziehung*. Frankfurt a.M.: Suhrkamp. Engl.: Miller, A. (1983). *For Your Own Good: Hidden cruelty in Child-Rearing and the Roots of Violence*, übers. v. H. & H. Hannum. London: Faber.

Modell, A.H. (1999). The dead mother syndrome and the reconstruction of trauma. In: G. Kohon (Hrsg.), *The Dead Mother* (S. 76–86). London: Routledge.

Money-Kyrle, R. (1968). Cognitive development. *International Journal of Psychoanalysis, 49*, 691–698.

Money-Kyrle, R. (1971). The aim of psychoanalysis. *International Journal of Psychoanalysis, 52*, 103–106.

Nabokov, V. (1999). *Lolita.* Hamburg: Rowohlt. Engl.: Nabokov, V. (1959). *Lolita.* London: Weidenfeld & Nicolson.

Niederland, W.G. (1951). Three notes on the Schreber case. *Psychoanalytic Quarterly, 20*, 579–591.

Oppenheimer, A. (1991). The wish for a sex change: a challenge to psychoanalysis? *International Journal of Psychoanalysis, 72*, 221–231.

O'Shaughnessy, E. (1981). A clinical study of a defensive organization. *International Journal of Psychoanalysis, 62*, 359–369.

Ovesey, L. & Person, E.S. (1973). Gender identity and sexual psychopathology in men. A psycho-dynamic analysis of homosexuality, transsexualism, and transvestism. *Journal of the American Academy of Psychoanalysis, 1*, 53–72.

Panel (1985). Sadomasochism in children. Fall meeting of the American Psychoanalytic Association, 2. Dezember 1985.

Parens, H. (1997). The unique pathogenicity of sexual abuse. *Psychoanalytic Inquiry, 17*, 250–266.

Person, E.S. (1985). The erotic transference in women and in men: differences and coincidences. *Journal of the American Academy of Psychoanalysis, 13*, 159–180.

Pfäfflin, F. (2006). Research, research politics, and clinical experience with transsexual patients. In: P. Fonagy, M. Leuzinger-Bohleber & R. Krause (Hrsg.), *Identity, Gender, Sexuality. 150 Years after Freud.* London: Karnac.

Quinodoz, D. (1998). A fe/male transsexual patient in psychoanalysis. *International Journal of Psychoanalysis, 79*, 95–111.

Quinodoz, D. (2002). Termination of a fe/male transsexual patient's analysis. An example of general validity. *International Journal of Psychoanalysis, 83*, 783–798.

Racamier, P.C. (2000). Un espace pour délirer. *Revue Française de Psychanalise, 64*, 823–829.

Rappaport, E.A. (1959). The first dream of an erotized transference. *International Journal of Psychoanalysis, 40*, 240–245.

Raulet, G. (1991). The new utopia: communication technologies. *Telos, 87*, 39–58.

Resnik, S. (2001). *The Delusional Person: Bodily Feeling in Psychosis*. London: Karnac.

Rey, H. (1994). *Universals of Psychoanalysis in the Treatment of Psychotic and Borderline States,* hrsg. v. J. Magagna. London: Free Association.

Rizzolatti, G., Fogassi, L., & Gallese, V. (2001). Neurophysiological mechanisms underlying the understanding and imitation of action. *Neuroscience, 2*, 661–670.

Rosenfeld, H. (1964). On the psychopathology of narcissism. A clinical approach. *International Journal of Psychoanalysis,* 45, 332–337.

Rosenfeld, H. (1971). A clinical approach to the psychoanalytic theory of life and death instincts. An investigation into aggressive aspects of narcissism. *International Journal of Psychoanalysis, 52*, 169–77.

Rosenfeld, H. (1978). Notes on the psychopathology and psychoanalytic treatment of some borderline patients. *International Journal of Psychoanalysis, 58*, 215–223.

Rosenfeld, H. (1979). Transference psychosis. In: J. LeBoit & A. Capponi (Hrsg.), *Advances in Psychotherapy of the Borderline Patient.* New York: Jason Aronson.

Rosenfeld, H. (1990). *Sackgassen und Deutungen*. München / Wien: Verlag Internationale Psychoanalyse. Engl.: Rosenfeld, H. (1987). *Impasse and Interpretation*. London: Tavistock.

Rosenfeld, H. (2001). *Herbert Rosenfeld at Work,* hrsg. v. F. De Masi. London: Karnac.

Rott, H. (2003). Der Wert der Wahrheit. In: M. Mayer (Hrsg.), *Kulturen der Lüge*. Köln: Böhlau.

Sacher-Masoch, L. von (1870). *Venus im Pelz.* Stuttgart: Klett-Cotta. Engl.: Sacher-Masoch, L. von (1947). *Venus in Furs*. New York: Sylvan Press.

de Sade, D.A.F. (1909). *Die hundertzwanzig Tage von Sodom oder die Schule der Ausschweifung vom Marquis de Sade.* Leipzig. Engl.: de Sade, D.A.F. (1991 [1784]). The one hundred and twenty days of Sodom. In: A. Wainhau & R. Seaver (Schrifts. & Übers.), *The One Hundred and Twenty Days of Sodom and Other Writings*. London: Arrow.

Sandler, J., & Sandler, A.M. (1987). The past unconscious, the present unconscious and the vicissitudes of guilt. *International Journal of Psychoanalysis, 68*, 331–341.

Schafer, R. (1977). The interpretation of transference and the conditions for loving. *Journal of the American Psychoanalytic Association, 25*,335–362.

Schmitt, C. (1963). *Die Theorie des Partisanen. Zwischenbemerkung zum Begriff des Politischen.* Berlin: Dunker & Humblot. Engl.: Schmitt, C. (2007 [1963]). *Theory of the Partisan: Intermediate Commentary on the Concept of the Political by Carl Schmitt,* übers. v. G. L. Ulmen. New York: Telos Press.

Schore, A. N. (2009). *Affektregulation und die Reorganisation des Selbst.* Stuttgart: Klett-Cotta. Engl.: Schore, A.N. (2003). *Affect Regulation and the Repair of the Self.* New York: Norton.

Schreber, D. P. (2003). *Denkwürdigkeiten eines Nervenkranken*. Gießen: Psychosozial-Verlag. Engl.: Schreber, D. P. (1955). *Memoirs of My Nervous Illness*, hrsg. u. übers. v. I. Macalpine & R. Hunter. London: Dawson.

Scoville, W. B., & Milner, B. (1957). Loss of the recent memory after bilateral hippocampal lesions. *Journal of Neurology, Neurosurgery and Psychiatry, 20*, 11–21.

Searles, H. F. (1963). Transference psychosis in the psychotherapy of schizophrenia. *International Journal of Psychoanalysis, 44*, 249–281.

Segal, H. (1956). Depression in the schizophrenic. *International Journal of Psychoanalysis, 37*, 339–343.

Segal, H. (1996). *Traum, Phantasie und Kunst*. Stuttgart: Klett-Cotta. Engl.: Segal, H. (1991). *Dream, Phantasy and Art*. London: Routledge.

Socarides, C. W. (1959). Meaning and content of a paedophilic perversion. *Journal of the American Psychoanalytic Association*, *7*, 84–94.

Solms, M. (2006). An interview. Mark D. Smaller. *American Psychoanalyst, 40*, 1.

Sparti, D. (2000). *Wittgenstein politico*. Mailand: Feltrinelli.

Spensley, S. (2006). Commentary to the paper »Developmental research on childhood gender identity disorder« of Susan Coates. In: P. Fonagy, M. Leuzinger-Bohleber & R. Krause (Hrsg.), *Identity, Gender, Sexuality. 150 Years after Freud.* London: Karnac.

Spillius, E.B. (1983). Some developments from the work of Melanie Klein. *International Journal of Psychoanalysis, 64*, 321–332.

Stein, R. (1995). Analysis of a case of transsexualism. *Psychoanalytic Dialogues, 5*, 257–289.

Stein, R. (1998). The poignant, the excessive and the enigmatic in sexuality. *International Journal of Psychoanalysis, 79*, 253–268.

Steiner, J. (1982). Relationships between parts of the self. *International Journal of Psychoanalysis, 63*, 241–251.

Steiner, J. (1998). *Orte des seelischen Rückzugs: Pathologische Organisationen bei psychotischen, neurotischen und Borderline-Patienten.* Stuttgart: Klett-Cotta. Engl.: Steiner, J. (1993). *Psychic Retreats. Pathological Organizations in Psychotic, Neurotic and Borderline Patients.* London: Routledge.

Stern, D. (1985). *The Motherhood Constellation. A Unified View of Parent-Infant Psychotherapy.* London: Karnac.

Stoller, R. (1964). The hermaphroditic identity of hermaphrodites. *Journal of Nervous and Mental Disease, 139(5)*, 453–457.

Stoller, R. (1968). Male child transsexualism. *Journal of the American Academy of Psycho-analysis, 7*,193–201.

Stoller, R. (2014). *Perversion. Die erotische Form von Hass.* Gießen: Psychosozial-Verlag. Engl.: Stoller, R. (1975). *Perversion. The Erotic Form of Hatred.* New York: Pantheon Books.

Stolorow, R. D., & Atwood, G. E. (2015). *Intersubjektivität in der Psychoanalyse. Kontextualismus in der psychoanalytischen Praxis*. Frankfurt a. M: Brandes & Apsel. Engl.: Stolorow, R.D. & Atwood, G. E. (1992). *Context of Being. The Intersubjective Foundations of the Psychic Life.* Hillsdale, NJ: Analytic Press.

Sulloway, F. (1985). Freud, Biologe der Seele. Jenseits der psychoanalytischen Legende. Stuttgart: Hohenheim. Engl.: Sulloway, F. (1979). Freud, Biologist of the Mind: Beyond the Psychoanalytic Legend. New York: Basic Books.

Sylvester, D. (2009). *Gespräche mit Francis Bacon.* München: Prestel. Engl.: Sylvester, D. (1998). *Interviews with Francis Bacon: The Brutality of Fact.* London: Thames and Hudson.

The Mahabharata of Krishna-Dwaipayana Vyasa, übers. v. K. M. Ganguli. Zuletzt aufgerufen am 28. Dezember 2013: Internet Sacred Text Archive, www.sacred-texts.com/hin/maha/index.htm.

Thomä, H. & Kächele, H. (1985). *Lehrbuch der psychoanalytischen Therapie*. Bd. 1: Grundlagen. Berlin / Heidelberg: Springer.

Tronick, E. (1989). Emotions and emotional communication in infants. *American Psychologist, 44,* 112–119.

Tsolas, V. (2007). Transference love and the treatment of a pre-surgical male transvestite. IPA Kongress, Berlin.

Vallario, L. (2008). *Naufraghi nella rete.* Mailand: Franco Angeli.

Van der Kolk, B.A. (1994). The body keeps the score. Memory and evolving psychobiology of post-traumatic stress. *Harvard Review of Psychiatry, Mosby-Year Book, 1*,263–265.

Van der Kolk, B.A., McFarlane, A. & Weisaeth, L. (1996). *Traumatic Stress: The Effects of Overwhelming Experience on Mind, Body, and Society*. New York: Guilford Press.

Wallerstein, R. S. (1967). Reconstruction and mastery in the transference psychosis. *International Journal of Psychoanalysis, 15*, 551–583.

Weinshel, E. M. (1966). Severe regressive states during analysis. *International Journal of Psychoanalysis, 16*, 538–568.

Williams, A. H. (1998). *Cruelty, Violence and Murder: Understanding the Criminal Mind.* London: Jason Aronson.

Williams, P. (2005). Die Einverleibung des invasiven Objekts. *Psyche – Z Psychoanal 59, 2005*, 293–315. Engl.: Williams, P. (2004). Incorporation of an invasive object. *International Journal of Psychoanalysis, 85,* 1333–1348.

Williams, P. (2010). *The Fifth Principle.* London: Karnac.

Winnicott, D. W. (1949). Hate in the counter-transference. *International Journal of Psychoanalysis, 30*, 69–74.

Winnicott, D. W. (1973). *Vom Spiel zur Kreativität.* Stuttgart: Klett-Cotta. Engl.: Winnicott, D.W. (1971). *Playing and Reality.* London: Tavistock.

Winnicott, D. W. (1976). *Von der Kinderheilkunde zur Psychoanalyse.* München: Kindler. Engl.: Winnicott, D. W. (1975). *Through Paediatrics to Psycho-Analysis: Collected Papers.* New York: Basic Books.

Winnicott, D. W. (1989). *Psycho-Analytic Explorations.* London: Karnac.

Young, K. S. (1998). Internet addiction. The emergence of a new clinical disorder. *Cyber-Psychology and Behavior, 1*, 237–244.

Yovell, Y. (2000). From hysteria to posttraumatic stress disorder. Psychoanalysis and the neurobiology of traumatic memories. *Neuro-Psychoanalysis, 2*, 171–181.

Zanzotto, A. (2007). *Eterna riabilitazione da un trauma di cui si ignora la natura,* hrsg. v. L. Barile & G. Bompiani. Rom: Edizione Nottetempo.

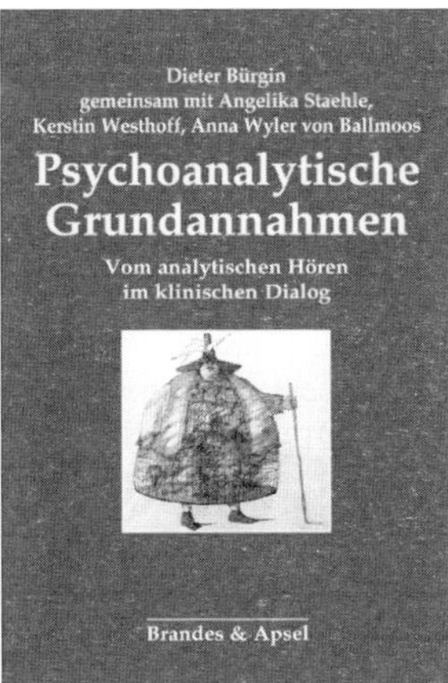

132 S., Pb. Großoktav, 19,90 €
ISBN 978-3-95558-280-7

Dieter Bürgin et al.

Psychoanalytische Grundannahmen

Vom analytischen Hören im klinischen Dialog

»Das vorliegende Buch bildet eine Chance, Wissenschaften gedanklich zu vereinen, weil es sehr selbstreflexiv angelegt ist und mit den Grundpfeilern der Disziplin arbeitet. Es bietet Anknüpfungspunkte für Menschen in allen Wissenschaften, die mit der Subjekt-Objekt-Relation zu tun haben. Das dürften alle sein. Zumindest kulturwissenschaftliche, medizinische, sozialwissenschaftliche und geisteswissenschaftliche Disziplinen sollten sich diese Arbeit am und mit dem Subjekt vergegenwärtigen, damit sie reflektieren, was richtig und falsch ist und nicht intuitiv entscheiden. (...) Das Buch gibt viele Antworten und bleibt dabei ›grundehrlich‹, denn die zunehmende Gegenwartsschrumpfung lässt Antworten flüchtiger werden.« (Prof. Dr. Lutz Finkeldey, für socialnet.de)

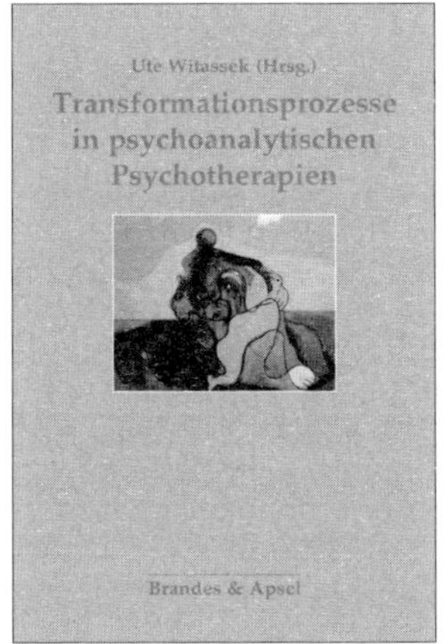

204 S., Pb. Großoktav, 24,90 €
ISBN 978-3-95558-245-6

Ute Wittasek (Hrsg.)

Transformationsprozesse in psychoanalytischen Psychotherapien

Den Beitragenden ist es auf überzeugende Weise gelungen, die Gedanken- und Erkenntniswelt Bions in die heutigen therapeutischen Herausforderungen zu übertragen. In den klinischen Darstellungen werden von den Autor*innen besonders psychisches Wachstum und Lernprozesse in verschiedenen Settings diskutiert.

Mit Beiträgen von Thomas Reiter, Brigitte Pahlke, Johannes Brehm, Gabriele Kortendieck-Voll, Hans-Dietrich Kortendieck, Suse Köbner-Jäger, Ute Witassek, Erika Krejci.

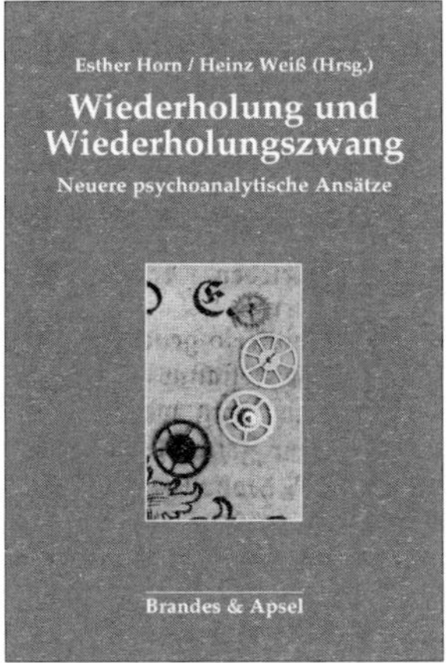

228 S., Pb. Großoktav, 29,90 €
ISBN 978-3-95558-292-0

Horn, Esther / Weiß, Heinz

Wiederholung und Wiederholungszwang

Neuere psychoanalytische Ansätze

»Den Eros als Grundlage einer leidenschaftlichen wissenden Begegnung zu postulieren, löst ein Problem, mit dem Freud lange zu kämpfen hatte. Wieder geht es um das Problem, dass seine Erfahrungen seiner vorwiegend durch das Lustprinzip geprägten Sicht der Welt zu widersprechen scheinen. Ihr zufolge ist Leidenschaft Ausdruck der sexuellen Triebe, die nach ihrer eigenen Befriedigung streben, nicht nach Wahrheit als solcher, nicht nach Wirklichkeit, sei sie nun befriedigend oder nicht. Denken auf der Grundlage dieser Triebe, bedeutet zu wünschen, und dies führt zu Illusionen und Wahnvorstellungen, zu Verzerrungen, aber nicht zu realistischem Denken und nicht zu Wissen.« (Rachel B. Blass)

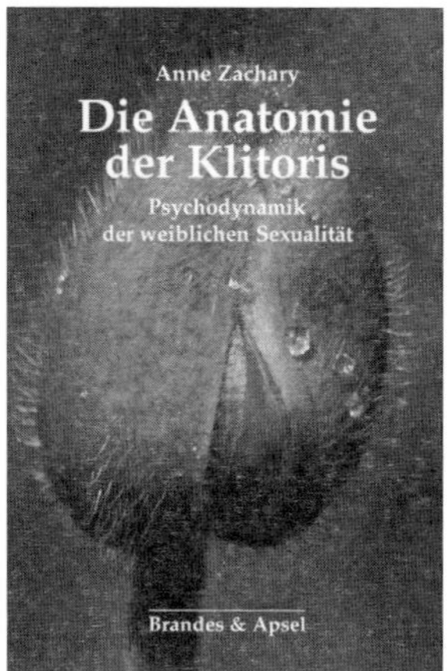

144 S., Pb. Großoktav, 19,90 €
ISBN 978-3-95558-243-2

Anne Zachary

Die Anatomie der Klitoris

Psychodynamik der weiblichen Sexualität

»Vor allem ihre biologischen Ausführungen zur Klitoris als ein Organ, das größtenteils im Inneren des Körpers zu finden ist, sind für fachfremde Menschen sehr aufschlussreich. Für Personen mit klinisch-psychoanalytischem Vorwissen und Erfahrungen aus der Praxis bringt das Buch wohl auch die Möglichkeit einer tiefergehenden Auseinandersetzung mit der weiblichen Sexualität und den Implikationen für die klinische Praxis mit sich.«
(Tanja Vogler, in: aep informationen, Feministische Zeitschrift für Politik und Gesellschaft)

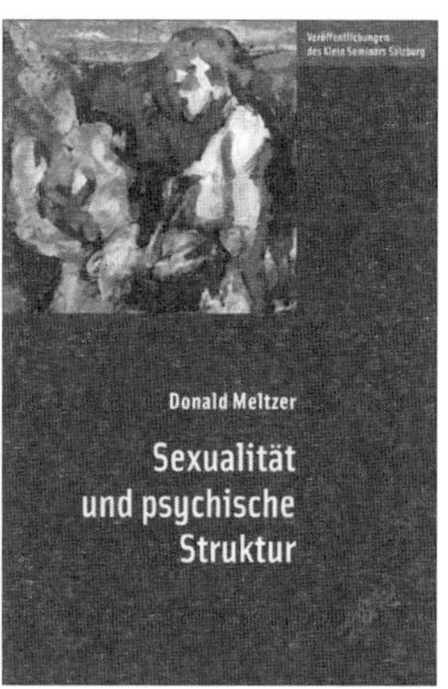

256 S., Pb. Großoktav, 29,90 €
ISBN 978-3-86099-579-2

Donald Meltzer

Sexualität und psychische Struktur

Aus dem Englischen übersetzt von Elisabeth Vorspohl

Ausgehend von den ökonomischen Prinzipien der von Melanie Klein beschriebenen paranoid-schizoiden und depressiven Position zeigt er, daß die infantile Sexualität auf Spaltung und projektiver Identifizierung beruht, wohingegen die erwachsene Sexualität das Ergebnis von Integration und introjektiver Identifizierung ist. Daran anschließend entwirft er eine Theorie der Perversion, die eine klinische Anwendung ermöglicht und zugleich einen theoretischen Bezugsrahmen liefert, in dem psychoanalytische Beobachtungen auf die Arbeit in angrenzenden Bereichen der Ästhetik, Pädagogik, Justiz und Politik angewandt werden können.

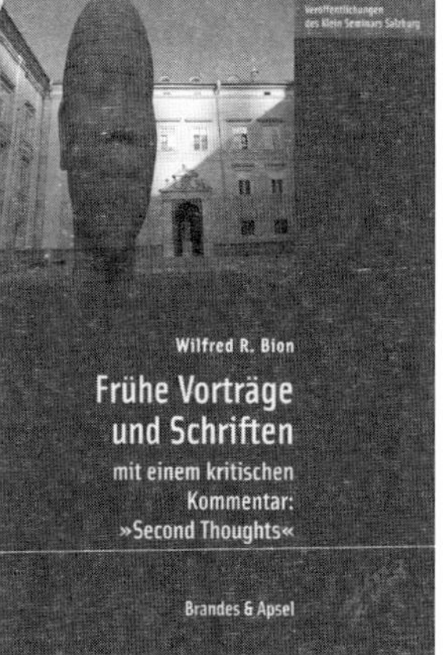

188 S., Pb. 20,7 x 14,5 cm, 19 €
ISBN 978-3-95558-012-4

Wilfred R. Bion

Frühe Vorträge und Schriften

Mit einem kritischen Kommentar: »Second Thoughts«

Aus dem Englischen von Elisabeth Vorspohl

Second Thoughts hat Bion jene Vorträge und Aufsätze genannt, die zwischen 1950 und 1962 entstanden sind. Sie basieren auf psychoanalytischen Fallgeschichten, anhand derer er seine theoretischen Überlegungen entwickelt hat, aufbauend auf Melanie Kleins Denken. Er hat seine frühen Gedanken, Interpretationen und Deutungen später in einem zweiten Schritt der Reflexion unterzogen und sie in einem ausführlichen Kommentar dargestellt. Das Bion'sche Denken wird so in einem entwicklungsgeschichtlichen Denkvorgang gezeigt. Dies nachvollziehen zu können, dürfte ein Muss für jeden an Kleinianischem Denken interessierten Psychoanalytiker sein.